Thomas Steidl

Notfallpraktikum Kleintiere

Thomas Steidl

Notfallpraktikum Kleintiere

schlütersche

Deutsche Bibliothek – CIP-Einheitsaufnahme

Steidl, Thomas:
Notfallpraktikum Kleintiere / Thomas Steidl. –
Hannover: Schlütersche 1997
ISBN 3-87706-518-X

© 1998
Schlütersche GmbH & Co. KG, Verlag und Druckerei
Hans-Böckler-Allee 7, 30173 Hannover

Alle Rechte vorbehalten.
Das Werk ist urheberrechtlich geschützt. Jede Verwertung außerhalb der gesetzlich geregelten Fälle muß vom Verlag schriftlich genehmigt werden.

Eine Markenbezeichnung kann warenzeichenrechtlich geschützt sein, ohne daß dies besonders gekennzeichnet wurde. Die beschriebenen Eigenschaften und Wirkungsweisen der genannten Produkte basieren auf Erfahrungen des Autors bzw. wurden dem Informationsmaterial der jeweiligen Firmen entnommen. Der Verlag übernimmt keine Haftung für Produkteigenschaften, Lieferhindernisse, Fehler bei der Anwendung oder eventuell auftretende Un- und Schadensfälle. Die den Produkten beigepackten Informationen sind unbedingt zu beachten.

Gesamtherstellung:
Schlütersche GmbH & Co. KG, Verlag und Druckerei
Hans-Böckler-Allee 7, 30173 Hannover

Inhalt

Geleitwort		9
Vorwort		11
1.	**Einleitung**	13
1.1.	Besonderheiten der Notfallmedizin	13
1.2.	A-B-C-D-Schema als Kernpunkt der Triagemedizin	13
2.	**Notfallmanagement**	15
2.1.	Der Schock	15
2.2.	Erkennung und Beurteilung von Notfällen	15
2.3.	Psychologische Überlegungen zur Notfallsituation	16
2.4.	Erste-Hilfe-Anweisungen am Telefon, Erste Hilfe durch den Besitzer	17
2.5.	Transport des Notfallpatienten in die Praxis	18
2.6.	Vorbereitungen in der Praxis nach angekündigtem Notfall	19
2.7.	Aufgabe und Verantwortungsbereich der Helferin bei der Erstversorgung des Notfalles	19
3.	**Sicherung der Vitalfunktionen durch das A-B-C-D-Schema**	21
3.1.	A = Atemwege	21
3.1.1.	Endotracheale Intubation	22
3.1.2.	Endotracheale Intubation bei partiell verlegten Atemwegen	24
3.1.3.	Tracheotomie	25
3.2.	B = Beatmen	27
3.2.1.	Beatmung ohne Hilfsmittel (Mund-zu-Nase-Beatmung)	28
3.2.2.	Beatmung mit Hilfsmitteln	28
3.2.3.	Sauerstoffversorgung	29
3.3.	C = Circulation (Kreislauf)	31
3.4.	D = Drugs (Medikamente)	33
4.	**Weiterführende notfallmedizinische Techniken**	37
4.1.	Pulsoximetrie	37
4.2.	Elektrokardiogramm	37
4.2.1.	Erregungsleitungsstörungen, AV-Blöcke	38
4.2.2.	Erregungsbildungsstörungen innerhalb des Sinusknotens	40
4.2.3.	Erregungsbildungsstörungen außerhalb des Sinusknotens	40
4.3.	Röntgenologische Untersuchung des Notfallpatienten	43
4.4.	Abdominallavage	43
4.5.	Thorakozentese	45
4.5.1.	Thorakozentese mit Kanüle und Dreiwegehahn	47
5.	**Labordiagnostik beim Notfallpatienten**	49
5.1.	Referenzwerte	49
5.1.1.	Blut	49
5.1.2.	Urin	50

5.2.	Minimale Ausstattung eines Notfall-Labors	50
5.2.1.	Hämatologie	50
5.2.2.	Harnapparat	51
5.2.2.1.	Harnproduktion	51
5.2.2.2.	Harnuntersuchung	52
5.2.3.	Teststreifenbestimmung des Blutharnstoffs und der Blutglukose	52
5.2.4.	Überlegungen zur Erweiterung des (Notfall-)Labors	53
6.	**Narkose, Sedation und Analgesie beim Risikopatienten**	**55**
6.1.	Narkose	55
6.1.1.	Inhalationsnarkose	55
6.1.2.	Injektionsnarkose	55
6.2.	Sedierung beim Risikopatienten	56
6.3.	Analgesie beim Risikopatienten	56
7.	**Narkoseüberwachung als Notfallprophylaxe**	**59**
7.1.	Überwachung vor der Narkose	59
7.1.1.	Untersuchung vor der Narkose	59
7.1.2.	Aufklärung des Patientenbesitzers	60
7.2.	Überwachung während der Narkose	61
7.3.	Überwachung während der Aufwachphase	62
7.3.1.	Lagerung des Patienten	62
7.3.2.	Aufklärung des Patientenbesitzers über die häusliche Nachsorge	63
7.3.3.	Rückgabe des Patienten an den Besitzer	63
7.3.4.	Erreichbarkeit nach der Narkose	64
8.	**Spezielle Notfallkunde**	**65**
8.1.	**Notfälle im Kopf- und Halsbereich**	**65**
8.1.1.	Augen	65
8.1.1.1.	Contusio bulbi	65
8.1.1.2.	Prolapsus bulbi (PB), Luxatio bulbi (LB)	65
8.1.1.3.	Akutes Glaukom	67
8.1.1.4.	Augenverätzung	67
8.1.1.5.	Hornhautverletzung	68
8.1.1.6.	Hornhautperforation	69
8.1.1.7.	Hornhautfremdkörper	70
8.1.2.	Nase und Ohren	71
8.1.2.1.	Fremdkörper in der Nasenhöhle	71
8.1.2.2.	Epistaxis	72
8.1.2.3.	Fremdkörper im äußeren Gehörgang	72
8.1.3.	Mundhöhle	73
8.1.3.1.	»Stöckchentrauma«	73
8.1.3.2.	Knöcherne Fremdkörper in der Mundhöhle	74
8.1.3.3.	Insektenstich	75
8.1.3.4.	Zahnfraktur	76
8.1.3.5.	Besondere Fremdkörper am Zungengrund	77
8.1.3.6.	Grashalm im Katzenrachen	78
8.1.4.	Gehirn	79
8.1.4.1.	»Anfälle«	79
8.1.4.1.1	Hypokinetische Anfälle	79

8.1.4.1.2.	Hyperkinetische Anfälle	80
8.1.4.2.	Vestibuläres Syndrom	81
8.1.4.3.	Koma allgemein	82
8.1.4.4.	Hitzschlag	82
8.1.4.5.	Leberkoma, Enzephalohepathopathie	83
8.2.	**Notfälle im Bereich von Wirbelsäule und Rückenmark, akute Lähmungen**	**85**
8.2.1.	»Kippfensterkatze«	85
8.2.2.	Nukleusvorfall	86
8.2.3.	Halswirbelsyndrom	87
8.3.	**Notfälle im Thoraxbereich**	**89**
8.3.1.	Respiratorische Notfälle	89
8.3.1.1.	Lungenödem	89
8.3.1.2.	Felines Asthma	90
8.3.1.3.	Pneumothorax	91
8.3.1.4.	Thorakale Ergüsse	92
8.3.1.5.	Rippenfraktur, »Flail chest«	93
8.3.1.6.	Lungenkontusion	93
8.3.1.7.	Akute Atemwegsverlegung	94
8.3.2.	Kardiologische Notfälle	94
8.3.2.1.	Plötzlicher Herztod, Herzstillstand	94
8.3.2.2.	Akute Stauungsinsuffizienz	94
8.3.2.3.	Kardiogene Anfälle	95
8.4.	**Abdominale Notfälle**	**97**
8.4.1.	Oberbauch	97
8.4.1.1.	Akute Gastritis	97
8.4.1.2.	Dilatatio ventriculi, Torsio ventriculi	98
8.4.1.3.	Fremdkörper im Magen	100
8.4.1.4.	Magenperforation	100
8.4.1.5.	Pankreatitis	101
8.4.1.6.	Peritonitis	102
8.4.1.7.	Leitsymptom Ikterus	103
8.4.2.	Unterbauch	104
8.4.2.1.	Ileus	104
8.4.2.2.	Akuter Durchfall	105
8.4.2.3.	Milzriß	106
8.4.2.4.	Milztorsion	106
8.4.2.5.	Bauchverletzungen	107
8.4.2.6.	Inkarzerationen	107
8.4.3.	Harnapparat	108
8.4.3.1.	Traumen der Nieren und harnableitenden Wege	108
8.4.3.2.	Cystitis haemorrhagica	109
8.4.3.3.	Urolithiasis beim Kater und Rüden	109
8.4.3.4.	Blasenkolik	112
8.4.3.5.	Urämie	112
8.4.4.	Andrologische Notfälle	114
8.4.4.1.	Prostatitis, Prostataabszeß	114
8.4.4.2.	Torsio testis	115
8.4.4.3.	Orchitis	115

8.4.5.	Gynäkologische Notfälle	116
8.4.5.1.	Dystokie	116
8.4.5.2.	Eklampsie	118
8.4.5.3.	Pyometra	119
8.4.5.4.	Scheiden- und Uterusvorfall	120
8.5.	**Hämatologische Notfälle**	**121**
8.5.1.	Leitsymptom Anämie	121
8.5.2.	Disseminierte intravasale Koagulopathie (DIC)	122
8.6.	**Endokrine und metabolische Notfälle**	**125**
8.6.1.	Diabetes mellitus, diabetogenes Koma	125
8.6.2.	Hypoglykämie, hypoglykämische Krise	125
8.6.3.	Eklampsie	126
8.6.4.	Morbus Addison	126
8.7.	**Intoxikationen**	**129**
8.7.1.	Vergiftungen allgemein	129
8.7.2.	Äthylenglykol	130
8.7.3.	ANTU	131
8.7.4.	Schwermetalle	131
8.7.4.1.	Arsen	131
8.7.4.2.	Blei	132
8.7.4.3.	Thallium	132
8.7.5.	Cumarin	133
8.7.6.	Östrogene	133
8.7.7.	Strychnin	134
8.7.8.	Castrix	135
8.7.9.	Organophosphate	135
8.7.10.	Metaldehyd	135
8.7.11.	Phenole	136
8.8.	**Notfälle der Weichteile und Knochen**	**137**
8.8.1.	Offene Frakturen und umfangreiche Weichteilverletzungen	137
8.8.2.	Perforierende Gelenksverletzungen	139
8.8.3.	Luxationen (Hüfte, Kiefer)	139
9.	**Therapeutischer Index – Dosierungstabellen**	**143**
10.	**Literatur**	**152**
11.	**Sachverzeichnis**	**153**

Geleitwort

Das Ziel der Notfallmedizin ist die rasche und effektive Diagnostik und Therapie akuter lebensbedrohlicher Erkrankungen und Verletzungen. In der Humanmedizin sind es in der Regel speziell ausgebildete Ärzte, die den akut erkrankten Patienten zu Hause oder am Unfallort initial versorgen. In der Tiermedizin wird der praktische Tierarzt damit konfrontiert. Nicht alle Notfallsituationen treten in der täglichen Praxis jedoch so häufig auf, daß wir in jedem Fall über das wünschenswerte Wissen und die ausreichende praktische Erfahrung verfügen. Immer dann ist es besonders hilfreich, wenn man sich in der Fachliteratur schnell und umfassend informieren kann. Dies gelingt in dem vorliegenden Buch ganz ausgezeichnet.

Die ersten Kapitel behandeln allgemeine Grundlagen und handwerkliche Voraussetzungen, die zur Bewältigung unterschiedlichster Notfallsituationen erforderlich sind. Wie ein roter Faden ziehen sich die Überlegungen zum Umgang mit dem Tierbesitzer durch alle Kapitel und sind – nicht nur für den jungen Kollegen – häufig ein Schatzkästlein. Disziplinenübergreifend werden in den weiteren Kapiteln die häufigsten speziellen Notfallsituationen besprochen. Die Darstellung orientiert sich praxisnah an klinischen Problemstellungen.

Der Autor dieses Buches weiß, wovon er schreibt – er beschäftigt sich seit vielen Jahren mit der Notfallmedizin und ist auf diesem Gebiet auch in der Fort- und Weiterbildung von Tierärzten und Tierarzthelfern sehr engagiert. Daher läßt der Text nicht nur immer wieder die eigene praktische Erfahrung mit der besprochenen Notsituation erkennen, es wird auch die langjährige Erfahrung im Vermitteln dieses bisweilen nicht einfachen Stoffgebietes deutlich. Diese glückliche Kombination hebt das Buch über ein Nachschlagewerk in Notsituationen hinaus – man kann es auch ohne den Druck des angekündigten Notfalles mit Interesse und Freude lesen.

Leipzig, September 1997   Gerhard Oechtering

*Dieses Buch widme ich in Dankbarkeit
meinen Eltern, die dafür gesorgt haben,
daß ich werden konnte –
sowie meiner Frau, die tagtäglich dafür sorgt,
daß ich bleiben kann,
was ich bin.*

Vorwort

Die Notfallmedizin unterliegt wie kein anderer Bereich der Medizin eigenen Gesetzen. Eigene Gesetze, die sich aus der Situation als solcher ergeben und nicht nur die medizinische Versorgung sondern auch das gesamte Umfeld, Patient und Patientenbesitzer, Arzt und Hilfspersonal reglementieren.

In solchen Situationen müssen wir Tierärztinnen und Tierärzte Farbe bekennen, müssen alles unternehmen, das Leben des Tieres zu retten. Passivität ist undenkbar und unverzeihlich gegenüber dem Tier, dem Besitzer und auch uns gegenüber.

Notfälle ereignen sich relativ selten und unverhofft. Dadurch sind unsere beiden guten Helfer, Erfahrung und Routine, die uns sonst treu zur Seite stehen, behindert. Um so wichtiger ist es für uns, uns selber, unsere Mitarbeiter, die ganze Praxis auf Notfallsituationen vorzubereiten. Die Vorbereitung erfolgt durch Aneignen und kontinuierliches Überarbeiten theoretischer Grundlagen und das Trainieren von »Standardsituationen«.

Das vorliegende Buch ist in der Absicht geschrieben worden, diese Vorbereitung praxisnah zu ermöglichen. Aufbau und Gliederung des Buches sollen auch das Zurechtfinden in der Notfallsituation selber erleichtern. Das »Notfallpraktikum« wurde aus der Praxis für die Praxis geschrieben.

Notfallmedizin betreiben zu können, hat im Wesentlichen einen medizinischen Aspekt: Wir müssen dazu in der Lage sein, durch effektive Maßnahmen, den Patienten zu reanimieren, seine Vitalfunktionen zu sichern und damit sein Leben zu erhalten. Ab diesem Zeitpunkt müssen wir jedoch auch in der Lage sein zu beurteilen, ob die Lebensqualität im Sinne eines tierartgerechten Weiterlebens garantiert werden kann – ein wesentlicher Aspekt, der uns von unseren Humankollegen unterscheidet.

Der Patientenbesitzer gibt vertrauensvoll sein schwerkrankes Tier, ein Familienmitglied, in unsere Obhut, kann jedoch nur in den seltensten Fällen hektischen Aktionismus von fundierter, medizinischer Versorgung unterscheiden. Dieses Vertrauen des Besitzers darf von uns nicht mißbraucht werden. Anders als in der Humanmedizin wird die Effektivität unserer Notfallbemühungen (bis jetzt) nur selten auf den gerichtlichen Prüfstein gelegt. Umso höher sollte unser Anspruch an die eigene Kompetenz sein. Fort- und Weiterbildung auf dem Gebiet der Notfallversorgung sind deshalb ein absoluter berufspolitischer und ethischer Imperativ für jede Tierärztin und jeden Tierarzt.

Sich mit der Notfallmedizin zu beschäftigen, hat jedoch einen weiteren Aspekt, über den wir in den letzten Jahren auch laut reden dürfen, seitdem sich herumgesprochen hat, daß Tierarztpraxen marktwirtschaftlichen Gesetzen unterliegen. Eine effektive Notfallversorgung läßt sich bereits mit einer vergleichsweise kostenfreundlichen Ausstattung durchführen. Das Kosten-Nutzen-Verhältnis wird zusätzlich dadurch verbessert, daß sich nahezu alle Geräte der Notfallmedizin ebenfalls zur optimierten Überwachung von Routinenarkosen nutzen lassen. Wer in Ausstattung wie auch »know how« investiert, um Notfallmedizin betreiben zu können, wird dadurch gleichzeitig auch die Versorgung seiner Narkosepatienten verbessern. Die Überwachung von Narkosepatienten, das Monitoring, ist eine Leistung, die nach GOT abgerechnet werden darf. Die gründliche Vorbereitung auf und die gezielte Investition für Notfallbehandlungen verbessert also Ihre Praxisbilanz. Durch diese verbesserte Praxisbilanz sind Sie langfristig in der Lage, die gewissenhafte medizinische Versorgung Ihrer Klientel sichern zu können.

Ich bedanke mich bei Frau Dr. Oslage, Lektorin der Schlüterschen, die alles getan hat, um meine Vorstellungen bei der Realisierung des besonderen Charakters dieses Buches zu unterstützen. Herrn Dr. Gass danke ich für viele Anregungen und kompetente sowie ausdauernde Korrektur. Mein Dank gilt außerdem meinen Mitarbeitern aus der Klinik, die mich während der Fertigstellung des Buches unterstützt haben, insbesondere meinem Kollegen Dr. Hartmann.

Bedanken möchte ich mich außerdem für die Geduld meiner Kinder Annika, Till und Tinus, die über die Fertigstellung des Buches genauso froh sein dürften wie der Autor.

Marbachegg, September 1997   Thomas Steidl

Benutzerhinweise

Kursivschrift bedeutet bei Arzneimitteln, daß die Dosierung im Kapitel 9 (Therapeutischer Index) angegeben ist.

Kursivschrift von Techniken verweist darauf, daß diese Technik an anderer Stelle ausführlich beschrieben ist.

Kursivschrift in der Kopfzeile von Untersuchungen oder Behandlungstechniken hebt die dazu empfehlenswerte Ausstattung hervor.

Präparatenamen sind nach dem derzeitigen Stand der Dinge beispielhaft aufgeführt und bedeuten keinerlei Bevorzugung.

Abkürzungen

Auch beim Notfallpatienten ist trotz aller eingesetzten Hilfsmittel die **g**ründliche **a**llgemeine **k**linische **U**ntersuchung das Fundament von Triage und Diagnostik. Dieses ist stets mit der Abkürzung »GAKU« hervorgehoben.

Weitere Abkürzungen, die in diesem Buch verwendet werden:

SID = 1 x täglich, alle 24 h   DTI = Dauertropfinfusion
BID = 2 x täglich, alle 12 h   TD = Tagesdosis
TID = 3 x täglich, alle 8 h   HWZ = Halbwertzeit
QID = 4 x täglich, alle 6 h   AZM = Arzneimittel

1. Einleitung

1.1. Besonderheiten der Notfallmedizin

Schnelles, umsichtiges und erfolgsorientiertes Handeln sind in keinem medizinischen Bereich stärker gefragt als in der Notfallmedizin.

Bei der Einlieferung eines Notfallpatienten in die tierärztliche Praxis muß sich alles zunächst auf die Wiederherstellung bzw. Stabilisierung der Vitalfunktionen konzentrieren. Durch die Sicherung der Vitalfunktionen erhalten wir einen Zeitaufschub, der für die folgende gezielte, effektive Behandlung häufig notwendig ist.

Behandlung vor Diagnosestellung ist eine notwendige Eigenart der Intensivmedizin, um die Vitalfunktionen zu erhalten.

Parallel zur Erstversorgung des Notfallpatienten erfolgt die schrittweise Diagnoseerstellung.

> **Durch die Sicherung der Vitalfunktionen gelingt es uns, einen Zeitaufschub zu erhalten, den wir dazu nutzen können,**
>
> – eine bzw. weitere Diagnosen zu erstellen,
> – den primär stabilisierten Patienten folgerichtig weiterzubehandeln,
> – den primär stabilisierten Patienten in eine andere tierärztliche Einrichtung überweisen zu können.

Die Herkunft des Wortes »Triage« läßt sich nicht sicher ableiten. Dennoch hat sich dieser Begriff in den letzten Jahren in der Notfall- und Katastrophenmedizin durchgesetzt und bezeichnet hier den gleichzeitigen Ablauf von Reanimation bzw. Sicherung der Vitalfunktionen und Diagnostik.

> **T R I A G E bedeutet in der Praxis, einen Patienten**
>
> – zuerst zu stabilisieren
> – und dann möglichst genau herauszufinden,
>
>   – welche Störung vorliegt,
>   – ob er wieder ein artgerechtes Leben wird führen können und
>   – was weiter gemacht werden muß, um dies zu erreichen.

1.2. A-B-C-D-Schema als Kernpunkt der Triagemedizin

Das A-B-C-D-Schema stammt aus der Humanmedizin und hat sich mit bestimmten Modifikationen auch in der Tiermedizin bewährt. Sinnvoll ist nicht nur sein medizinischer, sondern auch sein didaktischer Wert, wenn es darum geht, in Notsituationen möglichst automatisiert und erfolgsorientiert arbeiten zu können.

Die Einhaltung des A-B-C-D-Schemas bei der Sicherung der Vitalfunktionen ist für die erfolgreiche Notfallbehandlung unabdingbar. Die einzelnen Schritte bauen aufeinander auf, so daß der nächste Schritt medizinisch erst dann sinnvoll ist, wenn der vorherige getan wurde. In Kapitel 3 wird auf die einzelnen Techniken detailliert eingegangen.

Übersichtsartige Darstellung des A-B-C-D-Schemas

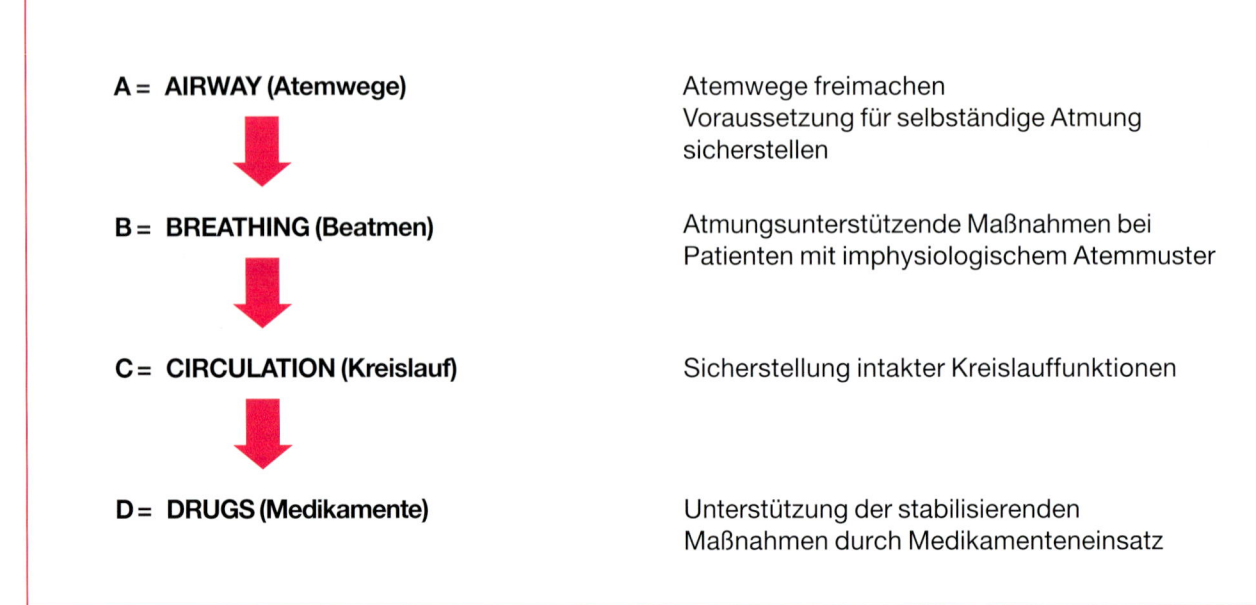

A = AIRWAY (Atemwege) — Atemwege freimachen
Voraussetzung für selbständige Atmung sicherstellen

B = BREATHING (Beatmen) — Atmungsunterstützende Maßnahmen bei Patienten mit imphysiologischem Atemmuster

C = CIRCULATION (Kreislauf) — Sicherstellung intakter Kreislauffunktionen

D = DRUGS (Medikamente) — Unterstützung der stabilisierenden Maßnahmen durch Medikamenteneinsatz

2. Notfallmanagement

2.1. Der Schock

Pathophysiologisch ist der Schock das Sammelbecken, in das alle Notfallsituationen münden. Insofern ist es lohnenswert, sich mit dem Wesen des Schocks soweit auseinanderzusetzen, als es für das weitere praktische Vorgehen beim Notfallmanagement von Bedeutung ist.

> **Schock kann als ein Mißverhältnis zwischen Gefäß- und Blutvolumen verstanden werden.**
>
> Schockformen:
>
> – Hypovolämischer Schock = Volumenmangelschock
>
>   Ursachen:
>
>   – Externe Flüssigkeitsverluste (Blutungen, Erbrechen, Durchfall, Verbrennungen)
>
>   – Interne Flüssigkeitsverluste (Blutungen, Ileus, Exsudatbildung)
>
> – Normovolämischer Schock
>
>   – Kardiogener Schock (Herztamponade/Sekundentod)
>
>   – Anaphylaktischer Schock (Insektenstich, AZM-Unverträglichkeiten)

Unabhängig von Ursache und Schockart steht immer der **absolute oder relative Volumenmangel** im Vordergrund des Notfallgeschehens.

Die »Capillary refill time« (CRT) syn. kapilläre Rückfüllzeit (KRZ) und die Pulsbeurteilung sind deshalb auch unter Praxisbedingungen die einfachsten und aussagefähigsten Schockparameter zu Beginn der Triage. Aus dem gleichen Grund ist auch eine **Volumenauffüllung** mit isotonischer Elektrolytlösung, z. B. Ringerlaktat in der Initialphase des Notfallmanagements immer richtig.

Gefäßaktive Substanzen sollten erst nach einer genaueren Befundung eingesetzt werden.

Die Volumenauffüllung mit Ringerlaktat zum Beginn einer Schockbehandlung ist fast immer richtig und nur selten falsch!

2.2. Erkennung und Beurteilung von Notfällen

Der wichtigste Garant eines erfolgreichen Notfallmanagements ist die möglichst frühzeitige Erkennung und richtige Einschätzung der Situation. Das eigentliche Problem besteht darin, daß diese Beurteilung in der Regel nicht Fachleuten (Tierärzten, Hilfspersonal), sondern Laien (Tierbesitzer, Finder usw.) abverlangt wird.

Nach medizinischen Kriterien haben BISTNER und FORD (1995) Notfälle in einem Schema klassifiziert, das sich in der Praxis gut bewährt hat:

Absolute Notfälle

(Notwendige Behandlung innerhalb von Sekunden oder weniger Minuten.)

Atem- und Herzstillstand, Verlegung der Luftwege, starke Blutung.

Dringende Notfälle

(Notwendige Behandlung innerhalb weniger Minuten bis maximal einer Stunde.)

Multiple, tiefere Verletzungen mit Hypovolämie, schwerer Schock, perforierende Verletzungen von Thorax oder Abdomen, Kopfverletzungen mit zunehmender Bewußtseinstrübung, stumpfes Trauma mit deutlichem Schock, schwere Atemnot, Wirbelsäulenverletzung mit neurologischen Ausfällen.

Schwere Notfälle

(Notwendige Behandlung innerhalb der ersten Stunden.)

Multiple, tiefere Verletzungen, Thorax- oder Abdominalverletzungen mit mildem Schock, Rückenmarksveränderungen mit Paralyse, schwere Schäden des Bewegungsapparates, offene Frakturen größerer Knochen, offene Gelenksverletzungen unter Beteiligung wichtiger Nerven, Bänder oder Gefäße, akute Infektionen.

Weniger dringende Notfälle

(Notwendige Behandlung innerhalb der ersten 24 Stunden.)

Frakturen der langen Röhrenknochen und des Beckens ohne Schock, Luxationen und Bänderschäden, tiefere Wunden.

Üblicherweise werden subjektive Angaben (Besitzer) am Telefon vom Hilfspersonal entgegengenommen. Dieser telefonische Kontakt ist für den weiteren Verlauf von großer Bedeutung. Die Unterweisung des Hilfspersonals in der Durchführung einer korrekten Anamneseerhebung ist deshalb immens wichtig. Theoretische Unterweisung, Rollenspiele sowie ständige Kontrolle und Korrektur garantieren, beim Notfallmanagement kompetentes Hilfspersonal zur Verfügung zu haben.

2.3. Psychologische Überlegungen zur Notfallsituation

Darüber, wie Notfälle medizinisch zu beurteilen und zu behandeln sind, existieren wissenschaftliche Kriterien.

Für ein erfolgreiches Notfallmanagement ist es jedoch darüber hinaus wichtig, den Notfall auch aus der Sicht des Besitzers zu betrachten:

Die Beachtung und Umsetzung dieser Erkenntnisse muß schon beim telefonischen Erstkontakt beginnen. Unsicherheit z. B. kann sich bei manchen Klienten in Aggressivität äußern. Andere versuchen, vor sich selber und anderen (Ihnen) die Situation eher abzuschwächen und geben eine total weichgezeichnete Beurteilung der Situation ab. Hinter der Besitzerangabe im Nachtdienst, daß sein Hund »so dick geworden wäre« oder daß er »Blähungen habe«, kann sich ohne weiteres eine Magendrehung verbergen. Es lohnt sich, bei solchen prima vista »störenden« Anrufen zuerst einmal vorauszusetzen, daß uns der Klient nicht inkommodieren will, sondern daß ihn echte Angst und Sorge um sein Familienmitglied zum Hörer greifen lassen. Aus diesem Grund sollte auch bei banal erscheinenden Anrufen gründlich nachgefragt werden.

Die nächtliche telefonische Mitteilung eines Besitzers, daß sein Hund »schäumend und mit zuckenden Gliedmaßen auf der Seite liegt«, könnten wir unter medizinischen Aspekten ganz korrekt wie folgt beantworten: »Also, Frau Meier, Ihr Hund hat mit der allergrößten Wahrscheinlichkeit einen epileptiformen Anfall. Bis Sie mit dem Hund in die Praxis gekommen sind, ist der Anfall sowieso schon vorbei. Legen Sie sich wieder ins Bett und schauen Sie in einer halben Stunde noch einmal nach ihm. Wenn er dann immer noch Anfälle haben sollte, können Sie mich noch einmal anrufen.« Wie gesagt, medizinisch vollkommen korrekt, aber versetzen Sie sich selber in die Situation des Besitzers! Fühlen Sie sich von Ihrem Tierarzt gut betreut, sind Sie noch bereit, ihm weiterhin ihren Hund anzuvertrauen?

Reduzierte kognitive und intellektuelle Eigenschaften können bei der Anamneseerhebung zu Besitzerangaben führen, die gegebenenfalls kritisch zu bewerten sind. Daß Aussagen auf Fragen, die graduell beantwortet werden müssen (wie oft hustet der Hund, wie stark geht er lahm etc.), stets vorsichtig beurteilt werden müssen, ist jedem von uns schon bei der Anamneseerhebung unter normalen Umständen geläufig. Aber auch für uns scheinbar objektiv gestellte Fragen (weil eigentlich nur mit »ja« oder »nein« zu beantworten) erbringen gerade in einer Notsituation häufig fragliche Ergebnisse. Insbesondere bei männlichen Gesprächspartnern findet man die Eigenschaft, Unsicherheiten sich selber und anderen nicht einzugestehen. Dies kann dazu führen, daß ein (männlicher) Patientenbesitzer bei der Befragung eher (falsch!) mit »ja« oder »nein« antworten wird, als Ihnen zu sagen »das weiß ich nicht«.

Erheben Sie die Anamnese beim Notfall noch genauer als sonst und beurteilen Sie sie noch kritischer als unter normalen Umständen!

Üblicherweise bringt der Klient seinen Hund oder seine Katze zu Ihnen in die Praxis. Nach kurzer Untersuchung erkennen Sie, daß es sich um einen Notfall handelt und beginnen mit der Triage, um das Leben des Patienten zu retten. Sie haben jetzt zwei Möglichkeiten: entweder den Besitzer mit im Behandlungsraum zu lassen oder den Hund in Abwesenheit des Klienten zu versorgen. In der Regel werden Sie sich dafür entscheiden, den

---

Der Besitzer in einer Notfallsituation

– ist unsicher, weil er sich und sein Tier in einer Lage findet, die er nicht beurteilen und in der er selber nichts ausrichten kann,

– hat Angst um ein Familienmitglied,

– reagiert deshalb verstärkt emotional und

– hat eingeschränkte intellektuelle und kognitive Eigenschaften.

Patienten ohne Besitzer zu versorgen, denn die Behandlung ist effektiver, die Anwesenheit des Besitzers ist störend und verlangt von Ihnen zusätzliche Aufmerksamkeit, die dem Patienten abgeht. Auch in dieser beispielhaften Situation ist es aus medizinischer Sicht wieder vollkommen korrekt, dem Besitzer die Katze aus dem Arm zu nehmen und ihn mit einigen kurzen Worten ins Wartezimmer zu komplimentieren. Wenn Sie die Situation eine halbe Stunde später erst einmal im Griff haben, können Sie dann ja im Wartezimmer die genaue Pathophysiologie und Therapie erläutern. Versetzen Sie sich wieder in die Rolle des Besitzers: Jemand nimmt Ihnen Ihren verletzten Hund einfach aus dem Arm und bringt ihn weg – und dabei wollen Sie doch nur eins: gesagt bekommen, daß alles wieder gut wird. Sie warten eine halbe Stunde mit klopfendem Herzen und stellen sich die ganze Zeit immer nur diese eine Frage. Und dann kommt der Doktor und statt Ihnen zu sagen, daß wieder alles gut werden wird, erzählt er Ihnen nur »irgend so ein medizinisches Zeug«, was Sie gar nicht verstehen können und wollen.

Die Trennung des Klienten von seinem Tier in einer Notfallsituation ist stets von Vorteil, sollte jedoch bestimmt, aber verständnis- und gefühlvoll ablaufen. Der Besitzer sollte während der Wartezeit in unserer Praxis nicht vollständig sich selber überlassen bleiben. Dieser Zeitraum und insbesondere das Warten stellt auch für den Besitzer eine emotionale Notfallsituation dar. In diesem Fall ist es sehr viel besser, den Besitzer einfach in den Arm zu nehmen und zu trösten, als irgendwelche wortreichen Statements abzugeben.

Die Besitzerbetreuung kann selbstverständlich eine geeignete und hierin ausgebildete Helferin genauso gut übernehmen wie Sie, während Sie selber sich um den Patienten kümmern. Für das Gespräch mit dem Besitzer an bestimmten Schlüsselpunkten während des Notfallmanagements (und Sie sollten das selber tun, nicht delegieren!) sollten folgende Punkte beachtet werden:

Umgang mit dem Besitzer in einer Notsituation:

– Versetzen Sie sich in die Lage des Besitzers.

– Haben Sie Mitgefühl mit dem Patienten und zeigen Sie dies dem Besitzer.

– Geben Sie Trost und, wenn vertretbar, auch Zuversicht.

– Verzichten Sie auf weitschweifige, wissenschaftliche Erklärungen.

2.4. Erste-Hilfe-Anweisungen am Telefon, Erste Hilfe durch den Besitzer

Zentrale Person zu diesem Zeitpunkt ist die aufmerksame und gut ausgebildete Helferin. Dieses Talent dürfen Sie von keinem Lehrling erwarten. Sie dürfen auch nicht glauben, daß es sich automatisch gegen Ende der Lehre einstellt. Die Fähigkeit, einen Klienten am Telefon optimal betreuen zu können, wird nur entwickelt, wenn Sie persönlich darauf Wert legen und das Personal darin unterweisen.

Wenn Sie aufmerksames und gut ausgebildetes Personal für wünschenswert halten, müssen Sie sich selber Gedanken machen, mit dem Personal diskutieren und in Rollenspielen trainieren. Notfalltraining sind nicht nur Handgriffe, die immer wieder geübt werden müssen, sondern auch Sätze, Fragen und Anweisungen.

Wesentliche Punkte beim Telefonat mit dem Besitzer eines Notfallpatienten:

– Beruhigung des Besitzers, um möglichst klare Angaben zu erhalten.

– Wie kam es zu dem Notfall? Sind weitere Schäden ausgeschlossen (Patient noch auf der Straße? Selbstverstümmelung)?

– Ist das Tier bei Bewußtsein, ansprechbar, läuft der Patient noch?

– Atmet das Tier? Normal? Angestrengt? Sind Geräusche zu hören?

– Offene Verletzungen? Blutungen?

– Zungenfarbe?

Bei internistischen Notfällen:

– Erbrechen? Durchfall? Wie oft? Beimengungen?

– Aufgetriebener Leib?

– Urinabsatz? Ungestört? Farbe?

– Nimmt der Patient Medikamente?

Bei Giftaufnahme:

– Sicherung der Reste und/oder Verpackung.

Die Evaluierung dieser Punkte erlaubt eine aussagefähige Beurteilung des Notfalles am Telefon.

In der Regel folgen nun die Erste-Hilfe-Anweisungen an den Besitzer, deren Bedeutung in praxi sicherlich in der Veterinärmedizin von geringerem Gewicht sind als in der Humanmedizin. Die Ursache hierfür liegt primär in der Unsicherheit des Tierhalters (»Bei einem Menschen hätte ich ja noch gewußt, wie ich helfen kann, aber bei einem Hund...!«). Die Behebung dieses Defizits wäre ein dankbares Thema für Informationsveranstaltungen der eigenen Klientel.

Die wichtigste Maßnahme jedoch, die der Besitzer normalerweise bei einem Notfall durchzuführen hat, ist der Transport des Patienten in die Praxis.

2.5. Transport des Notfallpatienten in die Praxis

Unsicherheit und Angst veranlassen den Besitzer, zunächst vom Tierarzt zu verlangen, »schnell zu kommen«. Dieser Wunsch des Besitzers ist aus seiner Sicht verständlich. In dieser Situation ist er nicht bereit, weitschweifige Erklärungen zu akzeptieren, warum sein Hund besser in der Praxis versorgt werden kann.

Ihre Aufforderung, sein Tier in die Praxis zu bringen, ist ein ganz heikler Punkt während dieses Telefonats.

Selbstverständlich kann der Patient in aller Regel draußen vor Ort nicht annähernd so gut betreut werden wie in der tierärztlichen Praxis und muß deswegen unverzüglich zu Ihnen transportiert werden.

Erste-Hilfe-Maßnahmen, die auch ein untrainierter Besitzer selber durchführen kann:

– Hervorziehen der Zunge, Kontrolle der Mundhöhle, Heimlich-Griff bei Verdacht auf Atemwegsobstruktion.

– Abdecken der Wunde oder vorgefallener Organe mit sauberen, feuchten Tüchern.

– Verhinderung von Automutilation und weiteren Verletzungen (Kratzen am vorgefallenen Bulbus, Benagen von verletzten Extremitäten, vorgefallenen Organen oder Penis bei Urinabsatzstörungen oder Penisvorfall, Verletzungsgefahr durch Einrichtungsgegenstände bei Anfällen etc.).

– Blutungskontrolle durch Fingerdruck oder Druckverband.

– Verbringen an einen kühlen und schattigen Ort bei Hitzschlag, gegebenenfalls Abdecken mit feuchten Tüchern oder vorsichtiges Abduschen.

– Massives Abduschen verbrannter Körperstellen mit kaltem Wasser.

Wesentliche Punkte, auf die der Besitzer beim Tiertransport aufmerksam zu machen ist:

– Trotz der Notsituation ruhig und besonnen fahren, um weiteres Unglück zu vermeiden. Ein Auffahrunfall an der nächsten Kreuzung nutzt seinem kranken Tier überhaupt nichts.

– Der Patient muß während des Transportes sicher fixiert werden (Haftungsfrage bei eventuellem Verkehrsunfall während des Transportes!). Wenn möglich sollte ein Transportkorb verwendet werden, ansonsten Tiertransport zu zweit (die mit dem Tier vertrautere Person fixiert, die zweite Person fährt).

– Vorsichtsmaßnahmen, um den Besitzer vor Verletzungen durch sein Tier zu schützen. Auch liebe Tiere kratzen und beißen ihren Besitzer, wenn sie Schmerzen haben oder in Panik sind. Eine Mullbinde, die z. B. in jeder Autoapotheke vorhanden ist, kann auch vom Laien als Maulschlinge angelegt werden.

– Patienten, die nicht mehr laufen können und bei denen der Verdacht auf eine Rückenmarksverletzung besteht, sollten flach liegend (Trage oder Brett) in die Praxis transportiert werden.

– Bereits begonnene Erste-Hilfe-Maßnahmen (z. B. Abdrücken von Blutungen, Wundabdeckungen etc.) müssen auf dem Transport fortgesetzt werden.

– Ein aufgeregter Besitzer überträgt die Aufregung auf sein Tier und verschlechtert damit die Prognose.

– In vielen größeren Städten bestehen kommerzielle Einrichtungen (Tiertaxi o. ä.), die auch auf den Transport von Notfallpatienten eingestellt sind (Telefonnummern an der Anmeldung hinterlegen!).

Aufgabe und Verantwortung der Helferin bei der Erstversorgung des Notfalles

Klienten, die noch nie in der Praxis waren und deshalb den Weg nicht kennen, muß eine kurze und knappe **Wegbeschreibung** (sollte fertig vorbereitet an der Anmeldung neben dem Telefon liegen!) diktiert werden. Trotz aller Eile sollte man sichergehen, daß der Besitzer die Wegbeschreibung am Telefon mitschreibt. Die hierbei benötigte Zeit ist gut investiert, wenn man sich vor Augen hält, wieviel Zeit verloren geht, falls der Besitzer aufgeregt nach der Praxis suchen muß.

> **Die Helferin, die den Notfall angenommen hat, muß umgehend dafür Sorge tragen, daß**
>
> – der zuständige Tierarzt verständigt wird,
>
> – ein Raum zur Verfügung steht,
>
> – Hilfspersonal anwesend ist,
>
> – die Notfallausrüstung komplett und am richtigen Ort bereitliegt.

2.6. Vorbereitungen in der Praxis nach angekündigtem Notfall

Nachdem der Notfall telefonisch evaluiert, dem Besitzer Erste-Hilfe-Maßnahmen mitgeteilt und er auf den Weg in die Praxis geschickt worden ist, muß die Helferin Praxis und Praxisteam auf den Empfang des Notfalles vorbereiten.

Sofern nicht schon geschehen, ist der zuständige Tierarzt zu benachrichtigen.

Es hat sich die Einrichtung einer Notfallbox (Abb. 1) oder eines Notfallwagens bewährt, in dem jederzeit das zur Triage notwendige Instrumentarium komplett (!) und griffbereit zur Verfügung steht.

2.7. Aufgabe und Verantwortungsbereich der Helferin bei der Erstversorgung des Notfalles

Gut ausgebildetes Hilfspersonal ist das wichtigste Kapital einer jeden Praxis. In ganz besonderem Maße gilt dies für das Notfallmanagement.

> **Delegation von Aufgaben und Verantwortung beim Notfallmanagement an Tierarzthelferinnen ist sinnvoll, wenn**
>
> – der Praxisinhaber bereit ist, tierärztliche Tätigkeiten an die Helferin zu delegieren,
>
> – die ausgesuchten Hilfskräfte ausreichend theoretisch und praktisch geschult werden (für diese Schulungen, die selbstverständlich zuerst als »Trockenübungen« und bei stabilen Patienten durchgeführt werden, muß ausreichend Zeit zur Verfügung stehen),
>
> – eine ständige Wiederholung und Training von Standardsituationen (Intubation, Beatmung, Herzmassage, venöser Dauerzugang etc.) gewährleistet ist.

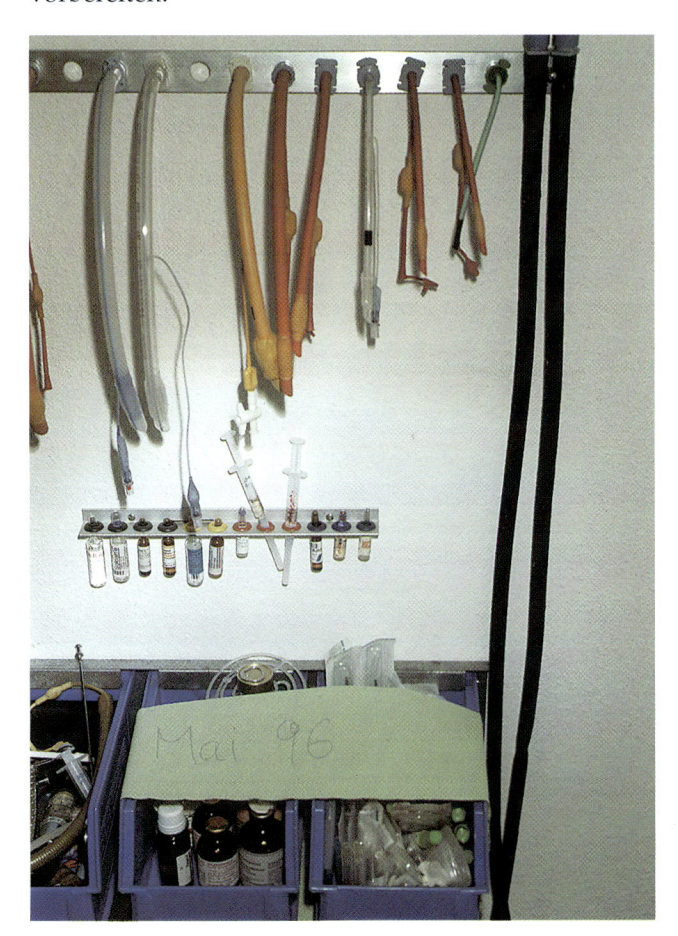

Abb. 1: Einsatzbereite und versiegelte Notfallbox.

Als Praxisinhaber muß man sich jedoch zuerst fragen, inwieweit man überhaupt bereit ist, medizinische Tätigkeiten bei der Behandlung von Notfällen an die Helferin zu delegieren. Ausbildung ist stets nur dann möglich, wenn man seine eigenen Kenntnisse und Fähigkeiten in Frage stellen kann oder, was noch schwieriger ist, bereit ist, auch von anderen in Frage stellen zu lassen. Die Bereitschaft, Tätigkeiten zu delegieren, setzt ein bestimmtes Maß an Selbstsicherheit voraus.

Ein Blick zur Humanmedizin zeigt, daß ein Großteil der Notfallmaßnahmen von Nichtmedizinern durchgeführt wird. Im Idealfall greift der Arzt nur an Schlüsselstellen ein, versucht die Notfallmaßnahmen zu koordinieren und zu kontrollieren.

Eine ähnliche Kompetenzverteilung kann auch in der Tiermedizin unter bestimmten Umständen von großem Nutzen sein.

Die übertragenen Kompetenzen müssen individuell bei jeder Helferin festgelegt werden. Rechtlich gibt es hierfür keinen festen Rahmen. Erlaubt ist sicherlich das, was man nach gründlicher Aus- und ständiger Weiterbildung des Personals verantworten kann.

Das Ausmaß, in dem Helferinnen am Notfallmanagement selber aktiv beteiligt sind, gehört zu den Praxisinterna und sollte nicht nach außen getragen werden.

Die Motivation der Mitarbeiter steigt in dem Maße, in dem sie an verantwortungsvollen Tätigkeiten beteiligt werden. Dies gilt ganz besonders für die Mitarbeit beim Notfallmanagement.

Die verantwortungsbewußte Beteiligung der Helferinnen beim Notfallmanagement steigert somit die Effizienz der Praxis auf vielfältige Weise und wird vom Autor nach ausschließlich guten eigenen Erfahrungen überzeugt vertreten.

Auch wenn der Einsatz von trainiertem Hilfspersonal von unbestreitbarem Nutzen ist, besteht die Gefahr der mangelhaften Übersicht.

Jeder Helfer sollte deshalb bei der Notfallversorgung laut sagen, was er gerade macht, welchen Erfolg seine Bemühungen haben und welche Befunde er erhebt. Dadurch behält der verantwortliche Tierarzt eine bessere Übersicht und kann die Notfallmaßnahmen effizient koordinieren.

3. Sicherung der Vitalfunktionen durch das A-B-C-D-Schema

3.1. A = Atemwege

Eine ausreichende Versorgung mit Luft bzw. Sauerstoff ist nur über funktionsfähige Atemwege möglich. Alle anderen Behandlungsmaßnahmen sind bei einem Notfall nutzlos, wenn nicht zuvor sichergestellt ist, daß die Atemwege frei sind. Eine Mund-zu-Mund-Beatmung bei gleichzeitig z. B. durch einen Fremdkörper verlegten Kehlkopf bleibt ohne Erfolg.

Mögliche Verlegung der Atemwege im Bereich von

- Mundhöhle
- Pharynx
- Trachea
- Bronchien

Mögliche Ursachen einer Atemwegsverlegung:

- Fremdkörper (Knochen, Trachealringe, Mageninhalte o. ä.)
- Sekrete
- Traumen (Bißwunden, stumpfe Traumen)
- Ödeme, Allergie, Anaphylaxie,
- Raumfordernde Prozesse

Die wichtigsten Maßnahmen bei einer Atemwegsverlegung und einem Atemstillstand:

- Inspektion der Atemwege *(Maulkeil, Zungenfaßzange, Lampe)* bei weit nach vorne gestrecktem Kopf, um möglichst tief in den Pharynx schauen zu können. Mit einem Laryngoskop oder einer ähnlich langen Lichtquelle wird die Epiglottis auf die Zunge gedrückt, um den Kehlkopf und die oberen Bereiche der Trachea inspizieren zu können.
- Freiräumen der Atemwege *(Fremdkörper- oder Tupferzange, Tupfer, Absaugeinrichtung)*.
- Heimlich-Griff (Abb. 2): Beim seitlich gelagerten Patienten legt der Helfer seine Faust unterhalb des Xiphoids auf. Mit ruckhaftem Druck in Richtung Zwerchfell/Herz können Fremdkörper aus dem Bereich der oberen Luftwege ausgeschleudert werden. Der Vorgang kann gegebenenfalls mehrmals wiederholt werden. Bei Katzen oder kleineren Hunden kann eine hängende Lagerung gewählt werden (die linke Hand fixiert beide Schultergelenke und drückt die Wirbelsäule des Patienten an die Brust des Helfers. Die rechte Hand des Helfers führt den Heimlich-Griff durch).
- Endotracheale Intubation *(Abb. 3: Maulkeil, Zungenfaßzange, Lichtquelle, Einmalspritze zum Blocken, Zitzenstaugummi, Endotrachealtuben unterschiedlicher Größen)*.

Wache Patienten mit spontaner Atmung zeigen bei behinderten Atemwegen meistens eine (inspiratorische) **Dyspnoe** sowie mehr oder weniger laute **Atemgeräusche**.

Paradoxe Thoraxbewegungen (einfallende Thoraxteile bei der Inspiration) treten bei Rippenfrakturen auf.

Besondere Atemmuster sind die sogenannte **Cheyne-Stokes-Atmung** (zyklisch allmählich sich steigernde Atmung mit plötzlicher Apnoe), die ein glaubwürdiger Indikator für Intoxikationen, Hirn- und Schädeltraumen ist, sowie die **Kußmaul-Atmung** (tief und stark verlangsamt), die bei Azidose durch Niereninsuffizienz oder diabetische Ketoazidose hervorgerufen werden kann.

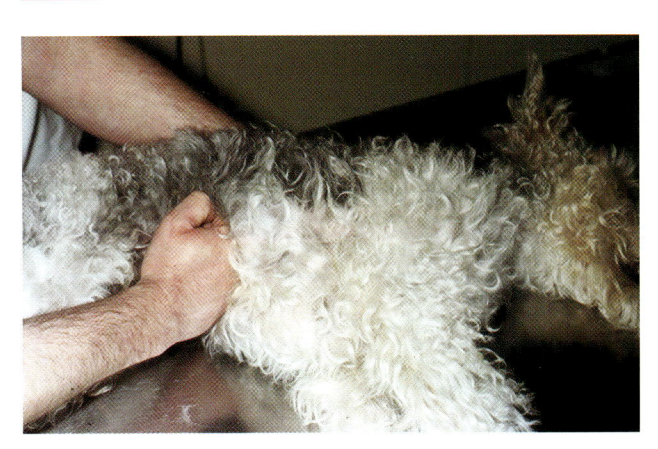

Abb. 2: Heimlich-Griff.

A

Den sichersten Atemweg garantiert beim bewußtlosen Patienten stets ein geblockter Endotrachealtubus. Nachfolgende Maßnahmen wie, z. B. Beatmung oder Versorgung mit Sauerstoff lassen sich nur über einen Endotrachealtubus optimal gestalten.

Die endotracheale Intubation ist beim bewußtlosen Patienten ein absolutes Muß!

Auch bei Atemwegsverlegungen, die sich nicht sofort beheben lassen, sichert ein kleinlumiger Tubus, der an dem Hindernis vorbeigeschoben wird, zunächst die Versorgung des Patienten mit Atemluft.

3.1.1. Endotracheale Intubation

Die Arbeitsschritte im einzelnen (Abb. 4 – 10):

Vorbereitung:

Die Intubation von Hunden und Katzen sollte in jeder Körperlage der Patienten beherrscht werden. Wesentlich dabei ist jedoch, daß der Kopf maximal nach vorne gestreckt wird, damit der Zungengrund mit dem Kehlkopfeingang gut einsehbar ist. Aus diesem Grund wird die Zunge möglichst weit nach vorne aus der Mundhöhle hervorgezogen.

Mit der Lichtquelle wird die Epiglottis auf die Zunge heruntergedrückt und der Kehlkopfdurchmesser abge-

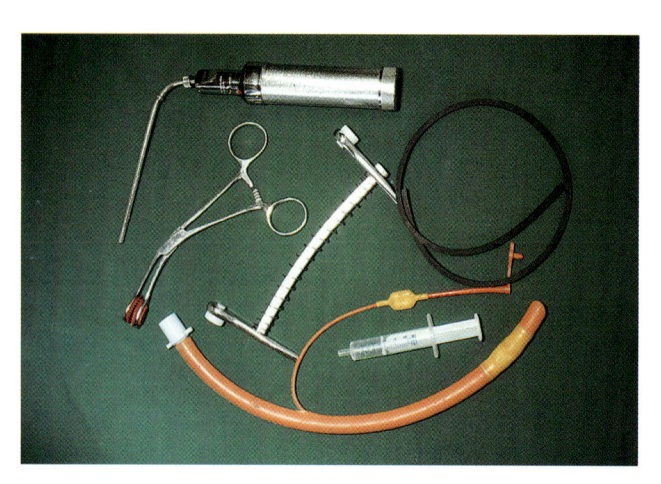

Abb. 3:
Intubationsbesteck.

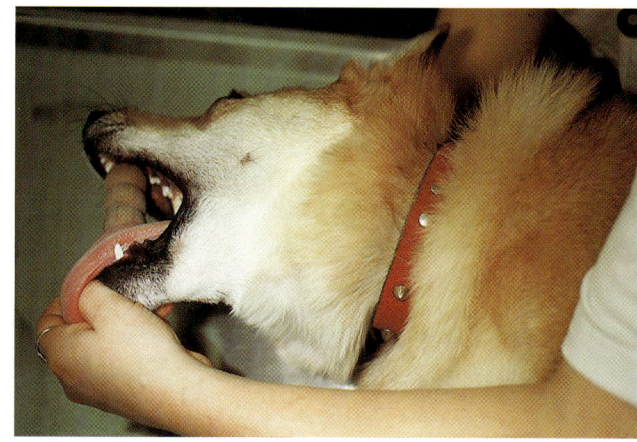

Abb. 4:
Patientenlagerung mit gestrecktem Kopf zur Intubation.

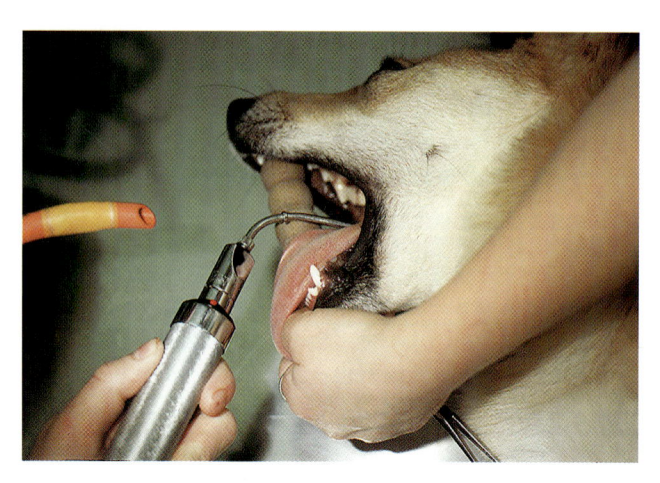

Abb. 5:
Herabdrücken der Epiglottis mit der Lichtquelle.

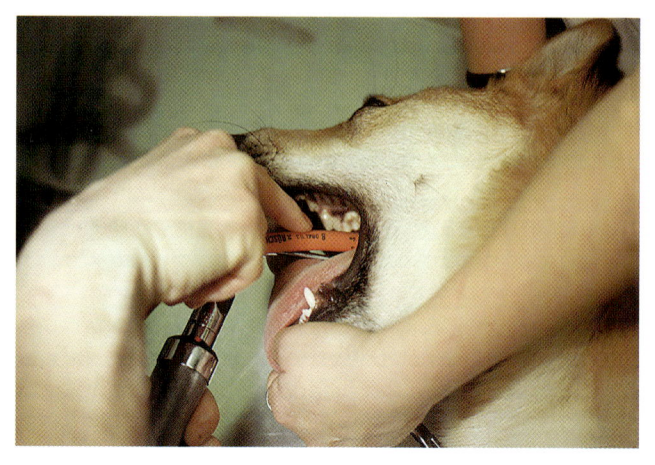

Abb. 6:
Einführen des Endotrachealtubus.

Endotracheale Intubation

schätzt. Ausgewählt wird der größtmögliche Tubus, der sich gerade noch ohne Irritationen einführen läßt.

Der Tubus sollte soweit vorgeschoben werden, daß seine Spitze deutlich kaudal des Kehlkopfes jedoch kranial der Bifurcatio tracheae zu liegen kommt. Da die meisten Tuben aus der Humanmedizin stammen, unsere Patienten jedoch große art- und rassespezifische Größenunterschiede aufweisen, muß die erforderliche Tubuslänge vorher von außen am Patienten abgeschätzt werden.

Schieben des Tubus:

Nachdem die Epiglottis auf den Zungengrund herabgedrückt ist, wird der Tubus über die Lichtquelle durch den Kehlkopf in die Trachea vorgeschoben. Beim Passieren des Kehlkopfes husten die meisten Patienten. Bei Katzen und kleineren, insbesondere brachygnathen Hunderassen empfiehlt sich zuvor das Besprühen des Kehldeckels mit Lidokainspray, um einen Laryngospasmus zu verhindern.

Tubuskontrolle:

Der korrekte endotracheale Sitz muß unbedingt kontrolliert werden, auch wenn man sicher ist, daß der Tubus in die Trachea geschoben wurde. Gerade bei kleineren Patienten mit geringerem Atemzugvolumen ist die sicherste Kontrollmöglichkeit, das eigene Auge mit seiner empfindlichen Hornhaut direkt vor die Tubusöffnung zu halten, um so die ausgeatmete Luft registrieren zu können.

Tubusblockierung:

Ist der korrekte Sitz des Tubus gesichert, wird die Manschette an der Tubusspitze mit einer Einmalspritze von

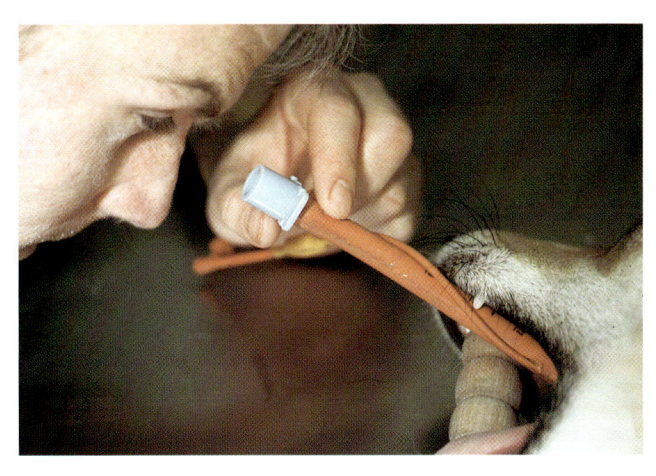

Abb. 7:
Kontrolle der korrekten endotrachealen Position.

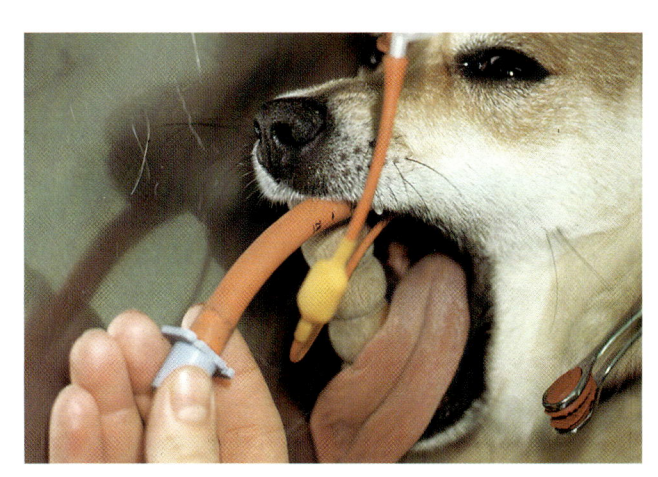

Abb. 8:
Blocken des Tubus.

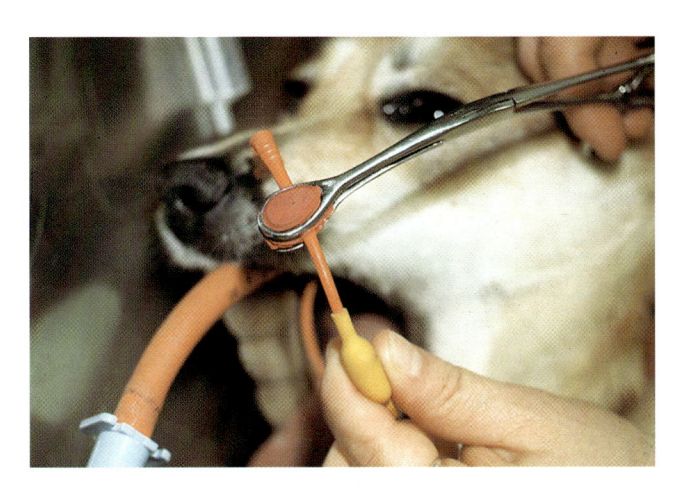

Abb. 9:
Kontrolle der Tubusblockade.

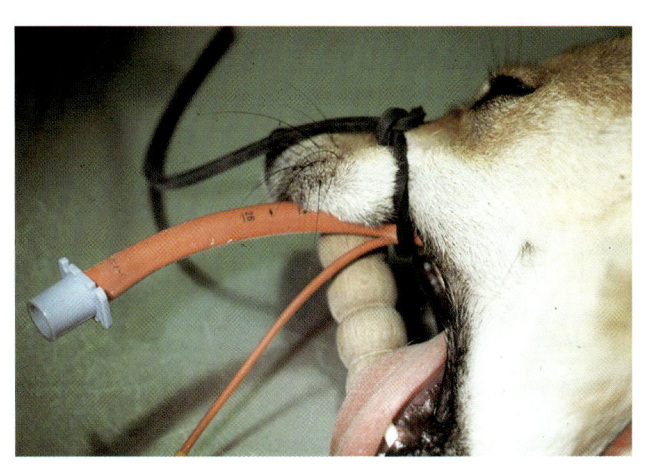

Abb. 10:
Fixation des Tubus mit einem Zitzenstaugummi.

außen soweit aufgeblasen, daß (akustisch bei der Exspiration kontrollieren) keine Luft mehr seitlich am Tubus vorbeiströmen kann. Die Manschette sollte jedoch auch nicht fester als notwendig aufgeblasen werden, um Drucknekrosen der Trachealschleimhaut zu verhindern. Es ist darauf zu achten, ob – je nach Tubustyp – der kleine Ballonschlauch manuell verschlossen werden muß oder ob dies selbsttätig über ein Ventil geschieht.

Tubusfixation:

Zur Sicherung des Tubus hat sich ein viereckiger Gummi (Zitzenstaugummi) bewährt, mit dem der Tubus am Ober- oder Unterkiefer per Knoten fixiert wird.

Eine fehlerhafte Intubation macht sich beim Narkosepatienten dadurch bemerkbar, daß er beginnt, wach zu werden.

Weitere Anzeichen einer fehlerhaften Intubation

– beim spontan atmenden Patienten:
  – Bei der Exspiration streicht Ausatmungsluft seitlich am Tubus vorbei, die hör-, spür- und gegebenenfalls sichtbar (Kondenswasser an spiegelnden Flächen, Op-Tisch o. ä.) ist.
  – Untypisches Atemmuster.

– beim beatmeten Patienten:
  – Ungenügende Thoraxerweiterung bei der Inspiration.
  – Schwellung kaudal des Rippenbogens (Magen).

Korrekturmaßnahmen bei unsachgemäßer Intubation:

– Extubieren

– Tubuskontrolle (Bruchstellen, Leckagen etc., Aufblasen der Manschette)

– Reintubation

– Kontrolle des korrekten Tubussitzes

Die häufigsten Ursachen für Probleme mit einem vermeintlich korrekt intubierten Patienten:

– Falscher Sitz des Tubus. Obwohl man unter Sicht intubiert und genau gesehen hat, daß der Tubus in die Luftröhre geschoben wurde, liegt der Tubus falsch. Auch Bewegungen am Atembeutel des Narkosegerätes sind keine Garantie für einen korrekten endotrachealen Tubussitz.

– Undichte Tubusmanschette (vor Intubation Manschette durch Aufblasen überprüfen).

– Mangelhaft – oder seltener – zu stark aufgeblasene Manschette.

Arbeitsschritte bei der endotrachealen Intubation:

– Bereitstellen des Intubationsbesteckes

– Lagerung des Patienten mit gestreckter Kopfhaltung

– Maulspreizer einsetzen

– Hervorziehen der Zunge

– Öffnen der Epiglottis mit einer Lichtquelle

– Abschätzen und Auswahl der Tubusgröße

– Einführen des Tubus

– Kontrolle des korrekten Sitzes

– Blockade der Manschette

– Kontrolle der Tubusblockade

– Fixierung des Tubus

3.1.2. Endotracheale Intubation bei partiell verlegten Atemwegen

(Ernährungssonde, Endotrachealtubus)

Bei massiv verlegten Atemwegen führt man nach der o. a. Methode einen dünnlumigen Katheter (Harnkatheter, Ernährungssonde o. ä.) in die Trachea ein. Anschließend kann man einen außen gut gleitfähig gemachten Endotrachealtubus über diesen Primärtubus in die Trachea einfädeln. Der Primärtubus wird anschließend entfernt.

3.1.3. Tracheotomie

*(Tracheotubus, kleines Besteck,
Nadel-Faden-Kombination, resorbierbar)*

Läßt sich mittels endotrachealer Intubation die Durchgängigkeit der Atemwege nicht wiederherstellen, sollte man zur Rettung des Patienten sich nicht davor scheuen zu tracheotomieren (Abb. 11–21). Vorbehalte gegen diesen Eingriff sind oft emotionaler Art. Irritationen, die durch eine korrekte Tracheotomie gesetzt werden, verheilen schnell und stets ohne nennenswerte Probleme. Dies gilt um so mehr, als es sich bei der Tracheotomie zwar um eine invasive Maßnahme handelt, ohne die der Patient jedoch sterben würde.

Lagerung des Patienten:

Patient in Rückenlage mit einem Sandsack unter dem Kopf lagern.

Vorbereitung des OP-Feldes:

Schnelles(!) Scheren, Entfetten und Desinfizieren der Halsunterseite.

Tracheotomie:

Bei Bedarf Umspritzen der Tracheotomiestelle mit Lokalanästhetikum sine Adrenalin (Knorpelnekrose).
Medianer Hautschnitt über 2–5 cm beginnend vom kaudalen Kehlkopfrand.

Zügige Präparation bis auf die Halsmuskulatur. Mediane, faserparallele Spreizung der Halsmuskulatur. Freilegung des Trachealringes, vorzugsweise 2.–4. Trachealring. Sicherung der Schnittränder durch PDS-Zügel. Senkrechter Schnitt durch den Trachealring. Einführung des Tracheotubus mit der gebogenen Spitze nach distal.

Im äußersten Notfall können die mit Alkohol oder sogar mit Wasser befeuchteten Haare über dem Tracheotomiebereich median gescheitelt werden. Anschließend wird

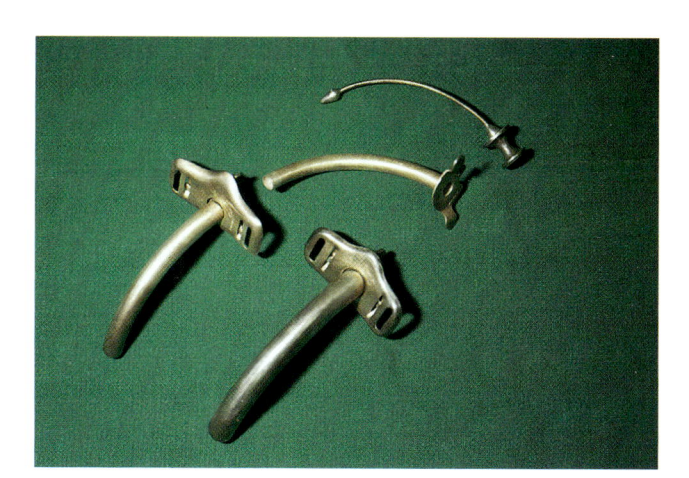

Abb. 11: Tracheotuben.

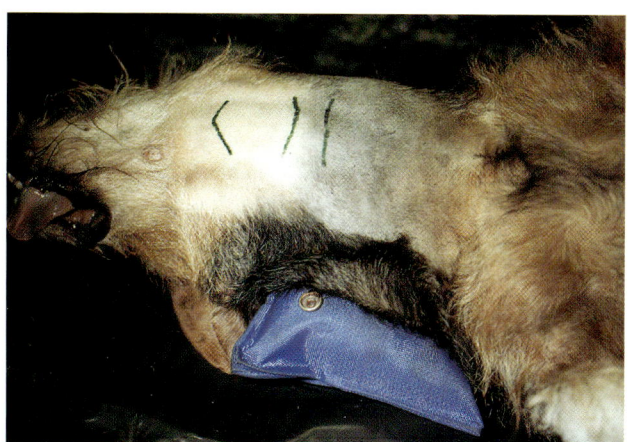

Abb. 12: Lagerung des Patienten zur Tracheotomie.

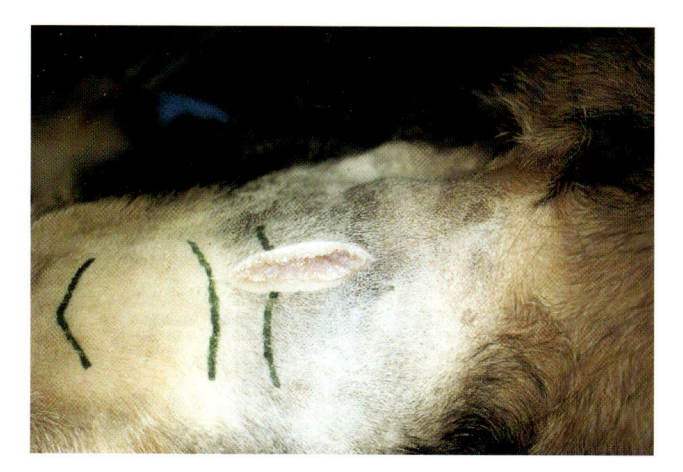

Abb. 13: Tracheotomie: Hautschnitt.

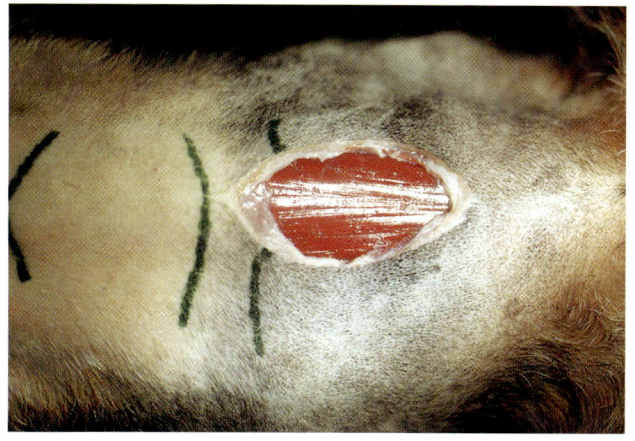

Abb. 14: Präparation der Halsmuskulatur.

Sicherung der Vitalfunktionen durch das A-B-C-D-Schema

mit dem Skalpell in einem Schnitt bis in das Tracheallumen inzidiert. Das Messer wird in der Trachea belassen, um 90 Grad gedreht und somit die Tracheotomiewunde genügend offen gehalten, daß der Patient zunächst nicht erstickt.

Auf ein Anzügeln der Tracheotomiewundränder kann gegebenenfalls verzichtet werden. Das Anzügeln kostet zwar zusätzliche Zeit, ergibt jedoch eine bessere Übersicht.

Ist kein Tracheotubus vorhanden, kann statt dessen auch ein normaler Endotrachealtubus in die Tracheotomiewunde eingesetzt werden.

Die Tracheotomie ist bei Verlegung der oberen Luftwege eine absolut lebensrettende Maßnahme.

Wesentlich ist dabei eine schnelle Eröffnung der Trachea. (In der israelischen Armee wird für derartige Notfälle die Tracheotomie mittels Kugelschreiber (!) empfohlen.)

Adaption der Haut und gegebenenfalls der Unterhaut und Muskulatur mittels resorbierbaren Einzelheften. Auf einen allzu dichten Verschluß sollte wegen einer Emphysembildung verzichtet werden. Fixierung des Tracheotomietubus per Mullbinde.

Das beschriebene Einsetzen eines Tracheotubus ist eine effektive und einfache Notfallmaßnahme, die innerhalb kürzester Zeit die Bedingung A des Triageschemas zu erfüllen hilft. Sehr viel aufwendiger und schwieriger ist jedoch die Pflege, die ein Tracheotubus braucht, wenn dieser über längere Zeit und nicht nur als kurze, vorübergehende Maßnahme in situ bleiben soll.

Arbeitsschritte bei der Tracheotomie:

– Schnelle, notfallmäßige Präparation der Haut an der Halsunterseite

– Rückenlagerung des Patienten mit untergelegtem Sandsack

– Medianer Hautschnitt 2 – 5 cm beginnend kaudal des Kehlkopfes

– Stumpfe Präparation bis auf die Halsmuskulatur

– Mediane, faserparallele stumpfe Trennung der Halsmuskulatur bis auf die Trachea

– Senkrechte Durchtrennung eines Trachealringes (2. – 4.)

– Einführung des Tracheotubus

– Hautnaht mit Einzelheften

– Fixierung des Tracheotubus mit Mullbinde

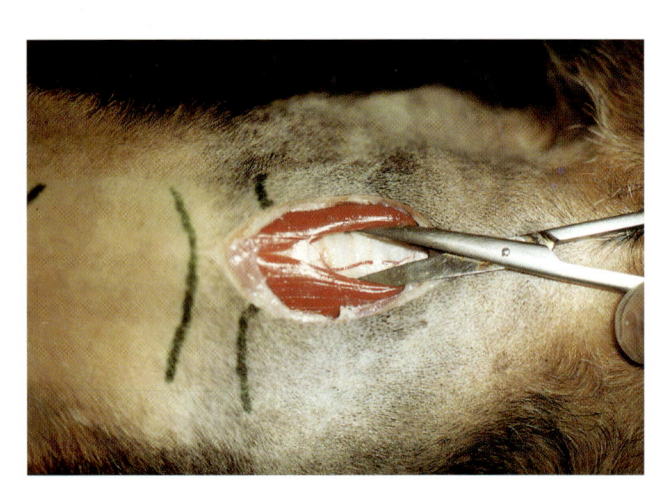

Abb. 15: Präparation bis auf die Trachea.

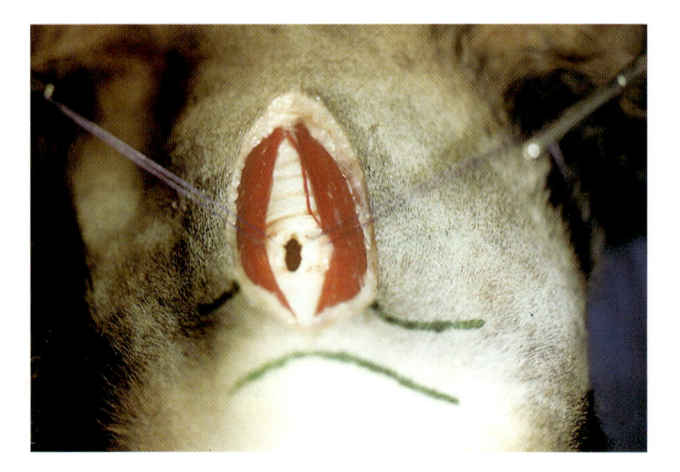

Abb. 16: Sicherung der Schnittränder mit Haltezügeln.

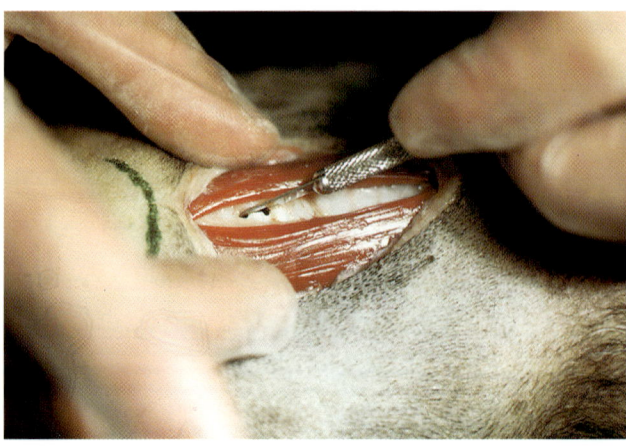

Abb. 17: Inzision der Trachea.

B = Beatmen   27

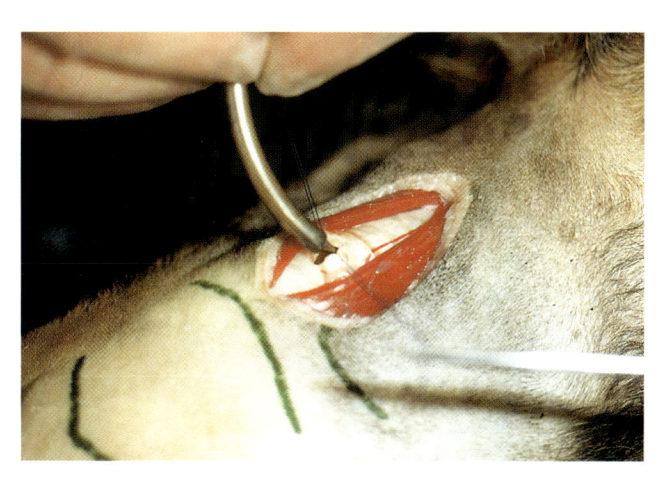

Abb. 18: Einführung des Tracheotubus nach distal.

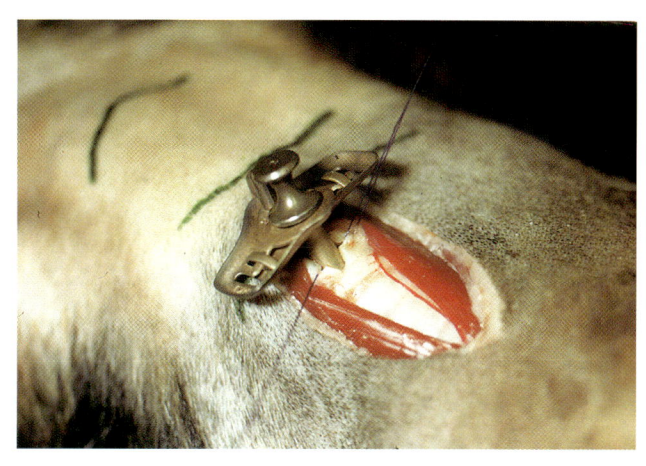

Abb. 19: Wundversorgung.

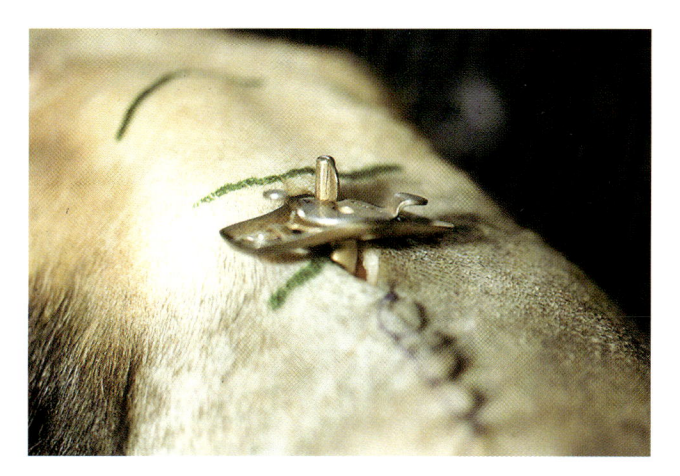

Abb. 20: Hautverschluß.

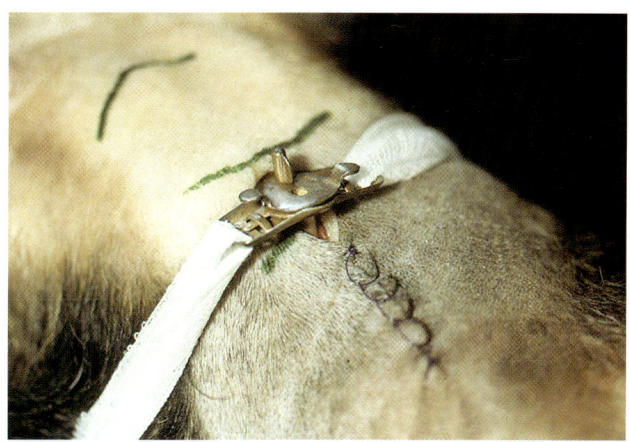

Abb. 21: Fixierung des Tracheotubus mittels Mullbinde.

3.2. B = Beatmen
(Intubierter Patient, Ambubeutel)

Atmungsunterstützende Maßnahmen sind immer dann indiziert, wenn die Atmung des Patienten vom physiologischen Atemmuster abweicht.

Die physiologische Atmung erfolgt beim Hund mit einer Frequenz von 10 – 30 Zügen pro Minute, bei der Katze mit 20 – 40 pro Minute, wobei deren Zugvolumen zu einer gleichmäßig anschwellenden, mittelgradigen Vorwölbung des Thorax führt. Die Atembewegungen sollten bei In- und Exspiration ohne sichtbare Anstrengung und Geräuschbildung erfolgen. Das zeitliche Verhältnis von In- zu Exspiration beträgt 1 : 2.

Die Überprüfung der Atmung erfolgt visuell, gegebenenfalls kann, wie bei der Tubuskontrolle, die Luftströmung über die Empfindlichkeit der eigenen Hornhaut kontrolliert werden. Die Effizienz der Atmung läßt sich am schnellsten durch die Adspektion der Schleimhäute im Mundbereich beurteilen: Rosa-rote Schleimhäute signalisieren stets eine ausreichende Sauerstoffsättigung des Blutes.

Bläuliche Schleimhäute geben einen Warnhinweis auf eine ungenügende Sauerstoffversorgung. **Achtung**: Patienten mit einer gleichzeitigen Anämie (Kontrolle auf Blutungen, Hämatokritbestimmung, gegebenenfalls mehrmals wiederholen) bekommen wegen ihrer verminderten Erythrozytenzahl bei Sauerstoffunterversorgung erst sehr viel später blaue Schleimhäute als Patienten ohne Blutverlust!

Eine Unterstützung der Atmung nennt man **Beatmung**.

Die Beatmung kann **kontrolliert** erfolgen, d. h. der Patient atmet überhaupt nicht mehr spontan, so daß wir die Atemfunktion vollständig übernehmen müssen.

Ist noch Spontanatmung vorhanden, das Atemzugvolumen oder die Sauerstoffsättigung jedoch unzureichend, kann die körpereigene Atemfunktion vom Tierarzt oder seinem Personal übernommen werden. In diesem Fall spricht man von **assistierter** Beatmung.

Die Beatmung läßt sich mit und ohne Geräte durchführen.

blen Trachea zu komprimieren, damit die gespendete Luft nicht in den Magen gelangen kann.

Bei kleineren Hunden, Katzen und Heimtieren muß der Spender seine Ausatmungsluft in Mund und Nase des Patienten blasen.

Die Mund-zu-Nase- bzw. Mund-zu-Mund-Beatmung ist trotz aller lebensrettender Effektivität nur für die kurzfristige Hilfe geeignet. Der Beatmer muß dafür sorgen, daß weitere Notfallmaßnahmen eingeleitet werden, die für eine längerfristige Beatmung geeignet sind.

3.2.1. Beatmung ohne Hilfsmittel (Mund-zu-Nase-Beatmung)

Die Mund-zu-Nase-Beatmung ist auch bei den kleinen Haustieren eine sehr effektive Erste-Hilfe-Maßnahme. Somit werden die Vitalfunktionen aufrecht erhalten, solange die Atemwege frei und die Spontanatmung noch nicht vorhanden ist.

Der Kopf des Patienten wird hierbei gestreckt, die vorgezogene Zunge zwischen den Schneidezähnen eingeklemmt und auf geschlossene Lefzen geachtet. Der Spender bläßt anschließend seine eigene Ausatmungsluft durch beide Nasenlöcher des Patienten. Die Atemtiefe wird nach Effekt gesteuert, indem der Spender während des Ausatmens die Thoraxbewegungen des Patienten im Auge behält.

Bei größeren Patienten kann versucht werden, während der Beatmung die Speiseröhre mit Daumen und Mittelfinger ring- bzw. zangenförmig hinter der deutlich palpa-

3.2.2. Beatmung mit Hilfsmitteln
(Intubierter Patient, Ambubeutel)

Optimal ist eine Beatmung stets über einen Tubus (s. Kap. 2. 8. 1. 1.). Eine Beatmung per Maske ist immer mit dem Problem der Magenaufblähung verbunden, was durch einen Zwerchfellhochstand die Ventilation sogar noch behindern kann.

Der intubierte Patient kann mit dem Mund (»Mund-zu-Tubus-Beatmung«, Abb. 22) oder mit einem Beatmungsgerät beatmet werden.

Aufwendige Beatmungsgeräte (Pulmonaten, Respiratoren o. ä.) sollen an dieser Stelle ausgeklammert werden. Der Nutzen dieser Beatmungsmaschinen ist nur mit einem Höchstmaß an technischem Wissen und Routine zu erzielen. Abgesehen davon dürfte die Anschaffung und Instandhaltung nur in den wenigsten Praxen wirtschaftlich vertretbar sein.

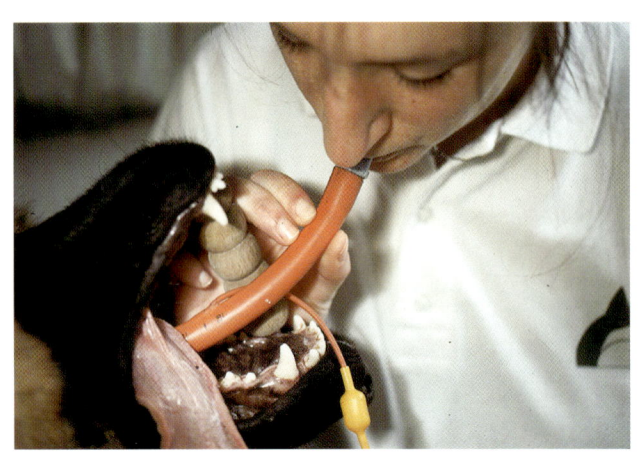

Abb. 22: Mund-zu-Tubus-Beatmung.

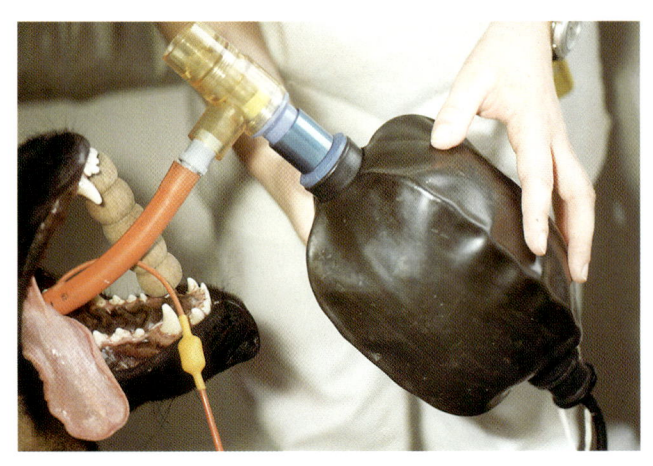

Abb. 23: Beatmung mit dem Ambubeutel.

Zur Beatmung in der Kleintierpraxis hat sich der sogenannte **Ambubeutel** bewährt (Abb. 23). Mit diesem Gerät können intubierte Patienten auch über längere Zeiträume sehr effektiv und individuell beatmet werden. Ein Ambubeutel besteht aus einem Beatmungsbalg, an dessen Spitze sich ein T-Stück mit Ventilen befindet. Das T-Stück wird mit dem Endotrachealtubus verbunden. Durch Zusammendrücken des Beutels wird die Luft aus dem Beutel über das T-Stück in die Lungen des Patienten gedrückt. Nimmt man die Hand vom Beutel, öffnet sich das Ventil, daß Außenluft wieder in den Beutel gelangen und der Patient in dieser Zeit ausatmen kann.

Die meisten Ambubeutel können über einen zusätzlichen Anschluß mit einer Sauerstoffflasche verbunden werden.

Nach dem Aufsetzen des Ambubeutels auf den Tubus beginnen Sie die Beatmung nach Wirkung, indem Sie den Ambubeutel soweit komprimieren, bis der Thorax des Patienten physiologisch geweitet ist.

Nach einem Atemstillstand kann man zuerst in einer etwas höheren Frequenz beatmen, bis sich die Schleimhautfarbe deutlich verbessert hat. Anschließend sollte mit annähernd physiologischer Frequenz beatmet werden. Ist eine Spontanatmung noch nicht erwünscht, muß hyperventiliert werden (>10–20 Züge pro Minute). Soll kontrolliert werden, ob sich die Spontanatmung wieder einstellt, muß eher hypoventiliert werden, damit es über eine respiratorische Azidose zum Wiedereinsetzen der Spontanatmung kommt. Es empfiehlt sich deshalb in den meisten Fällen, von Zeit zu Zeit die Beatmung zu unterbrechen, um die Rückkehr der Spontanatmung kontrollieren zu können.

Sobald der Patient wieder spontan atmet, ist es in der Regel angebracht, die eigenen Atembewegungen – sofern notwendig – mit dem Ambubeutel zu vertiefen.

3.2.3. Sauerstoffversorgung

Sowohl bei der Beatmung als auch beim spontan atmenden Patienten stellt sich die Frage, ob mit Raumluft oder mit Sauerstoff be- bzw. geatmet werden soll.

Notfallpatienten – davon kann man ausgehen – leiden stets an einer Sauerstoffschuld. Insofern ist in praxi die generelle Verabreichung von Sauerstoff der von Raumluft vorzuziehen. Bedenken wie Hyperoxigenisierung oder gar Sauerstoffintoxikation dürften beim Notfall zu vernachlässigen sein.

Art des Sauerstoffes

Sauerstoff wird in Flaschen in zwei Qualitäten angeboten:

Medizinischer Sauerstoff:

In Deutschland in blauen Flaschen mit weißem Hals und weißer Kappe erhältlich. Von diesem Sauerstoff verlangt das Arzneimittelgesetz dieselben Auflagen, wie von allen anderen Arzneimitteln (Zulassung, Deklarierung, Chargennummer etc.). Dadurch entstehen bei der Produktion des medizinischen Sauerstoffes höhere Kosten. Der Humanmediziner ist zur Verwendung des medizinischen Sauerstoffes gesetzlich verpflichtet.

Technischer Sauerstoff:

Blaue Flaschen mit blauer Verschlußkappe.

Dieser Sauerstoff wird genauso hergestellt und ist von der gleichen Qualität wie der medizinische Sauerstoff. Da die ganzen administrativen Kosten jedoch entfallen, kann er deutlich preiswerter angeboten werden als der medizinische Sauerstoff.

Art der Sauerstoffverabreichung

– Sauerstoffverabreichung beim bewußtlosen Patienten:

Die beste, da sicherste Verabreichung erfolgt via Tubus. Dies sollte beim narkotisierten oder bewußtlosen Patienten der Weg der Wahl sein.

Effektive, künstliche Beatmung ist nur am endotracheal intubierten Patienten möglich!

– Beatmungstechniken:
 Mund-zu-Tubus
 Ambubeutel
 Maschinelle Beatmung

– Beatmungstiefe:
 an der physiologischen Brustkorberweiterung ausgerichtet (sorgfältige visuelle Kontrolle der Brustkorbbewegungen bei der Einatmung)

– Beatmungsfrequenz:
 10–12 Atemzyklen pro Minute

– Beatmungsmuster:
 Inspiration : Exspiration = 1:2

– Sauerstoffverabreichung beim wachen, spontan atmenden Patienten:

Viele Patienten tolerieren die Verabreichung über eine Maske. Die Maskenapplikation ist recht einfach, erfordert jedoch über den gesamten Zeitraum eine Hilfsperson, die die Maske festhält. Die Maske ist nur dann geeignet, wenn der Patient sie toleriert ohne sich dabei aufzuregen und ohne eine zusätzliche Sauerstoffschuld einzugehen.

– Sauerstoffverabreichung über einen Nasenkatheter:

Unter örtlicher Betäubung kann ein Nasenkatheter (je nach Körpergröße pädiatrische Ernährungssonde oder Absaugkatheter) in die Nasenöffnung eingeführt und dort mit einigen Einzelheften fixiert werden. Der Katheter wird dann ohrwärts geführt durch weitere Hauthefte oder Sekundenkleber auf der Haut des Nasenrückens befestigt, durch einen Halskragen gesichert und an die Sauerstoffversorgung angeschlossen.

– Sauerstoffversorgung via transtrachealer Punktion:

Über der Trachea wird ein kleiner Hautbereich für den sterilen Eingriff vorbereitet. Eine großvolumige Kanüle wird in distaler Richtung zwischen zwei Trachealringen in das Tracheallumen eingestochen. Die Kanüle wird mit dem Sauerstoffschlauch verbunden. Diese Methode eignet sich zur kurzfristigen zusätzlichen Sauerstoffversorgung bei größeren Hunden.

– Sauerstoffversorgung in der Box (Abb. 24, 25):

Im Bauhandel werden Deckelkisten aus Kunststoff preiswert angeboten. Bei einer Kiste der entsprechenden Größe wird der Deckel bis auf den Rand ausgeschnitten und in dieses Rechteck ein passendes Stück Plexiglas eingeklebt.

In diese Box wird von oben ein Sauerstoffschlauch eingelegt und der Deckel zugeklappt. Da der Deckel nicht vollständig schließt, besteht nicht die Gefahr einer zu hohen Sauerstoffkonzentration. Aufwendige Überwachungsmaßnahmen entfallen dadurch. Der Patient kann durch den Plexiglasdeckel visuell kontrolliert werden.

Mit etwas mehr Aufwand kann man in die Box ein Loch bohren und in dieses Loch ein Ansatzstück hineindrehen. An dieses Ansatzstück wird von außen ein Sprudler (Inhalator) angeflanscht, in den z. B. physiologische Kochsalzlösung gefüllt wird. Der Sauerstoff, der von außen über diesen Sprudler in die Box geleitet wird, ist gleichzeitig angefeuchtet. Über diesen Sprudler können auch andere Medikamente verdampft und somit per inhalationem appliziert werden.

Eine sehr einfache Art der Sauerstoffverabreichung bei Heimtieren (Meerschweinchen, andere Kleinnager) oder Exoten besteht darin, die Patienten in einen durchsichtigen Plastikbeutel zu stecken, in den man den Sauerstoffschlauch direkt einsteckt (Abb. 26). Der Beutel wird dann nicht zu fest zugebunden. Trotz der großen Effizienz und Praktikabilität dürfte diese Maßnahme nicht dazu geeignet sein, sie in Anwesenheit der Tierbesitzer durchzuführen.

Die Verabreichung von reinem Sauerstoff aus Flaschen sollte in jeder Praxis beim Notfallpatienten eine unterstützende Routinemaßnahme sein.

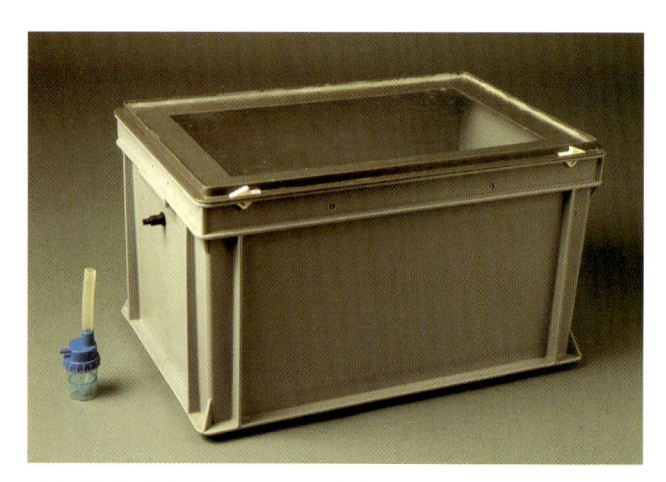

Abb. 24: Selbstgebaute Sauerstoffbox.

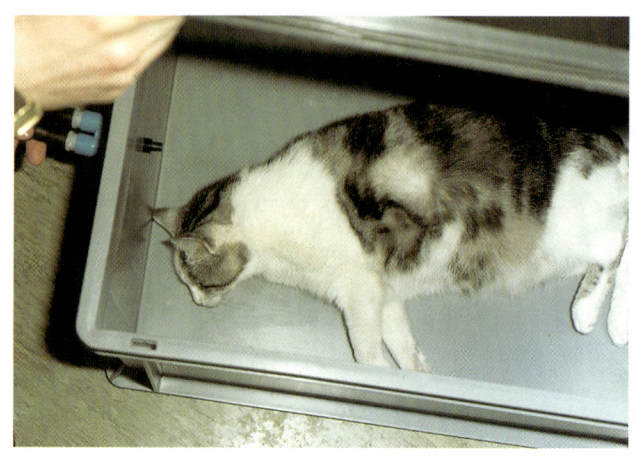

Abb. 25: Schockpatient in Sauerstoffbox.

3.3. C = Circulation (Kreislauf)

Mit den Triagemaßnahmen »A« und »B« ist bereits dafür gesorgt, daß sauerstoffhaltige Luft über freie Atemwege ungehindert in die Lunge gelangen kann und daß eine Ventilation den Gasaustausch in den Alveolen gewährleistet. Das in den Alveolen mit Sauerstoff angereicherte Blut muß jedoch auch im Organismus verteilt, andererseits das mit Kohlendioxid beladene Blut aus dem Körper zurück in die Alveolen gepumpt werden. Diese Forderungen kann nur ein intakter Kreislauf mit einem pumpenden Herz erfüllen.

Die schnellste Kontrollmöglichkeit bietet die Palpation des Femoralispulses. Gleichzeitig wird das Herz auskultiert.

Die kapilläre Rückfüllzeit (CRT) wird an der Gingiva bestimmt und sollte bei einem intakten Kreislauf 1 – 2 Sekunden nicht überschreiten.

An diesem Punkt der Triage sollten auch kleinere **Blutungen** beurteilt und nötigenfalls versorgt werden. Erste, kurzfristige Hilfsmaßnahmen sind Druckausübung mit Finger oder Faust auf die Blutung oder das Hochhalten bzw. Hochlagern von blutenden Extremitäten. Druckverbände an Gliedmaßen und Körper sind dazu geeignet, Blutungen bis zur weiteren Versorgung mittelfristig unter Kontrolle zu halten. Einmal angelegte Druckverbände dürfen erst zur endgültigen Versorgung abgenommen werden. Tritt Blut durch den Druckverband, sollte mit weiterem Verbandsmaterial der Verband vergrößert werden. Auf gar keinen Fall darf der Verband abgenommen und durch einen neuen ersetzt werden, weil durch diese Maßnahme die Fibringerüste abgerissen werden, die der Körper mühsam zur Blutstillung aufgebaut hat.

Staubinden zur Erzielung einer Esmarchschen Blutleere sollten als ultima ratio eingesetzt und von Zeit zu Zeit kurzfristig wieder gelöst werden, um einem Reperfusionssyndrom und dem daraus resultierenden Schock vorzubeugen.

Eine verzögerte CRT signalisiert ein relativ oder absolut erniedrigtes Blutvolumen. Zur Vermeidung eines Schocks muß der Patient umgehend mit Flüssigkeitsersatzmitteln behandelt werden (s. Kap. 3.4.).

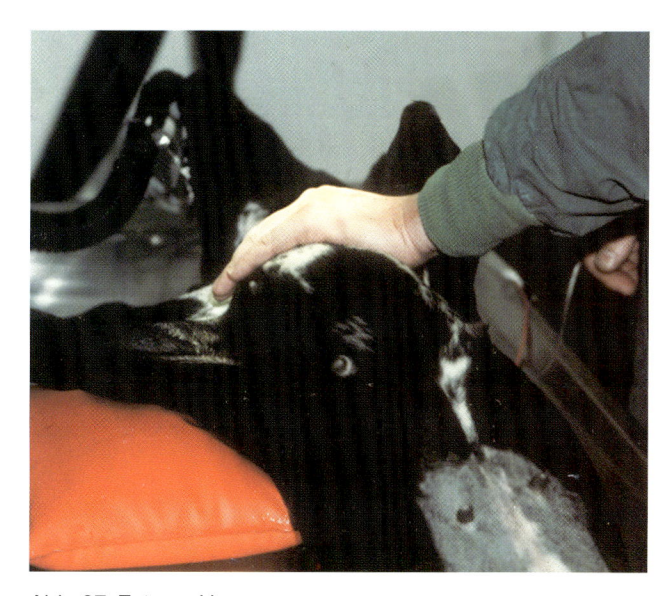

Abb. 27: Externe Herzmassage.

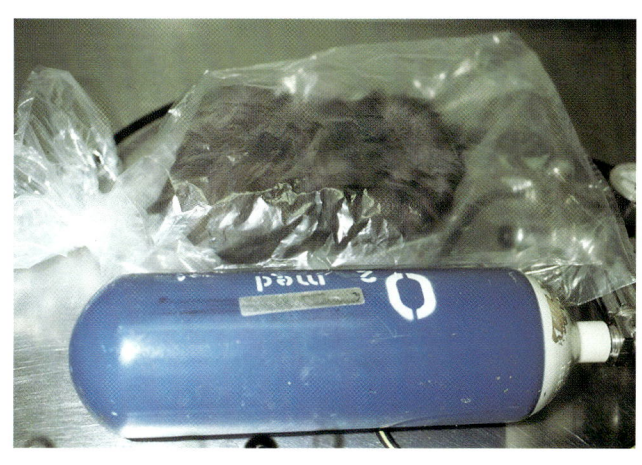

Abb. 26: Sauerstoffversorgung kleiner Heimtiere.

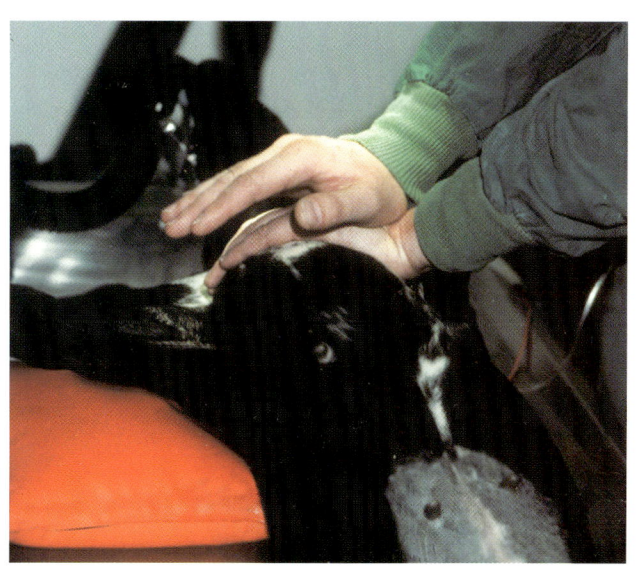

Abb. 28: Externe Herzmassage.

Ist die Pulswelle an der Hintergliedmaße schwach bzw. nicht palpierbar, oder sind keine Herztöne zu hören, muß das Herz extern unterstützt werden. Die Unterstützung des Herzens von außen nennt man **Herzmassage.**

Je nach Massagetechnik unterscheidet man externe und interne Herzmassage.

Externe Herzmassage (Abb. 27, 28)
(gegebenenfalls Sandsack)

Patient, insbesondere größere Hunde, vorzugsweise in halbseitlicher Position durch einen Sandsack unter dem Thorax stabilisiert.

Zur externen Herzmassage wird eine Hand flach über das Herz, bei größeren Hunden über die Stelle des Brustkorbes gelegt, an der er seinen größten Durchmesser hat. Der Ballen der anderen Hand drückt mit einer hohen Frequenz auf die darunterliegende flach aufgelegte Hand. Somit wird die Druckwelle besser verteilt, das Risiko von Rippen- und Thoraxverletzungen wird reduziert. Die externe Herzmassage besteht aus einzelnen Salven von jeweils 10 – 15 schnellen Kompressionen und einer anschließenden etwa ebensolangen Pause.

Alle 3 – 5 Massagesalven sollte einmal beatmet werden.

Zur weiteren Unterstützung der Herztätigkeit werden positiv inotrope Medikamente (s. Kap. 3.4.) verabreicht.

Die elektrische Defibrillation ist bei Hund und Katze möglich, wird jedoch an dieser Stelle nicht besprochen.

Eine »chemische Herzmuskelaktivierung« kann mit *Adrenalin* i. c. oder *Kalziumboroglukonat* i. c. versucht werden.

Stellt sich nach erfolgreicher Herzmassage ein Herzeigenrhythmus ein, sollte die Herzaktivität durch *Dopamin* i. v. unterstützt werden.

Stellt sich nach ca. 10 – 15 Minuten korrekt durchgeführter Beatmung und externer Herzmassage immer noch keine eigene Herzaktivität oder ein deutlich palpabler Femoralispuls ein, sollte als ultima ratio zur Rettung eines Patienten die interne Herzmassage in Erwägung gezogen werden.

Interne Herzmassage
(Schermaschine, kleines Besteck, Rippen- oder Wundspreizer, sterile, feuchte OP-Tücher)

Die interne Herzmassage ist eine absolute Notfallmaßnahme, bei der die peinliche Beachtung der Asepsis aufgrund des Faktors Zeit fehl am Platze ist.

Vorgehen:

Rechtsseitige Lagerung des Patienten. Vordergliedmaße nach kranial führen und fixieren. Schnelles Abscheren der Haare im Bereich des 2. – 7. Interkostalraumes. Schnelle Eröffnung des Thorax einschließlich Pleura. Spreizung der Rippen, visuelle Begutachtung evtl. noch vorhandener Herzeigenaktivität. Eine bessere Übersicht erhält man, indem die Lunge mit feuchten Tüchern vorsichtig zur Seite verlagert wird. Stimulationsversuch durch Zwicken mit einer Pinzette im Bereich des Sinusknotens. Bei ausbleibender Herzkontraktion rhythmisches Zusammendrücken des Herzens mit Daumen und Zeigefinger, bzw. der ganzen Hand. Nach ca. zehn Kontraktionen kurze Pause zur Überprüfung der Herzeigenaktivität.

Die interne Herzmassage ist aus der Sicht des Autors der invasivste Schritt, der in der Kleintierpraxis überhaupt realisierbar ist. Sie ist lediglich an dem Punkt der Reanimation vertretbar, an dem der Patient ohne Herzmassage sterben würde. An dieser Stelle der Triage sollte man jedoch keine Hemmungen haben, nach einer korrekten Reanimation auch noch diese letzte Chance zur Lebensrettung wahrzunehmen. Davon sollte man sich auch in Anbetracht der schlechten Prognose einer erfolgreichen internen Herzmassage nicht abschrecken lassen.

Durchführung der externen Herzmassage:

– Halbseitliche Lagerung des Patienten

– Unterlegen eines Sandsackes

– Flaches Auflegen der linken Hand (beim Rechtshänder) auf den oben liegenden Teil des Brustkorbes, das Herz des Patienten liegt unter der linken Hand. Linke Hand, Herz und Sandsack bilden eine Gerade

– Auflegen des rechten Handballens auf die linke Hand

– 10 – 15 kurze Stöße mit dem rechten Handballen auf die linke, darunterliegende, flache Hand

– Ebensolange Pause

– Alle 3 – 5 Massagesalven einmal künstlich beatmen

– Kontrolle der Pulswelle

– Kontrolle der Rückkehr der Herzeigenrhythmik

Stabile Lagerung des Notfallpatienten

Die beim Notfallpatienten angeschlagene Homoiostase des Kreislaufes sollte nicht durch unbedachtes Umlagern des Patienten zusätzlich verschlechtert werden. Eine flache Seitenlage sollte ohne zwingende Gründe nicht verändert werden.

Eine zusätzliche Kreislaufstabilisierung kann durch elastische Binden erzielt werden, die an den Hintergliedmaßen von distal nach proximal zirkulär angelegt werden. Das Gefäßvolumen wird dadurch verringert, was einer relativen Volumenauffüllung zur Schockprophylaxe nahekommt.

3.4. D = Drugs (Medikamente)

Der Arzmitteleinsatz wird beim Notfallmanagement häufig überbewertet und erfolgt zeitlich oft zu früh. Zu früh deshalb, weil wertvolle Zeit, die an erster Stelle mit Intubieren, Beatmen und Herzmassage genutzt werden sollte, mit der Applikation von Medikamenten vertan wird, deren Wirkung ohne gesicherte Herz-, Kreislauf-Funktion in Frage gestellt ist. Erst nach der Erfüllung der Bedingungen »A«, »B« und »C« des Triageschemas darf man sich Zeit für den Medikamenteneinsatz nehmen.

Die intravenöse Verabreichung aller Medikamente ist in einer Notfallsituation selbstverständlich.

Prinzipiell kann hierfür jede Vene des Körpers benutzt werden. Erstrebenswert ist jedoch eine Vene, deren Größe auch das Legen eines dauerhaften Zuganges ermöglicht. Hierzu eignen sich aus der Sicht des Autors bei Hund und Katze die V. cephalica antebrachii, die V. saphena (bei der Katze vorzugsweise die V. femoralis) sowie die V. jugularis. Die Unterzungenvene hat zwar den großen Vorteil der guten Darstellung, eignet sich jedoch nur zur Injektion per Nadel oder Butterfly und weniger für einen venösen Dauerkatheter. Das gleiche gilt für Injektionen in den Zungenmuskel, der wirklich nur ultima ratione gewählt werden sollte.

Für einen kurzfristigen, venösen Zugang kann eine **Butterflykanüle** mit Schlauchansatz (Venenpunktionsbesteck) passender Größe gewählt werden (Abb. 29, unten). Hierfür eignen sich z. B. bei Hund oder Katze blaue Butterflies der Größe 0,6 x 19. Der zeitliche Aufwand ist gering und der venöse Zugang fürs erste gesichert. Für die weitere Betreuung des Patienten sollte jedoch, sobald dafür Zeit und Gelegenheit vorhanden ist, eine **Teflonvenüle** (Abb. 29, Mitte und oben) gelegt werden.

Als Venüle werden in der Klinik des Autors für Hund und Katze ausschließlich grün codierte Venülen der Stärke 1,2 x 51 eingesetzt, bei Welpen Microcath (24 G x 3/4"). Venülen der Stärke 1,2 x 51 lassen sich mit einiger Übung problemlos auch bei Katzen legen. Eine unnötige Vielfalt des Ausrüstungsangebotes reduziert die Übersichtlichkeit bei der Notfallbehandlung und ist unwirtschaftlich.

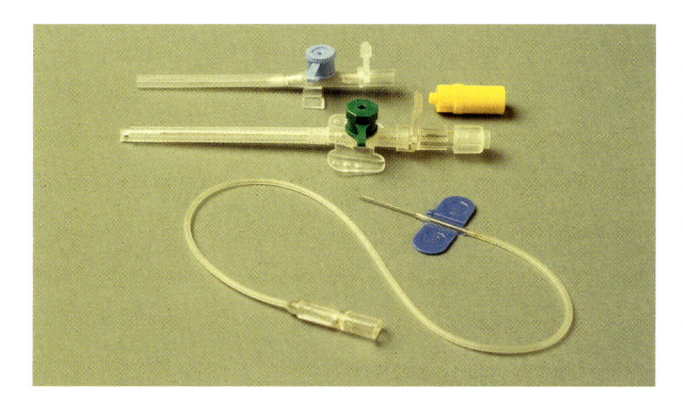

Abb. 29: Butterflykanüle und Teflonvenüle.

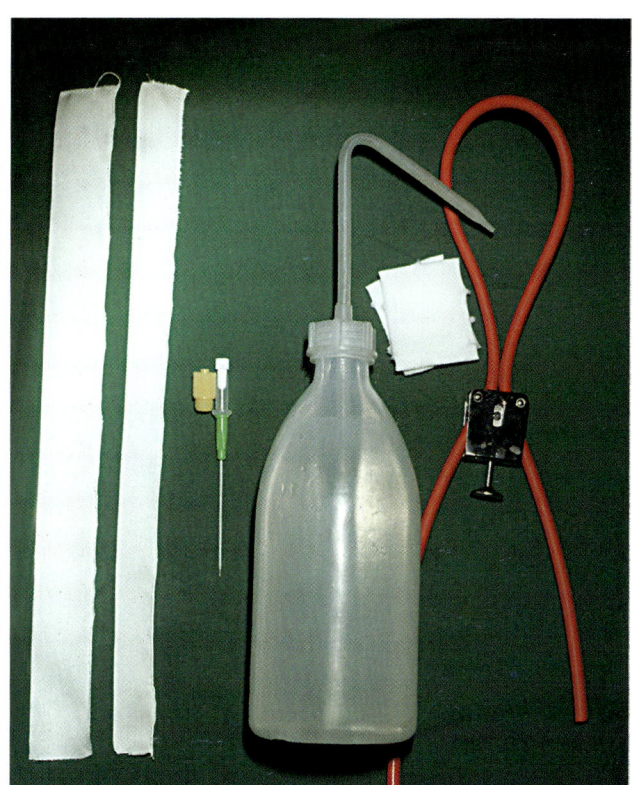

Abb. 30: Besteck zum Legen eines venösen Zuganges.

34 Sicherung der Vitalfunktionen durch das A-B-C-D-Schema

Beim Legen des venösen Zuganges sollte das dabei austretende Blut aufgefangen und für evtl. notwendige, spätere Untersuchungen beiseite gelegt werden. Hämatokrit und Gesamteiweiß sollten sofort bestimmt werden.

Legen eines venösen Dauerkatheters (Abb. 31 – 38)
(Schermaschine, Venüle, Stauschlauch, Alkoholtupfer, gelber Verschlußstopfen, 2 dünne Streifen Klebeband)

Lagerung des Patienten je nach Vene (Brustlage mit nach vorne gestreckter Vordergliedmaße [V. cephalica antebrachii], Brustlage mit nach oben angehobenem Kopf [V. jugularis] oder Seitenlage mit nach kaudal gestreckter Hintergliedmaße [V. saphena]).

Scheren der Punktionsstelle, Anlegen der Staubinde. Abreiben mit einem Alkoholtupfer. Das Betupfen mit Alkohol dient nicht nur der Reinigung der Punktionsstelle, sondern stellt die gestaute Vene besser dar. Übermäßiger Alkoholeinsatz verschlechtert die Hafteigenschaften des Klebepflasters.

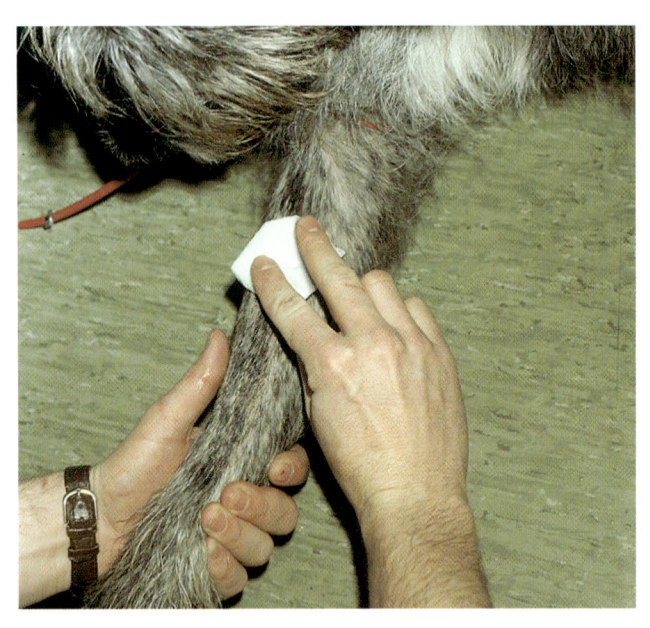

Abb. 31: Gestaute Vene. Entfetten der Punktionsstelle.

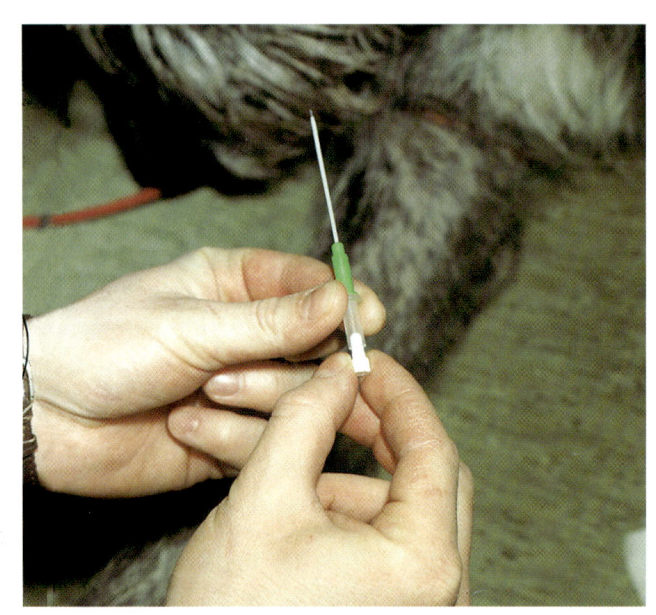

Abb. 32: Vorbereitung der Venüle.

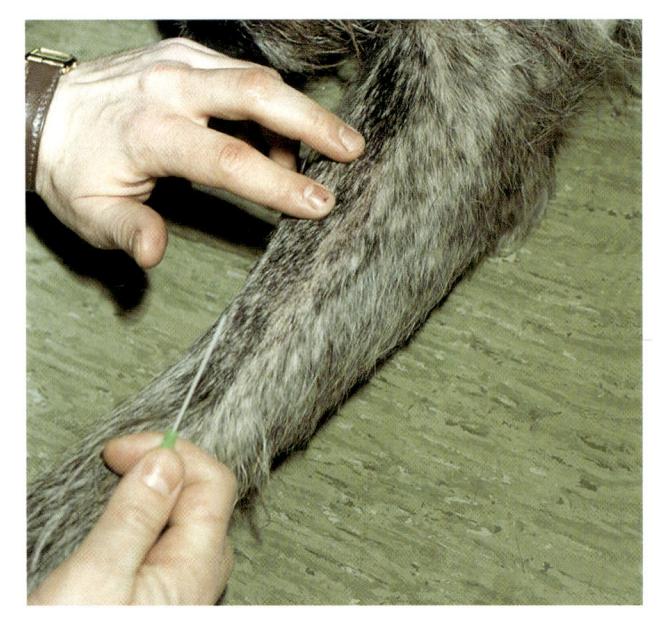

Abb. 33: Aufsuchen der Vene, Einführen der Venüle.

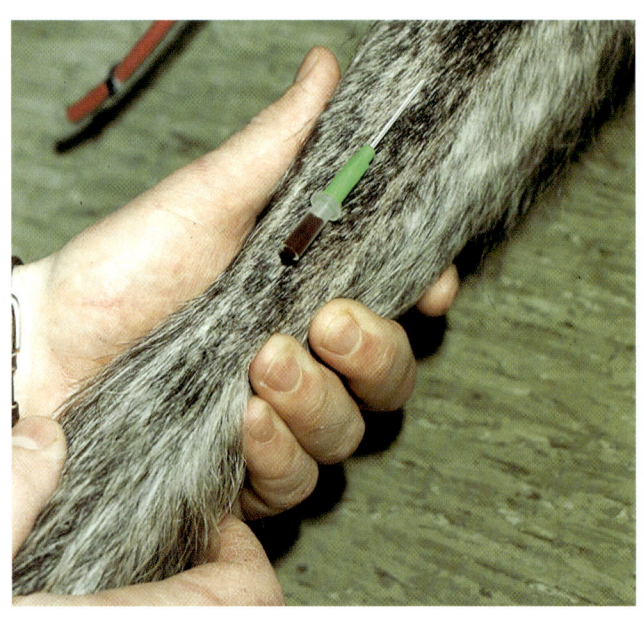

Abb. 34: Korrekter intravenöser Sitz der Venüle.

D = Drugs (Medikamente)

Entfernen der Venülenschutzhülle sowie des Verschlußstopfens. Punktion der Vene bis Blut gleichmäßig abfließt, das zur Untersuchung aufgefangen werden kann. Fixation des Gliedmaßenendes durch eine Hilfsperson. Vorsichtiges Drehen zum Lösen, bzw. Auseinanderziehen von Punktionskanüle und Katheter. Vorschieben des Teflonröhrchens und gleichzeitiges Zurückziehen der Punktionskanüle. Einschieben des Teflonröhrchens bis zum Anschlag. Fixierung mittels zweier Tapestreifen. Verschluß der Venüle mit einem gelben Membranverschluß.

Eine in dieser Weise gelegte Venüle bietet über mehrere Tage einen sicheren venösen Dauerzugang. Minimale Katheterpflege (Spülen mit Kochsalzlösung vor und nach jeder Injektion) verhindert Probleme wie lokale Reizungen, Infektionen oder Venenentzündungen.

Gerade unter schlechten Kreislaufbedingungen gelingt das Schieben einer Venüle oft nicht beim ersten Versuch. Man sollte mit einer neuen Venüle an einem anderen Gefäß erneut punktieren. Gefährlich ist es, die geschliffene Punktionsnadel ein zweites Mal im Teflonröhrchen

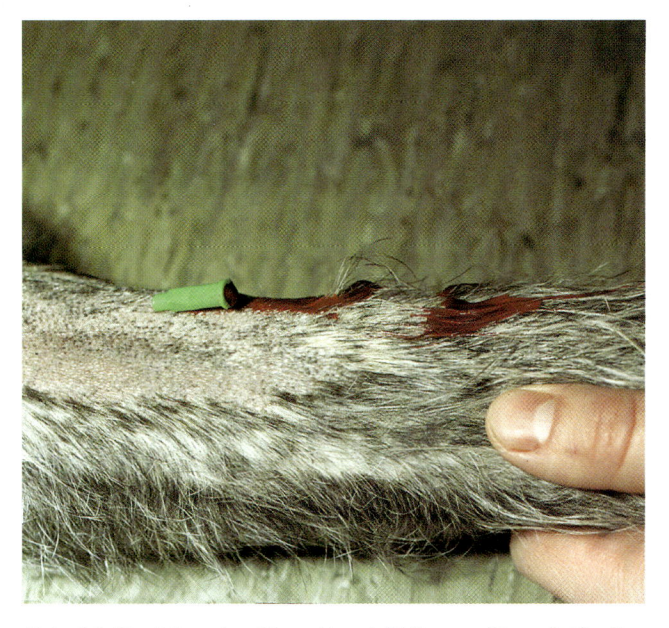

Abb. 35: Punktionskanüle entfernt, Teflonvenüle vollständig eingeführt.

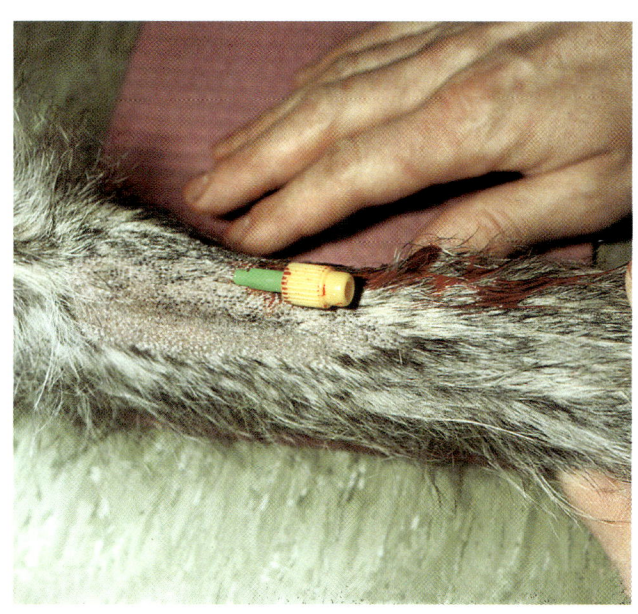

Abb. 36: Verschluß der Venüle mit aufgeschraubtem Membran-Verschlußstopfen.

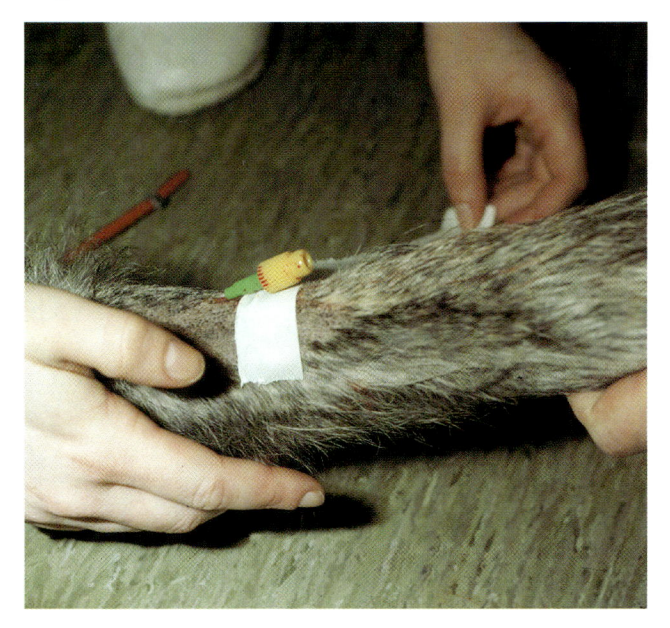

Abb. 37: Fixation der Venüle mit Klebestreifen.

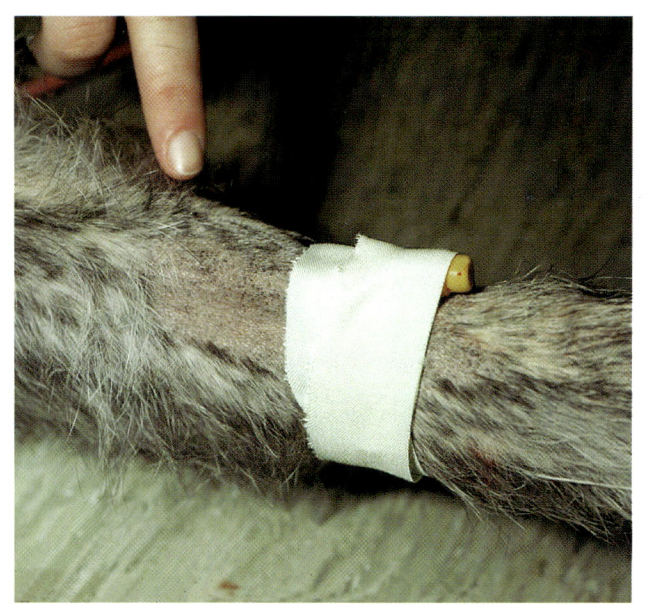

Abb. 38: Fixation der Venüle mit Klebestreifen.

vorzuschieben, nachdem man sie bereits zurückgezogen hat. Durch die scharf angeschliffene Punktionskanüle kann ein Stück Teflon abgeschnitten und in die Blutbahn gespült werden, was im Extremfall eine Embolie auslösen kann.

Venae sectio vereinfacht
(Gelbe Kanüle, gebogener Moskito, kleines Besteck, Nadel-Faden-Kombination, resorbierbar)

Bei Blutdruckabfall können die Venen so stark kollabieren, daß sie sich gegebenenfalls auch nach gründlichem Stauen nur so schwach darstellen, daß eine erfolgreiche Punktion zweifelhaft ist. In diesem Fall empfiehlt sich eine vereinfachte venae sectio. Die Haut über einer bereits gestauten Vene wird mit der seitlichen Schliffkante einer gelben Einmalkanüle längs so tief angeritzt, daß die Vene blauviolett durchschimmert. Mit dem gebogenen Moskito werden die Hautränder gespreizt und die Vene stumpf freipräpariert. Anschließend wird die Vene direkt unter Sichtkontrolle mit der Venüle nach der o. a. Technik punktiert.

Da die Gefahr einer Hyperinfusion bei Notfallpatienten eher gering einzustufen ist, empfiehlt es sich erst einmal eine isotone Infusion anzulegen. Wir verwenden in dieser Indikation generell Ringerlaktat, bis die genaue Diagnose einen Wechsel der Infusion notwendig macht.

Indikation und Dosierung der Notfallmedikamente sind im Kapitel 9 (Therapeutischer Index) zu finden.

Querverweise werden durch *Kursivschrift* kenntlich gemacht.

4. Weiterführende notfallmedizinische Techniken

Wenn die Kriterien des Triageschemas erfüllt sind und der Patient sich in einem stabilen Zustand befindet, ist Zeit für eine gründliche **klinische Untersuchung** vorhanden.

Verschiedene **Hilfsuntersuchungen** können zusätzliche Hinweise liefern. Wesentlich ist hierbei die Frage, ob für diese Hilfsuntersuchungen dem Patienten Zwang auferlegt werden muß.

Streß und Aufregung können zu diesem Zeitpunkt gegebenenfalls zu einer Verschlechterung der labilen Situation führen.

4.1. Pulsoximetrie

Ein Pulsoximeter (Abb. 39) bestimmt über einen Infrarotclip, der üblicherweise auf die Zunge gesetzt wird, Pulsfrequenz, Pulsstärke und Sauerstoffsättigung des Blutes einfach und zuverlässig.

Somit erhält man durch die Pulsoximetrie Parameter aus den Bereichen Atmung und Kreislauf, die für die Evaluation des Notfallpatienten von großer Bedeutung sind.

Die Interpretation der Meßdaten benötigt keine weiteren Spezialkenntnisse. Um bei der Notfallbehandlung einsetzbar zu sein, sollte das Gerät auch netzunabhängig betrieben werden können. Nicht alle Gerätetypen sind problemlos für veterinärmedizinische Zwecke verwendbar. Seit einiger Zeit sind jedoch Pulsoximeter, die sich auch bei Hund und Katze gut einsetzen lassen, zu einem erschwinglichen Preis erhältlich. Somit steht einer breiten Anwendung dieser Untersuchungsmethode in der Kleintiermedizin nichts mehr im Wege.

4.2. Elektrokardiogramm

Das Elektrokardiogramm gibt ausschließlich Aufschlüsse über die elektrochemischen Prozesse, die an der Gesamtheit der Herzmuskelzellen ablaufen. Für die Interpretation eines EKGs werden weitergehende Spezialkenntnisse benötigt. Der Aussageumfang des EKGs wird deshalb häufig überschätzt.

Für das Notfallmanagement sind die üblichen EKG-Schreiber weniger geeignet. Besser für dieses Einsatzgebiet sind EKG-Monitore, die einen schnellen Überblick erlauben. Auch dies erschwert jedoch die Interpretation und verlangt vom Untersucher zusätzliche Schulung.

Die Anschaffung eines EKG-Monitors für Notfallmanagement, Narkoseüberwachung und für die Therapiekontrolle von Herzpatienten ist dann gerechtfertigt, wenn der Untersucher dazu in der Lage oder bereit ist, sich auf dem Gebiet der Elektrokardiographie weiterzubilden.

Insbesondere die Erkennung von **Arrhythmien** ist ein unschätzbarer Vorteil bei der Betreuung des Notfallpatienten.

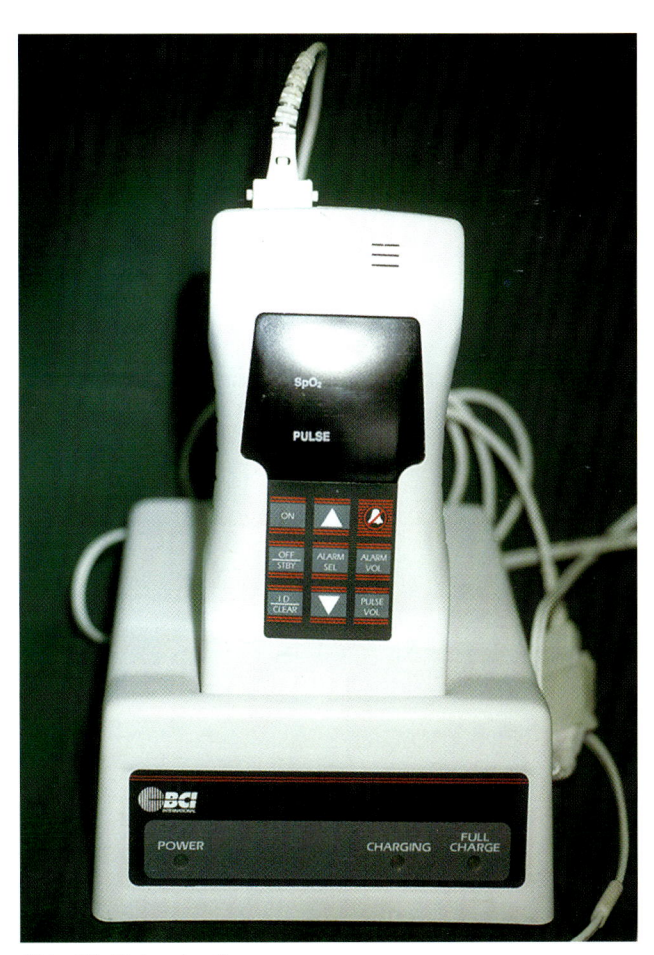

Abb. 39: Pulsoximeter.

Unter Arrhythmien versteht man sämtliche Abweichungen vom physiologischen Sinusrhythmus (Ausnahme: die respiratorische Sinusarrhythmie beim Hund).

Man kann die Arrhythmien unter praktischen Gesichtspunkten in Erregungsbildungs- und Erregungsleitungsstörungen unterteilen.

4.2.1. Erregungsleitungsstörungen, AV-Blöcke

Eine Verzögerung oder gar vollständige Unterbrechung der Erregungsfortleitung durch die konduktiven Fasern des AV-Knotens und des His-Bündels nennt man einen atrioventrikulären Block.

Je nach nach Schweregrad unterteilt man diese AV-Blöcke in drei Grade:

AV-Block ersten Grades

Beim ersten Grad ist die Überleitung lediglich verzögert. Als maximale, physiologische Überleitungszeit gibt TILLEY (1997) beim Hund 0,13 s, bei der Katze 0,09 s an.

AV-Blöcke ersten Grades sind für die Notfalldiagnostik von untergeordneter Bedeutung und werden auch häufig bei ansonsten gesunden Patienten gesehen. Digitalis (wirkt u. a. auch negativ chronotrop) kann eine Verlängerung der PQ-Strecke verursachen, so daß AV-Blöcke ersten Grades ein häufiger Befund bei digitalisierten Patienten sind.

AV-Blöcke ersten Grades sollten jedoch stets in Hinblick auf eine mögliche Entwicklung zu einem Block zweiten oder dritten Grades kontrolliert werden.

Ursachen:

– Supraventrikuläre Tachykardien

– Fibrosierung des Myokards

– Elektrolytstörungen

– AZM-Nebenwirkungen (u. a. Digitalis, Xylazin, Chinidin)

AV-Block zweiten Grades

Fällt die Konduktion zwischen Vorhof und Ventrikel vorübergehend vollständig aus, wird dies im EKG daraus ersichtlich, daß auf P-Amplituden keine QRS-Komplexe mehr folgen. Diesen Befund bezeichnet man als AV-Block zweiten Grades. Hierbei unterscheidet man zwischen den beiden Typen Mobitz I und Mobitz II, wobei Mobitz I in der Regel der sogenannten Wenckebachschen Periodik folgt.

Insbesondere bei jungen Hunden können AV-Blöcke 2. Grades auch ohne offensichtliche klinische Störungen auftreten.

Eine spezifische Behandlung empfiehlt sich erst dann, wenn Störungen wie Leistungsschwäche, Zyanose oder Syncopen mit dem AV-Block in Zusammenhang gebracht werden können.

AV-Blöcke zweiten Grades sollten unbedingt regelmäßig nachkontrolliert werden.

Die spezifische Behandlung kann konservativ mit positiv inotropen AZM wie Atropin und/oder Isoproterenol durchgeführt werden. Sie ist jedoch in der Regel unbefriedigend, so daß bei klinischen Störungen die Implantation eines artefiziellen Schrittmachers in Erwägung gezogen werden sollte.

AV-Block dritten Grades (Abb. 40)

Beim AV-Block dritten Grades ist die Reizleitung zwischen Atrium und Ventrikel vollständig unterbrochen. Wir sprechen deshalb auch von einem vollständigen Block. Da die Erregung nicht in den Ventrikelbereich gelangt, übernehmen hier eigene Automatiezentren die Schrittmacherfunktion. Somit werden Vorhöfe und Ventrikel unabhängig voneinander erregt, sie arbeiten dissoziiert.

Ursachen:

– Kongenitale Defekte (z. B. Aortenstenose)

– Ventrikelseptumdefekt

– Hypertrophe Kardiomyopathie

– Neubildungen

– Idiopathische Fibrose des älteren Cockers

– Konduktionsstörungen im His-Bündel bei Mops und Dobermann

– Bakterielle Endokarditis

– Störungen des Serumkaliums

– Schwere Digitalisintoxikation

Aus diesem Grunde werden zwei voneinander unabhängige Herzrhythmen festgestellt: Der Vorhofrhythmus mit einer Frequenz von ca. 200/min, erkennbar an den P-Amplituden und dem langsameren Kammereigenrhythmus mit 50 – 60 mehr oder weniger bizarr konfigurierten QRS-Komplexen pro Minute.

Eine medikamentelle Behandlung ist in der Regel ohne dauerhaften Wert.

Mit *Atropin* 0,044 mg/kg i. v. (MORGAN, 1994) kann eine Wirkung ausgetestet werden. In der Dauertherapie ist Atropin jedoch, auch in der Form von Reasec® bei den meisten Patienten mit starken Nebenwirkungen behaftet.

Mittel der Wahl ist die Implantation eines künstlichen Schrittmachers. Wir bevorzugen hierbei den Zugang über die V. cava mit anschließender endokardialer Implantation der Sonden.

Das eigentliche Problem besteht in der Indikation zur OP, insofern als viele Patienten wegen ihres Alters oder anderer Krankheiten nicht operiert werden dürfen.

Sinoatrialer Block (Abb. 41)

Der sinoatriale Block oder sinus arrest ist eine Überleitungsstörung, die bei Hund und Katze beobachtet werden kann. Die Ursache hierfür besteht in einer Störung der Automatizität des Sinusknotens, bzw. in einem Ausbleiben der Impulse. Bei Störungen stärkeren Ausmaßes kann dies zur Bewußtlosigkeit oder gar zum Tode führen.

Die Dauer von P, PQ und QRS ist meistens normal und konstant. Die Abstände von R zu R überschreiten jedoch das Doppelte des vorherigen RR-Intervalles. Bei längeren Sinusruhepausen können untergeordnete Reizbildungszentren Ersatzkomplexe steuern.

Durch einen erhöhten Vagotonus wird der SA-Block besonders häufig bei brachyzephalen Rassen gefunden.

Mögliche *Ursachen*:

– Vagale Irritationen, z. B. Neubildungen im Bereich der Karotis, der Schilddrüse, des Halses und des Thorax

– Operationen oder Manipulationen im Kopf- oder Halsbereich

– Veränderungen an den Vorhöfen und/oder Kammern (Dilatation, Kardiomyopathie)

– AZM-Unverträglichkeit (Digitalis, Antiarrhythmika)

– Sick-Sinus-Syndrom

Die Therapie erfolgt kausal. Eine medikamentelle Therapie sollte stets gegenüber der Schrittmacherimplantation abgewogen werden.

Bei der Katze sind SA-Blöcke wesentlich seltener als beim Hund.

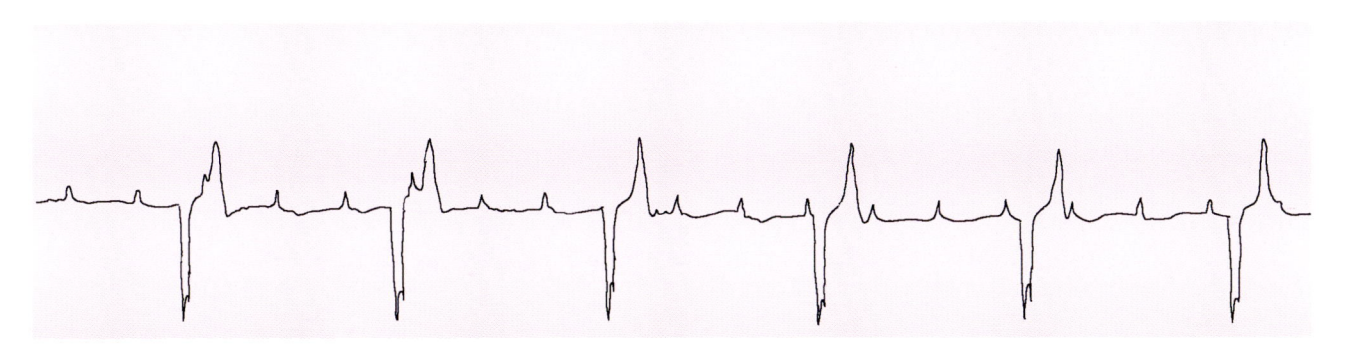

Abb. 40: AV-Block dritten Grades.

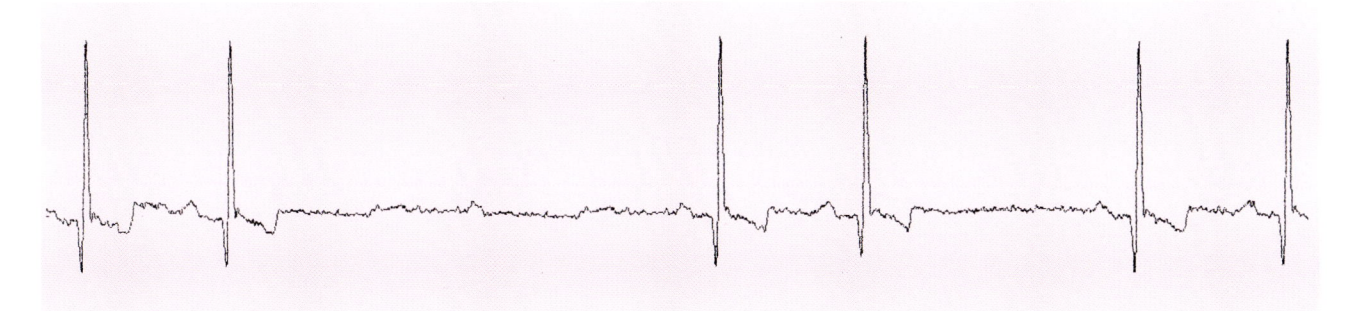

Abb. 41: Sinoatrialer Block.

Weitere Ursachen bei der Katze:

– Kardiomyopathien mit schweren respiratorischen Störungen
– Anästhetika
– Xylazin und Xylazinderivate (Rompun, Dormitor) können typischerweise zu SA-Blöcken führen

4.2.2. Erregungsbildungsstörungen *innerhalb* des Sinusknotens

Sinusbradykardie

Die Sinusbradykardie ist ein regelmäßiger Rhythmus, dessen Frequenz deutlich unter 70 Schlägen pro Minute bei normalgroßen und unter 60 Schlägen pro Minute bei sehr großen Hunden liegt.

Bei der Katze spricht man von einer Bradykardie, sobald die Frequenz unter 160 Schlägen pro Minute liegt. Der Rhythmus ist regelmäßig, gegebenenfalls können die RR-Intervalle leicht variieren. Der PQ-Abstand ist konstant.

Die Sinusbradykardie wird häufig bei Hunden beobachtet, die in guter Form sind. Sie zeigen einen erhöhten Vagotonus, der eine niedrige Frequenz induziert. Wenn der Hund keine klinischen Symptome zeigt, ist das Phänomen physiologisch. Die Sinusbradykardie kann auch durch Druck auf den Augapfel, den Carotissinus oder durch eine Erhöhung des intrakranialen Druckes ausgelöst werden.

Weitere mögliche *Ursachen*:

– Hyperkaliämie
– ZNS-Schädigung
– Hypothermie
– Hypothyreose
– Sick-Sinus-Syndrom
– systemische Erkrankungen, z. B. Nierenversagen
– drohender Herzstillstand
– AZM-Unverträglichkeiten (Tranquilizer, Narkotika, Morphium, Propranolol, Digitalis, Diltiazem, Verapamil, Quinidin)

Die klinischen Symptome reichen von Schwäche bis hin zum Kollaps.

Die Behandlung sollte sich nach der Ätiologie richten. Bei klinisch auffälligen Patienten oder bei bedrohlichen Bradykardien während der Narkose kann Atropin mit Erfolg verabreicht werden.

Zur Langzeitbehandlung ist Atropin wegen seiner Nebenwirkungen (Verstopfung, Harnverhaltung, Mundtrockenheit) weniger geeignet.

In diesen Fällen sollte die Implantation eines artefiziellen Schrittmachers diskutiert werden.

Sinustachykardie

Als Sinustachykardie bezeichnet man Sinusrhythmen mit einer Frequenz von über 160 bzw. über 180 (Toyrassen) oder gar 220 (Welpen) Schlägen pro Minute. Bei Katzen spricht man oberhalb einer Frequenz von 240 Schlägen pro Minute von einer Sinustachykardie.

Eine physiologische Sinustachykardie kann durch Anstrengung, Schmerz oder Streß in jeder Form ausgelöst werden.

Da die Ökonomie des Herzstoffwechsels (erhöhter Sauerstoffeigenbedarf) und der Herzarbeit (mangelhafte Füllung in der Diastole) durch tachykarde Bedingungen verschlechtert wird, sollte eine Sinustachykardie besonders beim Notfallpatienten aufmerksam kontrolliert werden.

Mögliche *Ursachen* einer pathologischen Sinustachykardie:

– Fieber
– Hyperthyreose
– Schock, Anämie, Infektion
– Stauungsinsuffizienz
– Hypoxie

4.2.3. Erregungsbildungsstörungen *außerhalb* des Sinusknotens

Bei einer gestörten Erregungsbildung geben andere Schrittmacherzentren als der Sinusknoten Reizbildungsimpulse. Diese Orte unphysiologischer Erregungsbildung nennt man *ektopische Zentren* oder *Foci*. Die Erregungsbildung in ortfremden Foci kann jedoch auch ein Selbsthilfemechanismus des Myokards sein und darf in solchen Fällen keinesfalls unterdrückt werden. Erregungswellen, die von ektopischen Foci ausgehen, nennt man **Extrasystolen**. Je näher die ektopischen Foci am Sinusknoten liegen, desto mehr ähnelt die Konfiguration der Extrasystolen den normalen QRS-Komplexen. Weiter entfernt liegende ektopische Foci produzieren bizarr geformte Extrasystolen. Extrasystolen mit unterschiedlicher Konfiguration entstammen unterschiedlichen ektopischen Zentren. Wir haben es in solchen Fällen nicht mehr mit monofokalen, sondern den schwerwiegenderen, multifokalen Extrasystolen zu tun.

Nach dem Ort der Entstehung kann man supraventrikuläre und ventrikuläre Arrhythmien unterscheiden.

Supraventrikuläre Arrhythmien

Vorhofextrasystolen

Hierbei liegt das ektopische Schrittmacherzentrum oberhalb der Ventrikel im Bereich der Vorhöfe. Die hier entstehenden Vorhofextrasystolen sind den physiologischen QRS-Komplexen sehr ähnlich. Vorhofextrasystolen haben nur selten direkte pathophysiologische Konsequenzen und sind für das Notfallmanagement nicht so bedeutungsvoll wie andere Arrhythmien.

Vorhofflimmern (VHF), (Abb. 42)

Auslöser des Vorhofflimmerns sind multiple, ektopische Foci im Vorhofbereich. Das Vorhofflimmern ist beim Hund keine seltene Arrhythmie. Es kann anfallsweise auftreten und hat keine günstige Prognose.

P-Amplituden im üblichen Sinne sind beim VHF nicht auszumachen. Anstelle der P-Wellen können sehr kleine, kaum als solche auszumachende Amplituden, sogenannte f-Wellen, im EKG erkennbar sein. Die QRS-Komplexe können normal konfiguriert sein, aber auch sehr bizarre Formen haben. Die Frequenz ist üblichweise sehr hoch (200 und darüber). Der Rhythmus ist typischerweise irregulär, wobei dies besonders bei höheren Frequenzen verwischt sein kann.

Ursachen für das VHF sind fast immer schwerwiegende Herzerkrankungen wie:
- angeborene Herzfehler (Persistierender Ductus Botalli, Pulmonalstenose, Ventrikelseptumdefekt)
- erworbene Herzerkrankungen, bzw. Ausdünnungen des Myokards durch Kardiomyopathien unterschiedlichster Ursache
- AZM-Unverträglichkeiten (Narkose, Digitalis)

Zahlenmäßig am bedeutsamsten sind Vergrößerungen der Artrien, die ihrerseits bei kleineren Hunderassen eher Folge von AV-Klappen-Insuffizienzen sind, bei Riesenrassen eher durch Kardiomyopathien verursacht werden.

Die Prognose ist schlecht. TILLEY (1997) gibt Überlebenszeiten von drei Monaten bis zu einem Jahr an. An diesen Überlebenszeiten haben bis dato auch andere Therapiekonzepte nicht viel ändern können. Aus diesem Grunde sollte der Besitzer stets über die Prognose und einen eventuellen, schnellen letalen Ausgang aufgeklärt werden.

Die Behandlung besteht primär in einer Digitalisierung *(Digoxin)*. Nach Erreichen der Sättigung ist es in den meisten Fällen vorteilhafter, zusätzlich einen ß-Blocker, z. B. *Propranolol* 1 – 2 mg/kg KG auf drei Tagesgaben verteilt (KORNELI, 1995) zu verabreichen.

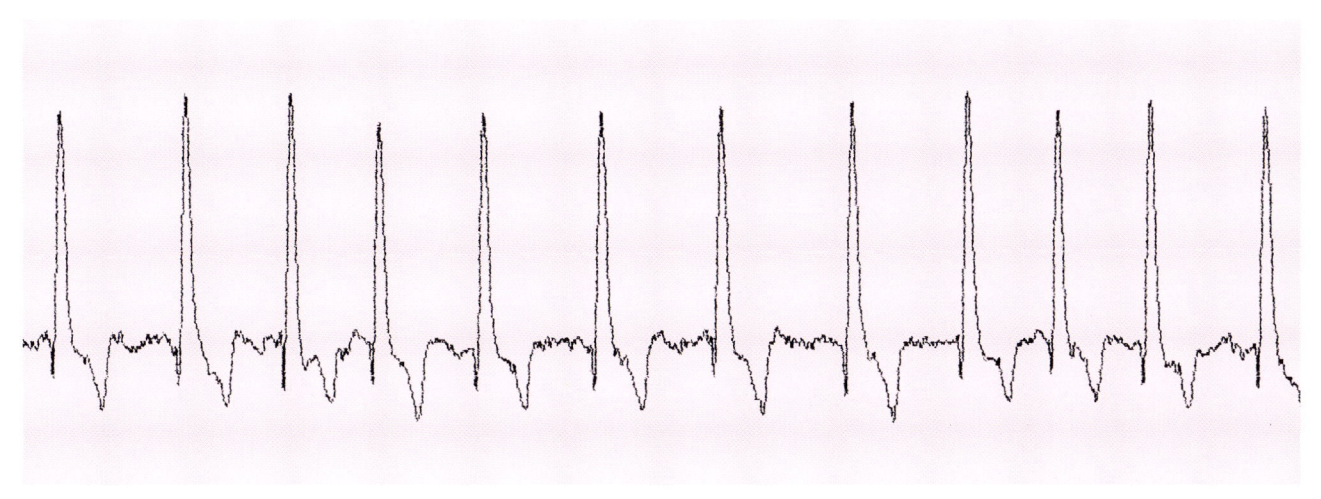

Abb. 42: Vorhofflimmern.

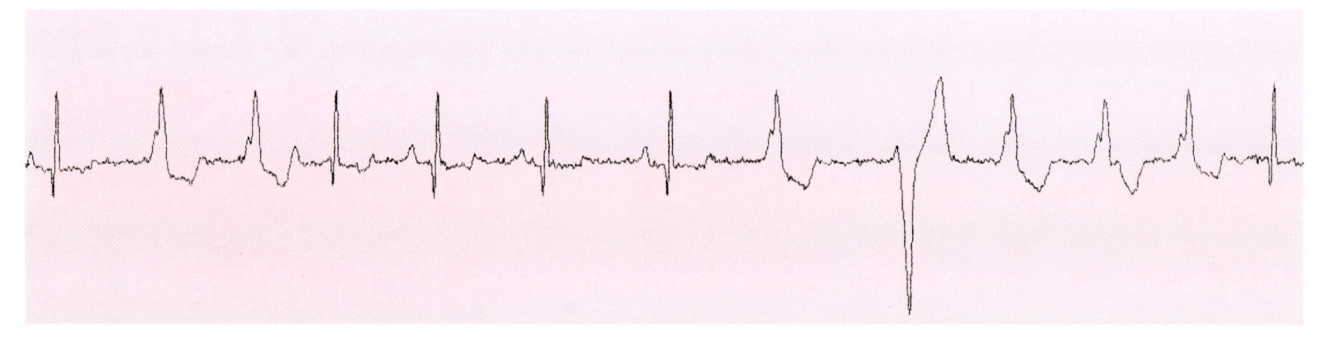

Weiterführende notfallmedizinische Techniken

Ventrikuläre Arrythmien (VES)

Ventrikuläre Extrasystolen treten im EKG als bizarre Gebilde ohne Zusammenhang zum übrigen EKG auf.

Ist ihre Hauptausschlagrichtung in einer ansonsten überwiegend positiv orientierten Ableitung (üblicherweise die II) negativ, liegt das ektopische Zentrum im linken Ventrikel und vice versa.

Ist die Konfiguration der Extrasystolen uniform, haben alle Extrasystolen den gleichen ektopischen Focus und werden als **monofokal** bezeichnet (Abb. 43).

Haben die Extrasystolen eine unterschiedliche Konfiguration, so entstammen sie auch unterschiedlichen Ursprungsorten und werden als **multifokal** bezeichnet (Abb. 44).

Extrasystolen können vereinzelt oder auch mehrfach, gegebenenfalls salvenartig gebündelt, auftreten. Stehen die Extrasystolen sogar in einem festen Zusammenhang zu den normalen QRS-Komplexen, so spricht man z. B. von einer Bigemie, wenn jeder zweite EKG-Komplex eine ventrikuläre Extrasystole ist.

Eine ventrikuläre Tachykardie ist im EKG als eine durchgehende Salve von VES zu erkennen, zwischen denen kein physiologischer QRS-Komplex mehr sichtbar ist.

VES sind um so bedenklicher, je häufiger sie auftreten. Multifokale VES sind prognostisch ungünstiger als monofokale.

Nach Abstimmung mit den weiteren Hilfsuntersuchungen sollte neben einer kausalen Behandlung die Digitalisierung (0,005 – 0,008 mg/kg KG 2 x täglich (MORGAN, 1988) im Vordergrund stehen. Eine aggressivere Behandlung wird immer dann notwendig sein, wenn erstens die Extrasystolen multifokal, zweitens in hoher Frequenz auftreten (> 16 VES pro Minute nach TILLEY 1997) oder drittens der Patient schwerwiegende klinische Ausfallserscheinungen zeigt. In diesen Fällen ist beim Hund die *Lidokaingabe*, i. v. als Bolus oder als DTI, stets unter EKG-Kontrolle angezeigt.

Notfallrelevante Herzarrhythmien, die im EKG erkannt werden müssen:

– AV-Block 3. Grades

– Sinoatrialer Block

– Sinusbradykardie

– Vorhofflimmern

– Ventrikuläre Extrasystolen

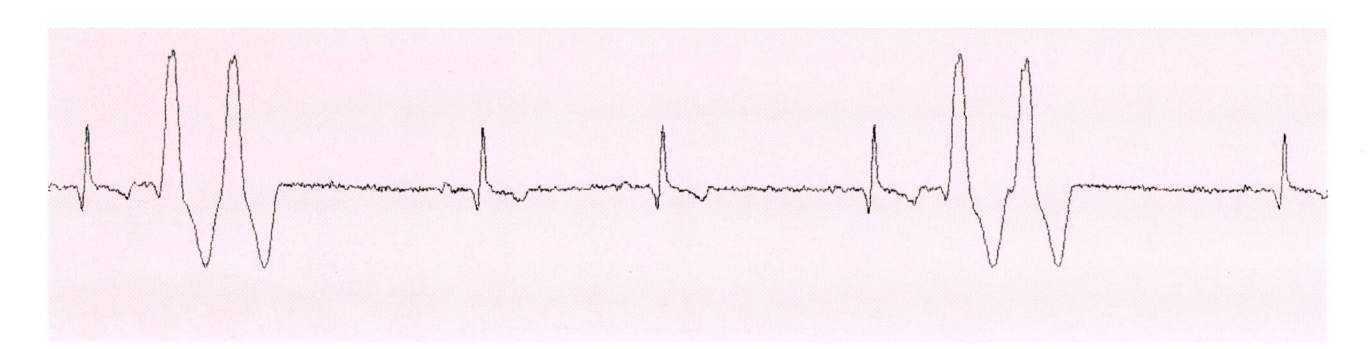

Abb. 43: Monofokale ventrikuläre Extrasystolen.

Abb. 44: Multifokale ventrikuläre Extrasystolen.

4.3. Röntgenologische Untersuchung des Notfallpatienten

Der Wert einer Röntgenuntersuchung ist auch beim Notfallpatienten unbestritten. Dennoch muß man sich gerade vor einer Röntgenaufnahme fragen, ob dem Patienten die dazu notwendige Lagerung und Fixation bereits zugemutet werden kann. In besonderem Maße betrifft dies Patienten, die Probleme mit der Atmung haben. Wird ein solcher Patient mit Zwang auf die Seite oder für eine Thoraxaufnahme sogar auf den Rücken gelegt, kann dies sehr schnell schlimme, gegebenenfalls finale Folgen haben.

Auch Schmerzen, welche z. B. bei der Fixation von Röntgenpatienten mit Frakturen entstehen, können einen labilen Notfallpatienten destabilisieren.

Patienten mit Respirationsproblemen gehören (noch) nicht auf den Röntgen-, sondern auf den Behandlungstisch!

Es ist im Einzelfall zu entscheiden, ob als zweite Ebene statt einer ventro-dorsalen Thoraxaufnahme nicht auch eine – weniger stressende – dorso-ventrale Aufnahme in Frage kommt.

4.4. Abdominallavage
(Venüle, Infusionsbesteck, körperwarmes Ringerlaktat)

In die Bauchhöhle infundierte Spülflüssigkeit wird zurückgewonnen und untersucht. Pathologische Inhaltsstoffe des Abdomens können somit festgestellt werden und lassen Rückschlüsse auf krankhafte Veränderungen in der Bauchhöhle zu.

Eine Indikation zur Abdominallavage geben alle unklaren Notfallsituationen, bei denen die Bauchhöhle in Mitleidenschaft gezogen sein könnte.

> **Die Abdominallavage ist ein Eingriff der**
> – nur wenig invasiv ist,
> – gute diagnostische Aussagekraft besitzt,
> – einfach und preiswert durchgeführt werden kann.

Vorbereitung

Beim seitlich gelagerten Patienten wird im Nabelbereich ein gut fünfmarkstückgroßer Bereich freigeschoren und präpariert. Eine Lokalanästhesie kann durchgeführt werden, ist in den meisten Fällen aber auch bei wachen Patienten nicht nötig.

Punktion der Bauchhöhle

Zwei Finger breit kaudal des Nabels wird eine Venüle langsam durch die Bauchdecke geschoben (Abb. 45). Nachdem die Bauchdecke durchstochen ist, wird die Venüle mit der Punktionskanüle langsam nach kaudal weiter vorgeführt. Die Punktionskanüle wird zurückgezogen und das Teflonröhrchen bis zum Anschlag eingeführt (Abb. 46).

Abdominallavage

Je nach Größe des Patienten werden 250 – 3000 ml körperwarmes Ringerlaktat oder physiologische Kochsalzlösung (Mikrowelle) in das Abdomen per Schwerkraft zügig infundiert (Abb. 47). Der Patient wird einige Male vorsichtig (!) hin- und hergerollt. Die Infusionsflüssigkeit verteilt sich in der Bauchhöhle und spült diese aus.

Die leere Infusionsflasche mit angeschlossenem Infusionsbesteck wird auf den Boden gelegt, bzw. so tief wie möglich unter den Patienten gehalten. Ein Teil der Flüssigkeit läuft gemäß der Schwerkraft wieder in die Flasche zurück und kann anschließend auf ausgespülte Inhaltsstoffe hin untersucht werden.

Das zurückgewonnene Aliquot ist häufig überraschend gering. Die Ursache hierfür kann rein technisch durch Verstopfung der Venüle bedingt sein. Leichtes Drehen, Zurückziehen und Vorschieben oder erneute Infusion einer kleinen Flüssigkeitsmenge können die abdominale Öffnung der Venüle freimachen. Zum Teil wird die Flüssigkeit über das Bauchfell resorbiert, was gleichzeitig für den Notfallpatienten eine Flüssigkeitszufuhr bedeutet.

Zur Untersuchung ist bereits eine geringere Menge ausreichend, so daß die Rückgewinnung gegebenenfalls vorzeitig abgebrochen werden kann.

Die Venüle wird mit einer zügigen Bewegung aus der Bauchhöhle gezogen. Eine weitere Versorgung der Punktionsstelle ist nicht nötig.

Untersuchung der Lavageflüssigkeit

Prinzipiell kann die Lavageflüssigkeit allen Laboruntersuchungen unterzogen werden, die zur Verfügung stehen.

44 Weiterführende notfallmedizinische Techniken

Arbeitsschritte bei der Abdominallavage:
- Rückenlagerung des Patienten
- Paraumbilikale Hautpräparation
- Abdominozentese 2 Finger breit kaudal des Nabels mit großlumiger Venüle
- Infusion von 250 – 3000 ml körperwarmem Ringerlaktat
- Vorsichtiges Rollen des Patienten
- Rückgewinnung eines Aliquots durch Tiefhalten der noch über den Infusionsschlauch angeschlossenen Flasche

Empfehlenswert sind unter praktischen Gesichtspunkten folgende Laboruntersuchungen:

Grobmakroskopische Untersuchung

Die Lavageflüssigkeit wird auf Farbe, Dichte, Beimengungen und Geruch untersucht.

Hämatokritbestimmung

Sie ist sinnvoll bei offensichtlich rot verfärbter Lavage. Schon geringe Blutbeimengungen färben die Flüssigkeit häufig sehr stark rot. Geringgradige Blutbeimengungen können auch durch die Bauchdeckenpunktion ausgelöst werden. Die Hämatokrituntersuchung relativiert oft den visuellen Befund.

Häufige Ursachen für Bauchhöhlenblutungen beim Notfallpatienten sind Traumen oder blutende Neoplasmen.

Urinteststreifen

Auf den herkömmlichen Urinteststreifen sind einige Parameter, die in der Bauchhöhle physiologisch nicht vorhanden sein dürften wie z. B. Bilirubin, Erythrozyten, Nitrit, die Indikatoren für mögliche Verletzungen der galleabführenden Organe oder des Darmes sein können.

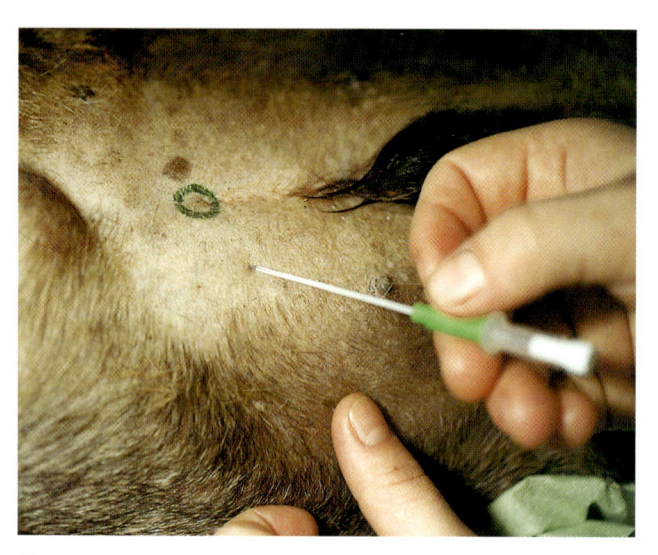

Abb. 45: Einführung der Venüle.

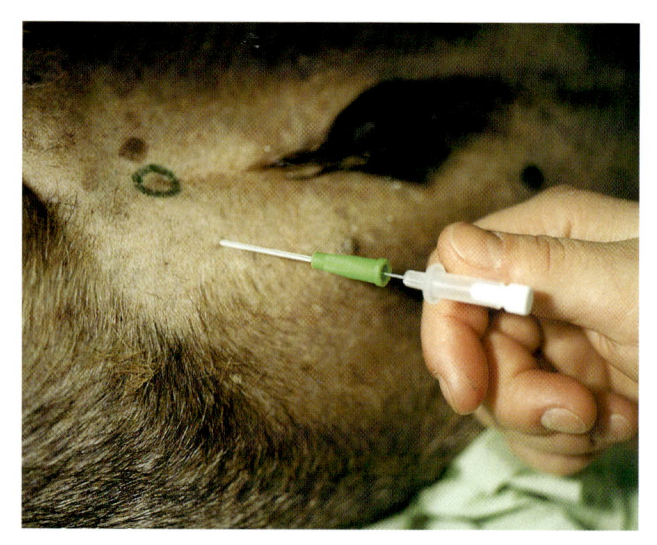

Abb. 46: Zurückziehen der Punktionskanüle.

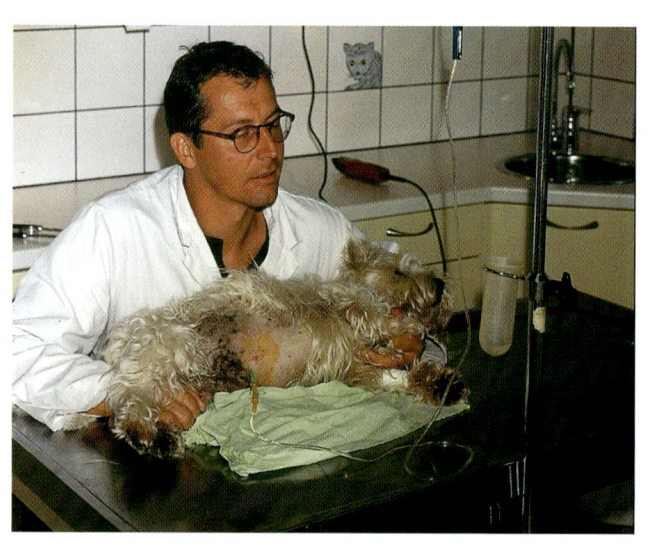

Abb. 47: Abdominale Infusion.

Harnstoffbestimmung

Photometrisch oder mit Teststreifen. Nachgewiesener Harnstoff in der Lavageflüssigkeit bei normalen Blutharnstoffwerten weist auf eine Leckage am Harnapparat hin.

Zytologische Untersuchung

Zur zytologischen Untersuchung empfiehlt es sich, einen Teil des Untersuchungsmaterials zur Anreicherung vorsichtig zu zentrifugieren. Native Flüssigkeit wie Sediment werden auf Objektträgern ausgestrichen, luftgetrocknet und mit einer Schnellfärbung, z. B. Diff-Quik® gefärbt.

Bei der zytologischen Untersuchung können z. B. Entzündungszellen, Bakterien, entartete Zellen oder auch Darminhalt wertvolle Hinweise liefern.

Die zurückgewonnene Flüssigkeit der Abdominallavage kann untersucht werden auf bzw. mit:

– Farbe, Dichte, Beimengungen, Geruch

– Hämatokrit

– Urinteststreifen

– Harnstoffteststreifen

– Zytologisch

– Bakteriologisch

4.5. Thorakozentese
(gelbe Kanüle 0,9 x 40, 10-ml- oder 20-ml-Spritze)

Bei der Thorakozentese wird unter sterilen Bedingungen der Pleuralraum mit einer auf einer Spritze aufgesetzten Nadel (armiert) punktiert und aspiriert (Abb. 48).

Das aspirierte Material liefert wertvolle diagnostische Hinweise. Auch bereits durch die Entfernung dieses Materials aus dem Pleuralraum kann man häufig die Atmungssituation des Patienten schlagartig verbessern. Die Thorakozentese stellt somit ein ideales Triageinstrument dar, da sie sowohl stabilisierend als auch evaluierend eingesetzt werden kann.

Die Invasivität der Thorakozentese wird häufig überschätzt. Korrekt durchgeführt, geht der Eingriff schnell, wird vom Patienten gar nicht wahrgenommen und liefert hervorragende Ergebnisse. Die Thorakozentese ist bei allen Patienten mit unklarer Dyspnoe als Hilfsuntersuchung indiziert.

Vorbereitung

Scheren und desinfizieren des 7. IK beidseits der Wirbelsäule bis zum Brustbein.

Eine Lokalanästhesie ist in der Regel nicht notwendig.

Der Patient sollte hierzu in Brustlage fixiert werden.

Durchführung

Der 7. Interkostalraum wird durch Abzählen vom Rippenbogen aus ertastet.

Ist flüssiger Inhalt zu erwarten, wird im Bereich der Knorpelknochengrenze punktiert. Die Kanüle mit aufgesetzter (Unterdruck im Thorax!) Spritze wird zuerst einige Millimeter senkrecht zur Körperachse ein- und danach ganz langsam in kaudale Richtung fortgeführt. Bei ruckhafter Punktion besteht Verletzungsgefahr für die inneren Organe. Bei korrekter Durchführung sind Zwischenfälle oder später auftretende Probleme unwahrscheinlich.

Ist die Kanüle vollständig vorgeschoben, wird langsam und vorsichtig aspiriert.

Nach abgeschlossener Aspiration wird kein Zug mehr auf den Spritzenkolben ausgelöst, die Kanüle (!) am Konus erfaßt und Kanüle plus aufgesetzter Spritze mit einer ruckhaften Bewegung zur Seite entfernt.

Untersuchung des Aspirats

Eine Thorakozentese liefert immer ein Ergebnis, unabhängig davon, ob Flüssigkeit oder Luft aspiriert werden kann oder die Punktion negativ (physiologische Pleuralspaltverhältnisse an der Punktionsstelle) verläuft. Bei negativem Ergebnis sollte die Nadel ein wenig gedreht und kranial zurückgezogen werden. Gegebenenfalls muß die Thorakozentese auf der Gegenseite wiederholt werden.

Interpretation der Punktionsergebnisse:

Negativ

Läßt sich der Kolben nicht zurückziehen und sich somit nichts aspirieren, ist dies ein Zeichen dafür, daß zumindest an dieser Stelle bzw. auf dieser Seite des Mediastinums physiologische Verhältnisse vorliegen: Die Lunge ist nicht kollabiert. Ihre Oberfläche liegt der Pleura an, im Pleuralspalt besteht ein Unterdruck.

Luft

Läßt sich der Kolben ohne größere Anstrengungen zurückziehen, so aspiriert man Luft aus dem Pleuralspalt, die sich dort angesammelt hat, da der entsprechende Lungenflügel kollabiert ist.

Durch das Absaugen der Luft aus dem Pleuralspalt wird – zumindest vorübergehend und teilweise – der Unterdruck wiederhergestellt. Die Atmung des Patienten bessert sich schlagartig.

Flüssigkeit

Grobmakroskopische Untersuchung:
Farbe, Geruch und Viskosität werden beurteilt.

Hämatokritbestimmung bei rötlichen Punktaten:
s. Abdominallavage

Bestimmung des spezifischen Gewichtes:
Die refraktometrische Bestimmung des spezifischen Gewichtes beantwortet die Frage, ob es sich um ein Transsudat (bis 1,015 = niedriges spezifisches Gewicht, bedingt durch Stauungen in den Gefäßen oder Störungen des Eiweißhaushaltes) oder Exsudat (über 1,018 = hohes spezifisches Gewicht, entzündliche Ursache) handelt.

Zytologische Untersuchung:

Nativmaterial und zentrifugiertes Material (s. Abdominallavage) wird auf einem Objektträger ausgestrichen, luftgetrocknet und schnellgefärbt.

Die Differenzierung von Bakterien, Entzündungszellen oder entarteten Zellen hilft bei der Diagnose des Atemwegproblems.

Befundinterpretation

Die Thorakozentese ist ein einfacher und schnell durchführbarer Eingriff von großem diagnostischen und therapeutischen Wert. Die Menge der Flüssigkeit, die aus dem Thorax entfernt werden kann, wird häufig unterschätzt. Sollten mehrmalige Punktionen notwendig sein, um alles zu entfernen, ist eigentlich die sehr viel aufwendigere **Thoraxdrainage** indiziert, deren Beschreibung und technische Durchführung nicht in den vorgegebenen Rahmen eines Notfallpraktikums gehört.

Als weniger aufwendige Alternative zur mehrmaligen Flüssigkeitspunktion kann die Thorakozentese mit Kanüle und Dreiwegehahn empfohlen werden.

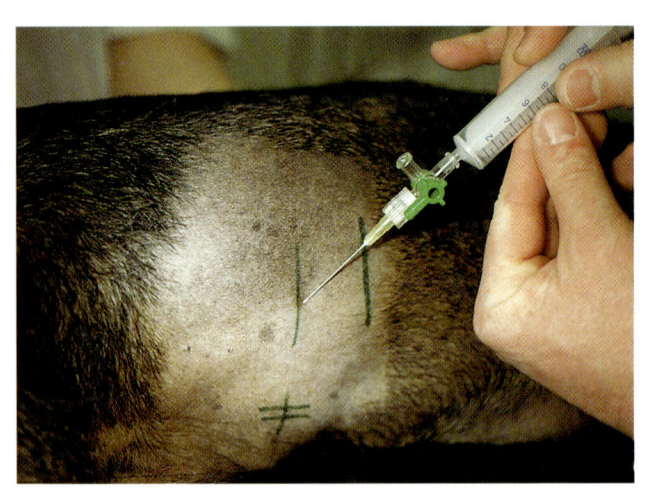

Abb. 48: Thorakozentese.

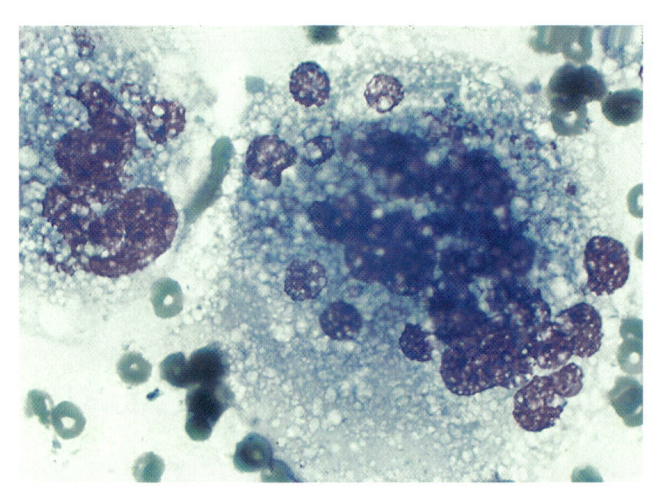

Abb. 49: Thoraxpunktat:
Maligne Histiozytose bei einem Berner Sennenhund.

4.5.1. Thorakozentese mit Kanüle und Dreiwegehahn
(Kanüle gelb, Dreiwegehahn, gegebenenfalls Verlängerungsschlauch)

Sind größere Mengen Punktat zu erwarten, wird auf eine gelbe Kanüle ein geschlossener (!) Dreiwegehahn gesetzt. Der Thorax wird nach der o. a. Technik punktiert. Auf den Dreiwegehahn kann zum Ausgleich von Abwehr- oder Absaugbewegungen ein Verlängerungsschlauch gesetzt werden (unbedingt auf Luer-Lock-Konus achten, sicherer!), über den per Spritze abgesaugt wird. Vor dem Absetzen der Spritze muß der Dreiwegehahn jedesmal wieder geschlossen werden.

Auf diese Weise lassen sich zumindest über einige Stunden beim Notfallpatienten sehr effektiv und schonend auch in der Praxis größere oder immer wieder nachgebildete Flüssigkeitsmengen entfernen.

Arbeitsschritte bei der Thorakozentese:

- Patient in Brustlage fixieren
- Hautpräparation des mittleren Brustkorbbereiches beidseits
- Aufsuchen des 7. Interkostalraumes
- Wahl der Einstichstelle abhängig vom erwarteten Punktat:
  - bei flüssigem Punktat: Knorpel-Knochen-Grenze, gegebenenfalls etwas ventral davon,
  - bei gasförmigem Punktat: gegebenenfalls etwas weiter dorsal
- Nochmalige Desinfektion
- Sichere Fixierung des Patienten
- Einführen einer gelben Kanüle mit aufgesetzter Spritze
- Stichrichtung für die ersten 2 – 4 mm (Perforation der Pleura) senkrecht zur Körperachse (schnell), danach kaudal (langsam und vorsichtig)
- Aspiration
- Loslassen des Spritzenkolbens
- Schnelle Entfernung von Spritze mit fest aufgesetzter Kanüle

---

Häufige Befunde bei Pleuralergüssen:

- Blutiges Punktat:
  Verletzung von Gefäßen oder Lunge, Neubildungen (Hämangiome, Hämangiosarkome), Artefakte: Bei einer versehentlichen Herzpunktion hat das Punktat denselben Hämatokrit wie das peripher gewonnene Blut.
  Erst die Hämatokritbestimmung erlaubt auch bei einem tief dunkelrotem Punktat die Aussage darüber, ob wirklich das Herz punktiert wurde oder ob tatsächlich eine massive Blutung in den Pleuralspalt stattgefunden hat. Selbst eine versehentliche Herzpunktion bleibt in der Regel ohne Folgen für den Patienten.
- Gelbliches, gegebenenfalls fadenziehendes Punktat:
  Infektiöse Prozesse, z. B. FIP.
- Trübes, gegebenenfalls flockiges, jauchiges Punktat:
  Bakterielle Infektionen, Abszeßbildung.
- Milchig-trübes Punktat (Chylothorax):
  Lymphe, Zerreißung des Ductus thoracicus. Gegebenenfalls sind unter dem Mikroskop Fetttröpfchen nachweisbar.
- Wässriges Punktat (Hydrothorax):
  Durch Transsudatansammlungen z. B. bei Hypalbuminämie, Perikarderguß, Herzinsuffizienz oder gestauten Darmschlingen nach einem Zwerchfellriß.

5. Labordiagnostik beim Notfallpatienten

5.1. Referenzwerte

Die folgenden Referenzwerte sind angelehnt an KRAFT, W. und U. DÜRR, 1995.

Normalwerte haben stets eine individuelle, laborspezifische Komponente und dürfen somit vor diesem Hintergrund nicht absolutistisch gesehen werden.

Die hier aufgelisteten Laborwerte sind eine Auswahl der Untersuchungen, die für die Notfalldiagnostik in der Praxis bedeutsam sein können.

Kursivschrift gibt in diesem Kapitel Hinweise auf Materialien oder Geräte, die zur Bestimmung der entsprechenden Parameter nötig sind.

5.1.1. Blut

- α-Amylase
  - Hd: < 1650
  - Ktz: < 1850 IU/l

- ALT
  - Hd: < 55
  - Ktz: < 70 IU/l

- AP
  - Hd: 530 – 183
  - Ktz: 564 – 92 IU/l

  Höhere Werte bei jüngeren Tieren, mit dem Alter abnehmend. Bei der Katze eingeschränkte, diagnostische Bedeutung.

- Ammoniak
  - Hd: < 100
  - Ktz: < 100 µg/dl

- Bilirubin (Gesamt-)
  - Hd: < 3,4
  - Ktz: < 3,4 µmol/l

- BSR (Blutkörperchensenkungsreaktion)
  - Hd: 20 – 40 mm (Westergren schräg nach 30 min)

- Chlorid
  - Hd: 96 – 113
  - Ktz: 110 – 130 mmol/l

- Cholesterin
  - Hd: 3,1 – 10,1
  - Ktz: 1,8 – 3,9 mmol/l

- Differentialblutbild
  siehe dort

- Erythrozyten gesamt
  - Hd: 5,5 – 8,5
  - Ktz: 5,0 – 10,0 x 10^6/µl

- Glukose*)
  - Hd: 3,9 – 6,7
  - Ktz: 3,9 – 8,3 mmol/l

- Hämatokrit
  - Hd: 44 – 52
  - Ktz: 30 – 44 %

- Hämoglobin
  - Hd: 15 – 19
  - Ktz: 9 – 15 g/l

- Harnstoff
  - Hd: 3,3 – 8,3
  - Ktz: 5,0 – 11,3 mmol/l

- Kalium
  - Hd: 3,5 – 5,1
  - Ktz: 3,0 – 4,8 mmol/l

- Kalzium
  - Hd: 2,3 – 3,0
  - Ktz: 2,3 – 3,0 mmol/l

- Kreatinin
  - Hd: 35 – 106
  - Ktz: 0 – 168 µmol/l

- Leukozyten gesamt*)
  - Hd: 6000 – 12.000/µl)
  - Ktz: 6000 – 11.000/µl)

- Lipase
  - Hd: < 300
  - Ktz: < 250 IU/l

- Protein
  TPP
  - Hd: 5,4 – 7,5
    Albumin : Globulin = 0,6 – 1,1
  - Ktz: 5,7 – 9,4 g/l
    Albumin : Globulin = 0,6 – 1,2

*) Diese Parameter sind bei Streß häufig erhöht

Differentialblutbild

	Stabkernige	Segmentkernige	Lymphozyten	Monozyten	Eosinophile Granulozyten	Basophile Granulozyten
Hund:	0–4	55–75	15–30	0–4	0–6	0–1
Katze:	0–4	60–78	5–38	0–4	0–6	0–1

5.1.2. Urin

- Volumen
  - Hd: 1–2
  - Ktz: 0,5–2 ml/kg/h
- Spezifisches Gewicht
  - Hd: 1,001–1,045
  - Ktz: 1,001–1,065

5.2. Minimale Ausstattung eines Notfall-Labors

Über den Umfang der Laborleistungen beim Notfallmanagement kann man diskutieren. Individuelle Vorstellungen und Möglichkeiten beeinflussen die Palette ebenfalls.

Laborwerte bei der Notfalldiagnostik müssen:
- schnell zur Verfügung stehen,
- von jedem Mitarbeiter der Praxis erstellt werden können.

Die nachfolgend beschriebenen Untersuchungen sind mit einem minimalen Geräteaufwand durchführbar und deshalb auch in kleineren Praxen wirtschaftlich realisierbar.

Bei der Befundinterpretation muß beachtet werden, daß sich bei einem Notfall manche Parameter erst mit einer gewissen Zeitverzögerung verändern. Deshalb kann es sinnvoll sein, bestimmte Laboruntersuchungen gegebenenfalls öfter zu wiederholen.

5.2.1. Hämatologie

Hämatokrit
(Hämatokritzentrifuge, HK-Kapillaren)

Der Hämatokrit ist bei der Notfalldiagnostik sicherlich einer der wichtigsten Laborparameter. Er gibt direkte Auskunft über den Verdünnungsgrad des Blutes und darüber, ob, womit und wie intensiv infundiert- bzw. transfundiert werden muß. Die o. a. Zeitverzögerung der Befunddynamik sollte gerade beim Hämatokrit beachtet werden.

Nach der Zentrifugation der Kapillare sollten über die Angabe des bloßen Hämatokritwertes hinaus zusätzlich bestimmt werden:

– Farbe des Überstandes.

– Dicke und Beschaffenheit der Speckschicht (Buffy coat), am besten vor einem dunkleren Hintergrund. Mit einiger Übung läßt sich durch die Betrachtung dieser Grenzschicht zwischen Erythrozyten und Serum bereits eine Aussage über die Anzahl der weißen Blutkörperchen, die bei der Zentrifugation an dieser Stelle abgelagert werden, treffen.

Bei deutlich erniedrigten Hämatokritwerten sollten Elektrolytlösungen vorsichtig infundiert werden, unter 20% ist die Transfusion von Vollblut empfehlenswert.

Gesamteiweiß/TPP (Total Plasma Protein)
(Refraktometer)

Zusammen mit dem Hämatokrit wichtigster Parameter zur Festlegung der Infusionstherapie. Bei deutlich erniedrigtem TPP empfiehlt sich z. B. die Verwendung eines Plasmaexpanders statt einer Elektrolytlösung.

Nach der Befundung des Hämatokritröhrchens wird der Teil, der das Serum enthält, abgebrochen und mit dem Mund direkt auf das Prisma des Refraktometers geblasen. Am einfachsten ist dies unter optischer Kontrolle vor einem Spiegel. Der Gesamteiweißwert kann sofort abgelesen werden.

Leukozyten
(Leukopipette, Zählkammer, Mikroskop)

Die Gesamtleukozytenzahl beantwortet die auch bei der Notfallbehandlung wesentliche Frage, ob eine Entzündung mitbeteiligt ist. Die Leukozytenzählung sollte nicht nur bei medizinischen Notfällen zur minimalen Datenbasis gehören.

Die Untersuchung ist einfach wie schnell und kann gegebenenfalls auch später nach der vorläufigen Stabilisierung des Patienten durchgeführt werden.

Noch einfacher ist die Untersuchung, wenn statt der herkömmlichen Leukopipette aus Glas bereits mit Verdünner beschickte Unopetten (Unopette®, Fa. Heiland) eingesetzt werden. Der Mehrpreis ist minimal und wird durch die schnellere Handhabung nicht nur bei der Notfalldiagnostik ausgeglichen.

Differentialblutbild
(Objektträger, Diff-Quik-Schnellfärbung, Mikroskop)

Die Reaktionslage des Patienten ist auch für die Versorgung und Prognose im Notfall ein wichtiges Kriterium. Die technische Durchführung mit einer Schnellfärbung ist so einfach, daß es unverständlich ist, daß das Differentialblutbild in manchen Praxen nicht durchgeführt oder extern vergeben wird. Diese Untersuchung kann auch von Tierarzthelferinnen durchgeführt werden und ist fester Bestandteil der Helferinnenausbildung, die vom Ausbilder vermittelt werden muß.

Obwohl man den Zählwerten einer gut eingearbeiteten Helferin vertrauen kann, ist es empfehlenswert, daß der behandelnde Arzt auch noch einen kurzen Blick auf das Differentialblutbild wirft, um sich selber einen Eindruck verschaffen zu können.

Die Färbung des Blutausstriches mit der Diff-Quik-Färbung (Diff-Quik-Baxter Diagnostics®, Fa. Heiland) geht schnell, ist preiswert, benötigt keinen weiteren technischen oder personellen Aufwand und liefert hervorragende Färbeergebnisse.

Blutkörperchensenkungsgeschwindigkeit
(Mit 0,3 ml Na-EDTA aufgezogene 2-ml-Einmalspritze, Einmalsenkungsröhrchen mit Ständer für die Schrägsenkung)

Die Senkung ist eine Laboruntersuchung, die zu Unrecht in Vergessenheit geraten zu sein scheint. Ihr Vorteil liegt weniger in ihrer Spezifität als vielmehr in ihrer ungeheuren Sensitivität. Es gibt kaum eine in jeder tierärztlichen Praxis realisierbare Laboruntersuchung, die so sensibel entzündliche oder auch tumoröse Prozesse anzeigt.

Die Durchführung mit Einmalröhrchen (Dispetten nach Westergreen, Fa. Heiland) ist denkbar einfach, preiswert und schnell. Die Befunde der Blutsenkungsgeschwindigkeit sind klar zu interpretieren. Somit sollte die 30-Minuten-Schrägsenkung zur minimalen Datenbasis zumindest eines jeden Hundes – und damit auch im Notfall – gehören.

Erleichtert wird die technische Durchführung, indem vor der Blutabnahme bereits eine Einmalspritze mit 0,3 ml einer Na-EDTA-Lösung beschickt wird. Wenn die Blutabnahme über die soeben geschobene Venüle abgeschlossen ist, wird schnell noch die vorbereitete Spritze bis zur Marke 1,5 ml mit Blut aufgezogen, ein paar Mal geschwenkt, in die Einmalkapillare gefüllt und diese zur Senkung aufgestellt.

Erythrozyten- und Hämoglobinbestimmung
(Hb/Ery-Photometer, z. B. Firma Compur)

Diese Laborwerte schnell zur Verfügung zu haben, ist gerade bei der Diagnostik anämischer Notfallpatienten sehr vorteilhaft. Die photometrische Durchführung ist einfach, geht schnell, die Betriebskosten sind vertretbar. Die Anschaffungskosten rechtfertigen diese Investition jedoch nur dann, wenn das Gerät auch in der täglichen Anämiediagnostik eingesetzt wird.

5.2.2. Harnapparat

Das Wissen um Funktion von Nieren und den ableitenden Harnorganen ist bei der Versorgung des Notfallpatienten unerläßlich.

5.2.2.1. Harnproduktion

Als erstes stellt sich die Frage, ob überhaupt noch Urin produziert wird, dieser auch in der Blase angesammelt wird und ausgeschieden werden kann.

Bei größeren Notfallpatienten sollte deshalb ein Blasenkatheter geschoben werden, der sich in eine Nierenschale entleeren kann oder über ein Infusionsbesteck mit einer leeren Infusionsflasche verbunden wird, die neben den Patienten gelegt wird.

Kleinere Patienten sollten auf einer weißen Unterlage gelagert werden, damit Menge und Beschaffenheit des abgesetzten Urins wenigstens auf diese Weise kontrolliert werden können.

5.2.2.2. Harnuntersuchung
(Teststreifen, Refraktometer, Zentrifuge, Objektträger, Mikroskop)

Zur minimalen Datenbasis gehören die Bestimmung von pH, Nitrat/Nitrit, Glukose, Bilirubin, Ketonkörpern und Blutbeimengungen per Teststreifen, die refraktometrische Bestimmung des spezifischen Uringewichtes und die mikroskopische Untersuchung des zentrifugierten Sedimentes.

Diese Harnuntersuchungen sind einfach und schnell von Hilfspersonal durchführbar, verursachen minimale Kosten und bringen eine umfassende Information.

5.2.3. Teststreifenbestimmung des Blutharnstoffs und der Blutglukose
(Merckognost-Harnstoff-Suchtest® Hämogluko® Fa. Heiland)

Die Frage nach der Höhe des Blutharnstoffes ist bei allen Notfällen wesentlich. Die quantitative Bestimmung ist auch ohne Photometer mit Teststreifen, auf die ein Tropfen Blut oder Serum aufgetropft wird, möglich. Der Wert ist nach 30 Minuten ohne Aufwand ablesbar.

Ebenso wichtig ist im Notfall die Bestimmung des Blutzuckers, die sich ebenfalls ohne Photometer mit Teststreifen semiquantitativ bestimmen läßt.

Ohne photometrische Ausrüstung können die Analysen von Blutharnstoff und Blutglukose *schnell*, *einfach* und *wirtschaftlich* vertretbar durchgeführt werden. Sie sollten beim Notfallpatienten zur minimalen Datenbasis gehören.

Aussagefähige, schnelle und wirtschaftlich vertretbare Parameter für das Notfall-Labor:

– Hämatokrit

– TPP

– Leukozytenzählung/Differentialblutbild

– Senkung

– Harnproduktion

– Harnteststreifen

– Spezifisches Harngewicht

– Harnsediment

– Teststreifenbestimmung von Blutharnstoff und Blutglukose

Von großer Wichtigkeit ist die ausführliche Befundbesprechung, für die sich der Tierarzt sehr viel Zeit mit dem Besitzer aus folgenden Gründen nehmen sollte:

– Der Besitzer hat die Möglichkeit, sich über den Laborstatus seines Tieres informieren zu lassen und wird dadurch zum Partner des Tierarztes.

– Der Besitzer erkennt, was für sein Tier gemacht wurde und kann dadurch die tierärztliche Leistung nachvollziehen.

– Die Transparenz und Akzeptanz der Liquidation für diese Leistung wird damit – unabhängig vom Untersuchungsergebnis – verbessert.

5.2.4. Überlegungen zur Erweiterung des (Notfall-)Labors

Für eine Erweiterung der eigenen Laborleistungen sprechen medizinische wie auch wirtschaftliche Gründe.

Ein Patient kann gründlicher überwacht werden, wenn zusätzliche Parameter photometrisch bestimmt werden können. Zwar können diese Leistungen auch an externe Labors vergeben werden, aber die Erfahrung zeigt, daß dies nicht so häufig gemacht wird, wie Untersuchungen im eigenen Labor. Auch die Zeitverzögerung, mit der die Befunde von externen Dienstleistern mitgeteilt werden, ist, zumindest für die Betreuung von Notfallpatienten, zu lang.

Die Besprechung von Laborergebnissen mit dem Besitzer sollte:

– ohne Zeitdruck erfolgen,

– nicht unmittelbar nach der Untersuchung stattfinden, sondern möglichst zu einem eigens dazu terminierten Gespräch,

– den Besitzer unabhängig vom Ergebnis Sinn und Nutzen der Untersuchung für sein Tier nahebringen.

Laboruntersuchungen sind ärztliche Leistungen, die dem Besitzer aus der eigenen Erfahrung geläufig sind. Deshalb akzeptiert bzw. erwartet die Klientel Laboruntersuchungen bei ihrem Familienmitglied und bewertet es als besonderen Service, wenn dies auch in der Tierärztlichen Praxis angeboten und durchgeführt werden kann. Weil der Klient diese Leistungen von Ihnen erwartet, bezahlt er sie gerne und bereitwillig, wenn die Laboruntersuchungen medizinisch gerechtfertigt sind und ihm zuvor die Notwendigkeit bzw. der Nutzen der Laborleistungen für sein Tier plausibel gemacht worden sind.

Ein gut ausgestattetes Tierärztliches Labor ist ein Marketingfaktor, mit dem sich der Umsatz erhöhen läßt.

Zu bedenken sind auch die Kosten, die ein eigenes Labor verursacht.

Die Kosten für Laborleistungen setzen sich im wesentlichen zusammen aus:

– Anschaffungspreis der Geräte

– Kosten der Labormaterialien

– Kosten für Betriebsausfall (Kalibrierung, Reparatur)

– Personalkosten

Der Anschaffungspreis ist derjenige Faktor, der bei einer Investition stets als erster ins Auge sticht. Die Personalkosten sind jedoch langfristig derjenige Faktor, der mit Abstand die höchsten Kosten verursacht.

Entspricht man den o. a. Überlegungen und Postulaten, kommt zur Zeit eigentlich nur die **Trockenchemiediagnostik** in Frage. Die Geräte, die von den verschiedenen Herstellern angeboten werden, unterscheiden sich jedoch nicht unerheblich voneinander und sollten nicht nur bezüglich des Anschaffungspreises, sondern auch der o. a. Überlegungen gründlich miteinander verglichen werden.

Entscheidungskriterien für ein Laborsystem in der Tierärztlichen Praxis

Das Gerät sollte:

– einfach zu bedienen sein,

– jederzeit von jedem bedient werden können,

– nur kurze Zeit Personal ans Gerät binden,

– möglichst kurze Betriebsausfallzeiten haben.

6. Narkose, Sedation und Analgesie beim Risikopatienten

Die diesbezügliche Aufklärung des Patientenbesitzers – wenn schon nicht schriftlich fixiert, so doch vorteilhaft in der Anwesenheit von Zeugen – wird auch in der Tiermedizin forensisch immer wichtiger.

Dies trifft natürlich in besonderer Weise auf den Notfallpatienten zu.

Jede Narkose stellt ein Risiko dar und wird nur nach strenger Indikation und Risikoabwägung durchgeführt.

Wo immer möglich, wird man es vermeiden, den sowieso labilen Notfallpatienten mit einer zusätzlichen Narkose aus dem Gleichgewicht zu bringen.

Verschiedene Indikationen können jedoch eine Narkose auch bei einem noch nicht stabilisierten Notfallpatienten nach strenger Risikoabwägung notwendig machen.

Mögliche Indikationen für eine Narkose beim Notfallpatienten:

– Schaffung freier Atemwege (z. B. Fremdkörperentfernung, Tracheotomie)
– Beatmung oder Sauerstoffversorgung beim wachen Patienten
– Schmerzhafte, dringend notwendige Manipulationen (Reluxierung, Versorgung offener Frakturen oder komplizierter Wunden etc.)

Sedierung wie Narkose haben insbesondere beim Notfallpatienten mit der Technik zu erfolgen, die in der Hand des verantwortlichen Tierarztes am sichersten ist. Hierzu gehören nicht nur pharmakologische Überlegungen, sondern auch die Tatsache, daß in der Regel die dem Therapeuten vertrauteste auch gleichzeitig die sicherste Narkosemethode ist. Bedenklich sind aus diesem Grunde Narkoseanleitungen, die für alle möglichen unterschiedlichen Indikationen unterschiedliche Narkoseformen vorschlagen. Dadurch wird die absolut notwendige Vertrautheit des Therapeuten mit »seiner« Narkosetechnik verringert.

Sedierungen können beim Notfallpatienten zur Anxiolyse oder bei widersätzlichen Patienten indiziert sein.

Die nachfolgenden Narkoseanleitungen haben sich bewährt und sollen als Anregungen für Neueinsteiger oder Kollegen gelten, die nach kritischer Überlegung mit ihrer bisherigen Narkosemethode nicht mehr einverstanden sind.

Ansonsten gilt bei der Auswahl neuer Narkoseformen der Grundsatz »Never change a winning team!«

6.1. Narkose

6.1.1. Inhalationsnarkose

Grundsätzlich gilt, daß der Autor nach dem derzeitigen Stand der Veterinäranästhesiologie die Inhalations- der Injektionsnarkose wegen ihrer besseren Steuerbarkeit vorzieht. Insbesondere, wenn der Patient sowieso schon intubiert ist, empfiehlt sich die Narkoseeinleitung und -erhaltung mit Halothan/Sauerstoff oder Isofluran/Sauerstoff, ggf. unter Zusatz von Stickoxidul.

Eine Inhalationsnarkose, nicht nur bei Notfällen, ohne gleichzeitigen venösen Zugang, ist wegen des erhöhten und unnötigen Sicherheitsrisikos abzulehnen.

6.1.2. Injektionsnarkose

Jede Injektionsnarkose sollte, und eigentlich nicht nur beim Notfallpatienten, **intravenös** appliziert werden. Begründung:

– Da sich die Abflutzeit einer Narkose proportional zur Anflutzeit verhält, wachen Patienten nach einer intravenösen Narkose in der Regel wieder schneller auf. Der kritische Zustand wird damit zeitlich minimiert.

– Intravenös verabreichte Narkotika können in der Regel schwächer dosiert werden, als intramuskulär oder gar subkutan applizierte Medikamente. Der Organismus wird somit geringer belastet. Das Kumulationsrisiko, besonders bei der Nachdosierung gefürchtet, ist bei der intravenösen Verabreichung geringer.

Narkosevorschlag beim Risikopatienten:

Ketamin 100 mg/ml (Ketavet®, Parke Davis) plus Diazepam 5 mg/ml (Diazepam-ratiopharm 10®) in der Mischspritze 1:1. Von dieser Mischung erhalten

Hund: 0,5 ml/10kg KG
Katze: 0,6 ml/4kg KG

Bei Verwendung von Ketamin oder Diazepam anderer Konzentrationen ergeben sich u. U. galenische Probleme.

Das Toleranzstadium beträgt ca. 10 – 20 Minuten. In dieser Zeit können auch schmerzhafte Eingriffe vorgenommen werden.

Nachdosierungen, ggf. auch mehrmalige, sind nach strenger Indikation mit 50 – 75% der Initialdosis auch beim Notfallpatienten möglich.

Die Muskelrelaxierung ist zugunsten der wesentlich besseren Verträglichkeit jedoch schlechter als beim üblicherweise zugesetzten Xylazin.

Bei den o. a. Kurznarkosen ist zu beachten, daß die Analgesie in der Regel auch mit dem Abfluten der Narkose beendet ist.

Der verständliche Wunsch, dem Patienten Schmerzen zu nehmen – ein zu Unrecht häufig vernachlässigter Aspekt bei der Betreuung von Intensivpatienten – sollte uns jedoch nicht dazu verleiten, eine möglichst lang andauernde Narkose zu wählen. Postnarkotische Analgesie kann auch beim wachen Patienten mit anderen Medikamenten erreicht werden.

6.2. Sedierung beim Risikopatienten

Zur Sedation und insbesondere zur Anxiolyse sollten bei dieser Indikation ausschließlich sogenannte »Minor Tranquilizer« eingesetzt werden, da diese relativ geringe Nebenwirkungen haben.

Am besten geeignet sind Benzodiazepine, z. B. *Diazepam*, in einer Dosierung von 0,1–0,2 (– 0,5) mg/kg KG bei Hund und Katze.

Angst und Streß führen gerade bei Herzpatienten zu einem gesteigerten Sauerstoffverbrauch, so daß eine Sedation mit Benzodiazepinen gerade in diesen Fällen sehr vorteilhaft sein kann.

Narkosevorschlag beim Risikopatienten:

Ketamin (10%) plus Diazepam (5 mg/ml) in der Mischspritze 1:1

Hund: 0,5 ml/10 kg KG i. v.
Katze: 0,6 ml/4 kg KG i. v.

Sedation/Anxiolyse beim Risikopatienten:

Diazepam
Hund: 0,1 – 0,2 (– 0,5) mg/kg KG i. v.
Katze: 0,1 – 0,2 (– 0,5) mg/kg KG i. v.

6.3. Analgesie beim Risikopatienten

Die Schmerzen der uns anvertrauten Patienten zu lindern, ist sicherlich eine unserer unbestreitbar wichtigsten Aufgaben. Um so bedenklicher stimmt es, wenn die Verabreichung von Analgetika, z. B. postoperativ, ausgesprochen unüblich zu sein scheint. Werden Antibiotika fast immer vor oder gar nach einer Operation verabreicht – worüber man trefflich diskutieren kann –, so kommen die wenigsten von uns auf die Idee, Patienten p. op. oder beim Notfallmanagement analgetisch zu versorgen.

Zum Teil liegt dies sicherlich an der begrenzten Auswahl der Präparate, die darüber hinaus mit Nebenwirkungen behaftet sind – insbesondere trifft dies bei der Katze zu – und zum Teil an der durch viele Analgetika gestörten Wundheilung, die ja nur über eine Entzündung erfolgen kann.

Die Rede ist in diesem Zusammenhang jedoch nicht von einer langfristigen Versorgung chronischer Schmerzpatienten, sondern von der kurzfristigen, ggf. einmaligen Schmerzmittelverabreichung.

Neben dem reinen Tierschutzgedanken sprechen natürlich auch pathophysiologische Überlegungen für den Einsatz von Analgetika beim Intensivpatienten. Schmerzen und Prostaglandinerhöhung bewirken über vielfältige Regelkreisläufe eine unerwünschte und gegebenenfalls letale Destabilisierung des Patienten.

Analgesie beim Risikopatienten

Die Schmerzen seiner Patienten zu lindern, ist eine wesentliche Anforderung an den Arzt, auch bei der Notfallbehandlung.

Anforderungen an Analgetika beim Intensivpatienten:

– potent

– vertretbare Nebenwirkungen

– keine Beeinträchtigung der Vitalfunktionen und der Wundheilung

Analgesie-Vorschläge beim Intensivpatienten

Hund:

– Flunixin-Meglumin (Finadyne PRO INJ.® für Pferde, Essex) 0,1 ml/kg KG i. v.

– Carprofen (Zenecarp® C Vet) 4 mg/kg KG s. c. oder i. v.

– Tolfenaminsäure (Tolfedine®, Selectavet) 4 mg/kg KG s. c. oder i. m.

Katze:

– Tolfenaminsäure (Tolfedine®, Selectavet) 4 mg/kg KG s. c.

– Carprofen (Zenecarp® C Vet) 4 mg/kg KG s. c.

(Ist offiziell nicht für die Katze zugelassen. Kann nach den bisherigen Erfahrungen bei Katzen in der o. a. Dosierung eingesetzt werden.)

– Flunixin-Meglumin (Finadyne PRO INJ.® für Pferde, Essex)

Obwohl auch dieses Präparat für den Einsatz bei der Katze offiziell nicht zugelassen ist, wird es seit vielen Jahren mit gutem Erfolg und bisher ohne Nebenwirkungen in einer Dosierung von 0,1 ml (!) pro 4 – 5 kg KG (d. h. eine normalgewichtige, ausgewachsene Katze) s. c. eingesetzt.

7. Narkoseüberwachung als Notfallprophylaxe

Eine Vielzahl von Notfällen in der Tierärztlichen Praxis ist hausgemacht und ereignet sich gerade bei ganz normalen »Routinenarkosen« von ante OP unauffälligen Patienten. Derartige Notfälle, besonders wenn sie letal ausgehen, belasten eine Tierärztliche Praxis in sehr viel höherem Maße, als wenn sie von außen verursacht werden.

Neben der Wahl einer geeigneten Narkosetechnik können derartige Notfälle durch eine gewissenhafte Überwachung während und nach der Narkose minimiert werden. Narkoseüberwachung ist somit ein wesentliches Instrument der Notfallprophylaxe.

Eine Narkoseüberwachung muß durchgeführt werden:

– von speziell geschultem Personal, in der Regel handelt es sich dabei um Tierarzthelferinnen,

– konsequent und gewissenhaft,

– mit Methoden, die auch vom Hilfspersonal zu interpretieren sind,

– mit Geräten, deren Anschaffung wirtschaftlich vertretbar ist.

7.1. Überwachung vor der Narkose

Vor der Narkoseeinleitung ist es wesentlich,

– sich vom Gesundheitsstatus des Patienten zu überzeugen,

– den Patientenbesitzer in ausreichendem Umfang über den Eingriff aufzuklären.

7.1.1. Untersuchung vor der Narkose

Wichtigster Bestandteil der Voruntersuchung ist die **klinische Untersuchung**, die auch beim offensichtlich gesunden Patienten routinemäßig durchgeführt werden sollte und die mindestens eine Adspektion der Mundhöhle und der Bindehäute, Palpation von Puls, Lymphknoten, Thorax und Abdomen sowie Auskultation von Lunge und Herz umfaßt. Wenn immer möglich, wird diese Untersuchung aus forensischen Gründen im Beisein des Besitzers durchgeführt.

Die klinische Allgemeinuntersuchung jedes Patienten vor jeder Narkose durch den Tierarzt ist eine unverzichtbare Forderung tierärztlicher Sorgfaltspflicht!

Darüber hinaus werden in besonderen Fällen **zusätzliche Untersuchungen** vor der Operation durchgeführt:

– Bei allen klinisch gesunden Patienten, die älter als acht Jahre sind, empfiehlt sich eine Abklärung der wichtigsten Laborparameter, wie Hämatokrit, Glukose, je ein bis zwei Nieren- und Leberwerte, Lipase, Cholesterin und Alkalische Phosphatase (Hund).

– Bei Tumorpatienten werden je eine links- und rechtsanliegende Thoraxaufnahme zur Metastasenkontrolle sowie eine Leukozytenzählung mit Differentialblutbild angefertigt.

Bei Patienten, die bei der klinischen Voruntersuchung aufgefallen sind, werden bis zur vollständigen Diagnose weitere Untersuchungen vorgenommen. Diese Patienten werden vorerst von der Narkose zurückgestellt.

Patienten, deren spezielle Probleme bekannt sind, werden vor der Narkose daraufhin kontrolliert, z. B. ein EKG bei Herzpatienten, vollständiger Harn- und Nierenstatus bei Nierenpatienten etc.

> **Untersuchung ante narcosi**
>
> – Bei allen Patienten: Klinische Untersuchung
>
> – Bei Patienten > 8 Jahren: Kleines Blutscreening
>
> – Bei Tumorpatienten:
>
>   Links- und rechtsanliegende Thoraxaufnahmen
>
> – Bei auffälligen Patienten:
>
>   Genaue Diagnose, Prognose und ggf. Therapie vor (!) der Narkose

7.1.2. Aufklärung des Patientenbesitzers

Die ausreichende Aufklärung des Patientenbesitzers bekommt eine immer größere forensische Bedeutung. Hierbei müssen wir eine klare Sprache wählen, nicht von »ein bißchen Narkose« reden oder das Narkoserisiko annullieren.

Die Aufklärung beginnt eigentlich schon damit, daß der Patient mindestens *12 Stunden* vor der Narkose *ohne feste Nahrung* sein sollte. Die Folgen einer Narkose mit vollem Magen bis hin zur Magendrehung oder Aspirationspneumonie sind uns allen bestens bekannt.

Die Erfahrung zeigt, daß dieses Hungern ante narcosi einer der Punkte ist, der dem Besitzer bei der Narkose seines Tieres am schwersten fällt. Da diese Überlegung für uns aus ärztlicher Sicht nicht nachzuvollziehen ist – dafür muß man sich in die Person des Besitzers versetzen –, wird das Problem des nicht nüchternen Patienten häufig übersehen, bzw. erst dann erkannt, wenn der Patient sub narcosi erbricht oder post narcosi eine Magendilatation entwickelt.

Aus diesem Grund klären wir generell jeden Klienten auf, daß sein Tier *24 Stunden* vor der Narkose das letzte Mal gefüttert werden darf. Somit sind wir etwas sicherer, auch die Tiere derjenigen Patientenbesitzer halbwegs nüchtern in Narkose legen zu können, die ihre Familienmitglieder nicht vor einer leeren Schüssel leiden sehen können.

Adulte Hunde und Katzen kommen 24 Stunden gut ohne feste Nahrung aus. Welpen sollten nur 12 Stunden ohne feste Nahrung bleiben.

Wasser muß bis zum letzten Augenblick allen Patienten ausreichend zur Verfügung stehen.

Eine derartige Aufklärung kann natürlich auch schriftlich protokolliert werden. Solange dies jedoch die Rechtsprechung von uns (noch) nicht verlangt, sollte man mit einer schriftlichen Narkoseaufklärung oder gar Einverständniserklärung zurückhaltend sein: Einerseits bringt sie derzeit gegenüber der o. a. mündlichen Aufklärung – gegebenenfalls unter Zeugen – keine weiteren Vorteile. Andererseits ist die schriftliche Form doch eher abschreckend und beängstigend und ist somit im Gegensatz zur mündlichen Aufklärung keine vertrauensbildende Maßnahme.

Eine Aufklärung, die den Klienten zufriedenstellt, ist ein ganz wesentliches Instrument, um die Praxis-Besitzer-Bindung vertrauensvoll zu verstärken. Die Zeit, die darauf verwandt wird, verringert nicht nur den potentiellen Ärger mit schwierigen Patientenbesitzern, sondern macht die Arbeit mit der angenehmen Klientel noch angenehmer.

> **Kernpunkte der Narkoseaufklärung des Besitzers durch den Tierarzt vor der Narkose sollten hierbei sein:**
>
> – Jede Narkose ist ein potentiell gefährlicher Eingriff. Die einzige Möglichkeit, die man als verantwortungsvoller Operateur hat, besteht darin, das Narkoserisiko zu minimieren.
>
> – Sie versichern dem Besitzer, daß in Ihrer Praxis alles getan wird, um dieses Narkoserisiko so gering wie möglich zu halten.
>
> – Sie wägen mit dem Besitzer gemeinsam das potentielle Narkoserisiko gegen das Risiko ab, das für den Patienten dann besteht, wenn der Eingriff unterbleibt.
>
> – Weitergehende Information und Aufklärung zur Erkrankung oder zum Eingriff sind vom Einzelfall abhängig zu machen.
>
> – Überflüssig, ja kontraproduktiv, sind all die Informationen, die den Besitzer nicht mehr erreichen. Bemerken Sie, daß dieser »Sättigungspunkt« erreicht ist, sollte die Aufklärung zügig beendet werden.

7.2. Überwachung während der Narkose

Die Erfahrung zeigt, daß Narkoseeinleitung und Aufwachphase besonders intensiv überwacht werden müssen. An erster Stelle stehen hierbei Parameter, die mit unseren eigenen Sinnen erfaßt werden können:

Reflexe: Lidreflex (Abhängig von der Narkoseart), Zwischenzehen- und Pupillarreflex zur Beurteilung der Narkosetiefe

Atmung: Frequenz, Tiefe (Beobachtung der Thoraxbewegungen), Atemmuster, mechanische Störungen (Anstrengung bei der Atmung, Bauchdeckeneinsatz, Atemgeräusche)

Sauerstoffsättigung: Zungenfarbe

Kreislauf: Pulspalpation, CRT

Herz: Auskultation

Körperinnentemperatur:

Die meisten Notfälle sub narcosi beginnen als **respiratorische Probleme**.

Häufig verringert sich zu Beginn einer Notfallsituation zuerst die Atemfrequenz, um dann nach einer gewissen Zeit ganz auszusetzen. Alle anderen Parameter sind zu diesem Zeitpunkt meistens noch normal. Wird die Bedeutung der respiratorischen Veränderung zu diesem Zeitpunkt erkannt, sind die eingeleiteten Gegenmaßnahmen meistens erfolgreich. Übersieht man dieses Frühwarnsymptom, wird aus einem respiratorischen ein dann oft irreversibler kardialer oder zirkulatorischer Notfall.

Atemfrequenz, bzw. Atemstillstände sind gerade bei abgedeckten kleineren Hunden und Katzen mit dem bloßen Auge oft nur sehr schlecht zu kontrollieren. Aus diesem Grund sind **Atemmonitore**, dies sind Geräte, die die Atemfrequenz überwachen, besonders wichtig. Atemmonitore, welche die Thoraxausdehnung erfassen, sind häufig ungenau. Besser arbeiten Monitore, die den Luftzug bei der In- und Exspiration kontrollieren. Voraussetzung hierfür ist jedoch ein intubierter Patient.

Ein häufiger Einwand gegen eine Intubation ist »wir machen nur Injektionsnarkosen«. Über diese Frage soll hier gar nicht diskutiert werden. Wichtig ist jedoch die Erkenntnis, daß gerade Patienten mit einer Injektionsnarkose intubiert werden sollten!

Im einfachsten Fall kann ein gefärbter Textilfaden an die Tubusöffnung geklebt werden. Bei jedem noch so leichten Atemzug bewegt sich dieser Faden.

> **Unabhängig von der Narkosetechnik ermöglicht die endotracheale Intubation beim Narkosepatienten**
>
> – sicheres Atemmonitoring,
>
> – stets freie Atemwege während der kritischen Narkoseperiode,
>
> – sofortige, effektive Beatmungsmöglichkeit.

Zuverlässiger sind Atemmonitore, deren Sensoren auf den Tubus gesteckt werden und die jeden Atemzug akustisch melden. Dieses akustische Signal, bzw. sein Ausbleiben, kann auch vom konzentrierten Operateur unterbewußt registriert werden.

Ein einfaches und preiswertes, aber sehr sicheres Gerät zur Kontrolle der Herzfrequenz beim Narkosepatienten ist das **Ösophagusstethoskop**. Dieses wirkungsvolle Narkoseüberwachungsgerät besteht aus einem Schlauch, an dessen einem Ende sich eine Ohrolive und am anderen, stumpf geschlossenen Ende eine nicht aufblasbare Manschette befindet. Unter akustischer Kontrolle wird das stumpfe Ende mit der Manschette via Speiseröhre soweit bis zur Herzbasis vorgeschoben, daß die Herztöne optimal gehört werden können. Somit kann von außen jederzeit die Frequenz des Herzens und der Atmung auskultiert werden. Durch Verbindung mit einem normalen Phonendoskopkopfteil kann der Operateur ohne fremde Hilfe während der Operation mit in den Ohren eingestecktem Ösophagusstethoskop die Herzaktivität und die Atemgeräusche selbst überprüfen.

Das bereits besprochene **Pulsoximeter** (s. Kap. 4.1.) kann auch in diesem Zusammenhang sehr empfohlen werden.

Der Kontrolle der **Körperinnentemperatur** ist besonders bei Risikopatienten (Geriatrische Patienten, Welpen, längere Eingriffe) Beachtung zu schenken. Eine einfache Methode besteht in der Lagerung eines herkömmlichen Digitalthermometers im äußeren Gehörgang. Die hier gemessene Temperatur korreliert recht gut mit der beim abgedeckten Patienten oft nicht zu registrierenden bzw. kontrollierenden Rektaltemperatur.

Für die **EKG-Überwachung** des Narkosepatienten s. Kap. 4.2.

Zusammenfassend sollten beim Narkosepatienten in der Tierärztlichen Praxis folgende Überwachungsmaßnahmen als Standard routinemäßig und fortlaufend durchgeführt werden:

> **Untersuchungsumfang der routinemäßigen Narkoseüberwachung:**
>
> - Reflexkontrolle
> - Adspektorische Überwachung von Atmungstyp, -frequenz und -tiefe
> - Schleimhautfarbe
> - CRT
> - Pulspalpation
> - Atemmonitor
> - Ösophagusstethoskop
> - Pulsoximetrie
> - Gehörgangstemperatur

Mit Ausnahme des Pulsoximeters sprechen keine wirtschaftlichen Gründe gegen den oben geforderten routinemäßigen Umfang der Narkoseüberwachung.

Selbst die Anschaffung eines Pulsoximeters amortisiert sich rasch, wenn man die Narkoseüberwachung zumindest beim Risikopatienten zusätzlich in Rechnung stellt, wie es uns die Ziffer 415 der GOT ermöglicht.

Menschliches Versagen ist in der Human- wie auch der Tiermedizin die häufigste Ursache für nicht oder zu spät erkannte Eskalationen.

Der eigentliche Grund für das menschliche Versagen besteht in der Unachtsamkeit, die durch die eintönige Erfassung immer der gleichen Parameter mit immer dengleichen Werten ausgelöst wird.

> **Ursachen menschlichen Versagens bei der Narkoseüberwachung:**
>
> - Narkoseüberwachung ist »eintönig«,
>   *daraus folgt:* Unkonzentriertheit, Sorglosigkeit.
>
> - Narkoseüberwachung ist eine »leichte« Tätigkeit,
>   *daraus folgt:* Einsatz von ungenügend geschultem Personal, Übertragung anderer, ablenkender Aufgaben zusätzlich zur Narkoseüberwachung.

7.3. Überwachung während der Aufwachphase

Ein spezielles Problem der Tiermedizin besteht darin, daß die Hauptverantwortung für einen OP-Patienten nicht beim Anästhesisten, sondern beim Chirurgen selber liegt, der sich zu Recht nach einer erfolgreich verlaufenen Torsio-OP erst einmal eine Ruhepause gönnen möchte. Für die absolut notwendige Narkosenachsorge muß in der Tierärztlichen Praxis Hilfspersonal so gut geschult werden, daß der Erfolg der Narkose und Operation nicht durch eine mangelhafte Überwachung der postoperativen Phase gefährdet wird.

7.3.1. Lagerung des Patienten

Der noch narkotisierte Patient sollte in einem ruhigen Bereich der Praxis wach werden können. Er sollte auf einer Decke flach auf dem Boden gelagert werden, damit er sich nicht verletzen kann.

Bis zur Extubation steht eine Helferin neben dem Patienten. Schluckt der Patient, wird unverzüglich extubiert und die Reaktion auf die Extubation noch einige Minuten beobachtet.

Eine Infrarotlampe wird an einem Infusionsständer befestigt und über den Patienten geschoben. Dadurch ist gewährleistet, daß der Patient nicht durch Eigenbewegungen den Abstand zum Strahler verkürzen kann, was schlimme Verbrennungen zur Folge haben kann.

> **Die Narkoseüberwachung in der Aufwachphase muß**
>
> - kontinuierlich durchgeführt werden,
> - explizit einer bestimmten Person verantwortlich übertragen werden.
>
> Helferinnen, die die Narkosenachsorge übernehmen dürfen, müssen dazu genau so aus- und weitergebildet werden, wie zur Narkoseüberwachung während der Operation.

7.3.2. Aufklärung des Patientenbesitzers über die häusliche Nachsorge

Nach einer Operation sind viele Kriterien vom Besitzer zu beachten und gegebenenfalls selber durchzuführen.

In welchem Umfang dies zu geschehen hat, richtet sich nach dem durchgeführten Eingriff, der Narkose und natürlich auch nach individuellen Schwerpunkten, die von Praxis zu Praxis unterschiedlich sein werden.

> **Wesentliche Punkte bei der Narkosenachsorge:**
>
> – Aufklärung des Klienten, *bevor* er sein Tier sieht.
> – Schriftliches Informationsblatt *zusätzlich* zur mündlichen Aufklärung nach der Operation (Abb. 50).

7.3.3. Rückgabe des Patienten an den Besitzer

Operierte **Katzen** benötigen nur wenig Raum und strapazieren ihre Umgebung in der Regel nicht durch Lautäußerungen, so daß es sich empfiehlt, sie dem Besitzer erst vollständig wach zurückzugeben. Katzen durchlaufen nach den üblichen Narkosen meistens eine sehr deutliche Exzitationsphase. Diese Exzitationsphase wird vom Besitzer mit Schmerzen oder gar Leiden in Verbindung gebracht. Man erspart dem Besitzer und auch sich selbst einiges, wenn man eine zwar noch müde, aber ruhige Katze abgibt, statt ihm ein ruderndes und fauchendes »Etwas« in den Arm zu drücken.

Den Besitzer lassen wir erst zu dem Zeitpunkt wieder zu seinem **Hund**, wenn wir sehen, daß der Patient seine Umgebung wahrnimmt.

Anders als die Katze

– durchlebt der Hund nach den meisten Narkosen keine so lange und intensive Exzitationsphase,

– scheint sich der Hund durch die häusliche Umgebung sehr viel positiver beeinflussen zu lassen, als die Katze,

– ist der personelle und räumliche Aufwand für eine vollständige Aufwachphase der Hunde in der Tierärztlichen Praxis recht groß.

> **Patientenbesitzer sollten erst dann ihr operiertes Tier wiedersehen, wenn**
>
> – sichergestellt ist, daß der Patient komplikationslos aufwacht,
> – die für den Besitzer schlimm aussehende Exzitationsphase beendet ist,
> – der Besitzer alle notwendigen Informationen über Eingriff und Nachsorge erhalten hat.

Entlassen werden Besitzer und Hund, wenn wir uns während weiterer 20 – 30 Minuten davon überzeugt haben, daß die Aufwachphase unauffällig vonstatten geht.

Die abschließende Untersuchung und die Entlassung nach Hause sollten stets durch die Tierärztin oder den Tierarzt erfolgen. Einerseits ist dies medizinisch verantwortungsvoll und macht andererseits auf den Besitzer einen besseren und kompetenteren Eindruck, als wenn ihm lediglich von einer Helferin versichert wird, daß alles in Ordnung ist und er jetzt mit seinem Tier nach Hause gehen kann.

Unsere Verantwortung erstreckt sich sicherlich auch noch auf den Beginn des **Transportes**.

Bei sommerlicher Witterung sollte ein Fahrzeug, in dem ein Narkosepatient transportiert werden soll, gut gelüftet und schattig abgestellt werden.

Bei Katzen ist darauf zu achten, daß sie die Praxis in fest verschlossenen Transportbehältnissen verlassen. Eine Zeitungsanzeige mit dem Text »Katze entlaufen bei der Tierarztpraxis Dr. Dingenskirchen« ist kein wünschenswertes Marketinginstrument.

Hunde werden unter Mithilfe von Praxispersonal je nach Größe entweder auf dem Arm, einer Trage oder in einer Decke in das Auto des Besitzers transportiert. Hier wird darauf geachtet, daß sie sicher gelagert werden, nicht herunterfallen können und genügend Platz haben, um mit nicht abgeknicktem Hals problemlos atmen zu können.

7.3.4. Erreichbarkeit nach der Narkose

Für den Patientenbesitzer gibt es nach einer Narkose nur einen Grund, sich telefonisch in Ihrer Praxis zu melden: Die Sorge um sein Tier, ein Mitglied seiner Familie.

Ob dabei nach medizinischen Kriterien ein Notfall vorliegt oder nicht, kann der Besitzer als Laie nicht beurteilen. Aus diesem Grunde zieht er Sie ins Vertrauen – wofür Sie ja auch bezahlt werden.

Ist die behandelnde Praxis selbst nicht dienstbereit, muß dafür Sorge getragen werden – und zwar von der behandelnden, d. h. verantwortlichen Praxis –, daß sich die vertretende Praxis genauso sorgfältig um eventuelle Narkoseprobleme kümmert.

Narkosen sollten, schon allein aus diesen organisatorischen Gründen, immer auf die Vormittagsstunden (da diese Patienten nachts, wenn Herr oder Frau Doktor schlafen möchten, aus dem Gröbsten heraus sind) terminiert werden. Narkosen am Nachmittag, am Freitag oder an Wochenenden sind, wenn immer möglich, zu vermeiden.

Trotz aller Sicherheit, die wir bei einer Narkose dem Patientenbesitzer vermitteln müssen, sollte die Narkose als solche einen hohen Stellenwert besitzen und behalten. Sämtlich Aussagen und Maßnahmen, mit denen wir eine Narkose zu etwas degradieren, das man so im Vorbeigehen erledigt, wertet unsere eigene Tätigkeit und Kompetenz ab.

Nach einer Narkose ist es wichtig sicherzustellen, daß

– jeder Patientenbesitzer nach einer Narkose die Möglichkeit hat, tierärztlichen Rat zu erhalten,

– auch scheinbare Bagatellfälle gründlich abgeklärt werden.

Narkosemerkblatt

Sehr geehrte Patientenbesitzer,

Ihr Tier beginnt aus der Narkose aufzuwachen. Davon, daß dies ordnungsgemäß vonstatten geht, haben wir uns vor der Abgabe überzeugt.

Der Patient reagiert zwar schon auf bestimmte äußere Reize (Rufen, Händeklatschen, etc.), wird aber erst in ca. 12 bis 24 Stunden vollständig wach sein.

Bitte beachten Sie folgende Punkte:

1. Lagern Sie Ihr Tier auf dem Heimweg so, wie wir es Ihnen gezeigt haben. **Der Kopf darf nicht abgeknickt sein!**

2. **Wasser dürfen Sie dem Patienten ab dem _____ um _____ Uhr geben.**
   Die erste Mahlzeit frühestens ab dem _____ um _____ Uhr.

3. **Legen Sie Ihr Tier auf eine warme Unterlage** (Decke etc.), und schützen Sie es vor Auskühlung. Zwingerhunde und Tiere, die normalerweise im Freien leben, sollten während der Aufwachzeit in warme Räume verbracht werden.

4. Manche Tiere, insbesondere Katzen, beginnen sich in der Aufwachphase unsicher und torkelnd zu bewegen. Dies ist normal und kein Grund zur Beunruhigung. Damit sich unser gemeinsamer vierbeiniger Freund dabei nicht verletzen kann, **legen Sie ihn bitte auf eine Decke flach auf den Boden**, nicht auf Sessel, Sofa etc. oder in Treppennähe (Verletzungsgefahr!).

Beobachten Sie Ihr Tier, ohne es zu beunruhigen. Lassen Sie ihm Zeit, wieder wach zu werden. Denken Sie daran, wieviel länger wir Menschen nach einer solchen Narkose hilflos im Bett liegen müssen.

Sollten dennoch Probleme auftauchen oder Sie etwas Ihrer Meinung nach Beunruhigendes beobachten – bitte rufen Sie uns an: (Telefonnummer)

Ansonsten erwarten wir Sie zum nächsten Behandlungstermin am _____ um _____ Uhr.

Abb. 50: Schriftliche Aufklärung zur Narkosenachsorge.

8. Spezielle Notfallkunde

Unter pragmatischen Gesichtspunkten erscheint es sinnvoll, die Notfälle soweit möglich nach der Topographie ihres Auftretens zu klassieren. Dadurch wird in einem Buch mit »Vademecum-Charakter« ein möglichst schnelles Zurechtfinden ermöglicht.

Schneller Zugriff und direkte Umsetzung am Patienten sollen auch durch ein spezielles »File-System« während eines Notfalleinsatzes optimiert werden.

Eine wichtige Aufgabe des Tierarztes – oder eventuell der Tierarzthelferin – liegt in jeder Notfallsituation darin, dem Besitzer richtige und konkrete Verhaltensregeln an die Hand zu geben. Der telefonischen Anweisung an den Besitzer ist daher in jedem der folgenden Kapitel ein eigener Absatz gewidmet, auch in den Fällen, in denen der Tierarzt dem Besitzer keine konkreten Maßnahmen nennen muß oder kann.

Bei der Therapie wird in diesem Abschnitt nur auf die entsprechenden Medikamente hingewiesen. Die Dosierungen sind dem Therapeutischen Index zu entnehmen.

Bei Querverweisen wird durch *Kursivschrift* auf das entsprechende Medikament bzw. auf bereits besprochene Behandlungsmaßnahmen aufmerksam gemacht.

8.1. Notfälle im Kopf- und Halsbereich

8.1.1. Augen

8.1.1.1. Contusio bulbi

Bulbuskontusionen werden vom Besitzer meistens an der Blutung in die vordere Augenkammer erkannt, die er häufig in kausalen Zusammmenhang zu stumpfen Traumata setzen kann.

Stumpfe Bulbustraumen können zu akuten Hämorrhagien, Luxatio lentis oder Ablatio retinae führen. Als Spätfolge einer Contusio ist eine Uveitis möglich.

Ursachen:

Stumpfe Einwirkung auf den Augapfel.

Telefonische Anweisung an den Besitzer:

Auch lapidar erscheinende, stumpfe Augentraumata sollten vom Besitzer gekühlt werden. Im Zweifelsfall ist der Patient dem Tierarzt vorzustellen.

Behandlung:

– GAKU
– *Flunixin*
– Atropin lokal
– Ggf. *Mannitol*
– *Methylprednisolon* bei Verdacht auf Ablatio retinae

Komplikationen:

Wegen möglicher Spätschäden und der initial häufig durch Blutungen beeinträchtigten Fundusuntersuchung sollte der Patient bis zur definitiven Heilung täglich nachkontrolliert werden.

8.1.1.2. Prolapsus bulbi (PB), Luxatio bulbi (LB)

Akutes Vorquellen des Augapfels aus der Lidspalte. Bei einem Prolapsus bulbi (PB) befindet sich der Bulbusäquator noch hinter, bei einer Luxatio bulbi (LB) bereits vor dem Orbitalring. Bei einer LB ist der Nervus opticus mit Sicherheit abgerissen und kann meistens sofort als solcher dargestellt werden. In diesem Fall ist a priori eine Bulbusexstirpation indiziert.

Ursachen:
- Traumatisch
- Häufig spontan bei brachyzephalen Rassen, besonders Pekinesen, hier auch häufig iatrogen (Fixation des Patienten im Nacken)

Telefonische Anweisung an den Besitzer:
Abdeckung mit kalten, feuchten Tüchern (Wasser, physiologische NaCl, 10% Dextrose optimal). Sofort in die Praxis. Schutz vor Automutilation.

Behandlung:
- Bei iatrogenem Vorfall sofortiges Zurückdrücken des Bulbus mit dem Daumen
- Gründliche Untersuchung ante narcosi (Polytrauma!)
- Intubationsnarkose (zur weiteren Versorgung ist ein fehlender Lidreflex wünschenswert)
- Antiödematöse Behandlung (*Furosemid, Flunixin*)
- Systemische Antibiose (*Amoxizillin*)
- Gründliches Abspülen des Bulbus und der Umgebung der Lidspalte mit größeren Mengen gekühlter NaCl oder Ringerlaktat. Das Scheren oder gar Rasieren des Op-Bereiches bringt mehr Nach- als Vorteile.
- Sterile Abdeckung und nachfolgend steriles Vorgehen
- Auswärtsrollen (Ektropinisieren) von Ober- und Unterlid mit einer geeigneten Pinzette (z. B. Graefe) und anschließend manuelle Reposition mit Hilfe eines feuchten Tupfers. Schlägt dieser Repositionsversuch fehl, muß kanthotomiert werden.
- Laterale Kanthotomie. Insbesondere bei schon seit längerem bestehenden Vorfällen erleichtert man sich durch diesen Eingriff das weitere Procedere und verbessert die Prognose. Der laterale Lidwinkel wird mit einer Schere je nach Bedarf 0,5 – 1,0 cm eingeschnitten. Zur Wundversorgung ist es nach Reposition des Bulbus ausreichend, die Haut mit Einzelheften (z. B. PDS 3/0 atraumatisch) sauber und zugfrei zu adaptieren.
- Reposition des Bulbus
- Verschluß der Kanthotomiewunde
- Rezidivprophylaxe:
Bei leichgängiger Reposition und geringem Druck des reponierten Bulbus auf die Kanthotomiestelle empfiehlt sich mehr zum Schutz der Hornhaut als zur Rezidivprophylaxe ein **Nickhautflap**. Diesem Vorgehen sollte, wenn immer vertretbar der Vorzug gegeben werden, da hierbei die für den Abbau des Ödems und die Regeneration notwendige Gefäßversorgung am wenigsten beeinträchtigt wird. Der Autor mutet eher der Kanthotomienaht etwas mehr Druck zu und geht gegebenenfalls sogar das Risiko ein, zur Not in einem zweiten Eingriff korrigieren (Tarsorrhaphie) zu müssen.

Sollte der Bulbus nach schwieriger Reposition (besonders bei schon länger bestehendem Vorfall) noch unter starkem Druck stehen und die Gefahr eines Rezidivs offensichtlich sein, sollte eine **Tarsorrhaphie** mit Einzelheften durchgeführt werden. Die Tarsorrhaphie an einem traumatisierten Auge birgt stets die Gefahr einer Lidrandnekrose.

- Nachbehandlung:
Flunixin über 3 Tage p. op.
Bei extremen Schwellungen gegebenenfalls *Methylprednisolon* 2 – 4 mg retrobulbär (strenge Indikationsabwägung: antiödematöse Therapie versus erhöhtes Infektionsrisiko.
Systemische Antibiose (*Amoxizillin*) über 7–10 Tage lokale Antibiose (Tobramaxin®, Ciloxan®) 10 Tage.
Atropin AS lokal 10 Tage.
Halskragen bis zum Fädenziehen.
Der Patient wird über 4 – 6 Tage 1 x täglich kontrolliert.
Die Tarsorrhaphie sollte nach 3 – 5 Tagen gelöst werden. Der Nickhautflap kann, sofern keine Dehiszenzen oder andere Probleme auftreten, 10 (bis 14) Tage belassen werden.

Mögliche Komplikationen:
Patienten mit traumatischen PB/LB sind häufig polytraumatisiert. Man sollte sich durch den beeindruckenden Augenbefund nicht von anderen, diskreteren aber gefährlicheren Veränderungen (Schock, Pneumothorax, Gehirntrauma etc.) ablenken lassen.

Bei Wundinfektionen im retrobulbären Raum: Chirurgische Revision, antibiotische Versorgung nach BU (Tupferprobe).

Bei Hornhautinfektion mit Kollagenaseproduzenten (*Pseudomonas* spp.): Kommt es trotz Behandlung mit (meistens) pseudomonaswirksamen Antibiotika (z. B. Tobramycin AT, Gyrasehemmer AT) zu einer Einschmelzung der Kornea, sollte das Antibiotikum gewechselt und zusätzlich ein Kollagenasehemmer (Acetylcystein, EDTA) eingesetzt werden.

Im äußersten Notfall ist der Flap oder die Tarsorrhaphie zu lösen, damit die Hornhaut offen und kontrolliert behandelt werden kann.

8.1.1.3. Akutes Glaukom

Plötzliche Erhöhung des Augeninnendruckes mit der pathognomonischen Trias: Mydriasis, Hornhautödem, erhöhter Augeninnendruck (IOT).

Meist anfallsartig auftretende, starke Schmerzen mit entsprechenden Allgemeinstörungen.

Es bestehen Photophobie, Tränenfluß, zirkuläre Injektion der Skleralgefäße, der Augeninnendruck (IOT) ist erhöht. Die Palpation ist hierbei nur ein unzureichendes diagnostisches Hilfsmittel und liefert oft falsche Resultate. Die Messung des IOT mit dem Tonopen® ist einfach und liefert zuverlässige Werte. Die Anschaffung ist jedoch sehr teuer. Ein guter Kompromiß für die Praxis ist das mechanische Tonometer nach Schiötz, das zumindest beim Hund akzeptable Meßwerte liefert, mit vertretbarem Einarbeitungs- und Arbeitsaufwand zu bedienen und zu einem akzeptablen Preis erhältlich ist.

Ursachen:

– Primäres Glaukom, selten

– Sekundäres Glaukom als Folge von Irritationen im Bereich der Hornhaut oder der vorderen Augenkammer (Hornhautverletzungen, Luxatio lentis, Uveitis etc.)

Telefonische Anweisung an den Besitzer:

Der akute Glaukompatient wird am Telefon meistens wegen seiner Allgemeinstörungen angekündigt, gegebenenfalls fällt dem Besitzer die (einseitige) weitgestellte Pupille auf.

Keine Erste-Hilfe-Anweisung an den Besitzer. Der Patient muß umgehend in die Praxis gebracht werden.

Behandlung:

– Erleichterung des Kammerabflusses (Pilocarpin 1% AT), bei ungenügendem Therapieerfolg (Nachmessen des IOT nach 6 Stunden) Gabe von Pilocarpin 2% plus Epinephrin (syn. Adrenalin) 1% AT oder gegebenenfalls zusätzlich ß-Blocker (z. B. Glaucothil®)

– Verringerung des Augeninnenvolumens (*Mannitol* i. v.)

– Verminderung der Kammerwasserproduktion (*Azetazolamid*)

Gelingt es innerhalb der ersten 8–12 Stunden nicht, den IOT zu senken, besteht die Gefahr eines dauerhaften, irreparablen Augenschadens. Sollte der Besitzer nicht mit einer evtl. indizierten, späteren Entfernung des Augapfels einverstanden sein (in der Karteikarte dokumentierte Aufklärung, am besten vor Zeugen!), muß der Patient umgehend an eine Einrichtung überwiesen werden, die eine Glaukom-Op unter Erhaltung eines mehr oder weniger funktionellen Auges durchführen kann.

In der Tiermedizin sollte dem tierschützerischen Aspekt (ein Glaukom ist ein hochschmerzhafter Zustand) der Vorzug vor kosmetischen Überlegungen zur Erhaltung eines nicht mehr funktionsfähigen und gegebenenfalls chronisch irritierten und schmerzhaften Auges gegeben werden.

Komplikationen:

Immer wieder mißlingt trotz optimalem Regime die Senkung des IOT. Der Klient sollte auf diese Möglichkeit direkt zu Beginn der Behandlung hingewiesen werden.

Ist der IOT unter Kontrolle, muß der Patient in regelmäßigen Abständen nachkontrolliert werden. Eine lebenslange Dauertherapie ist notwendig, ein akutes Aufflammen jederzeit möglich.

8.1.1.4. Augenverätzung

Die Hornhaut hat einen geschichteten, sehr dünnen Aufbau und ist unter physiologischen Bedingungen nicht vaskularisiert. Auch oberflächliche Irritationen führen deswegen via Gefäßeinsprossung stets zu einer Beeinträchtigung des Visus. Die vollständige Gefäßrückbildung nach Behebung der Korneadefekte ist nicht garantiert. Aus diesem Grund läßt sich das Ausmaß zurückbleibender Hornhautschäden nie vorhersagen.

Ursachen:

Kontakt der Augenoberfläche mit festen, flüssigen oder gasförmigen Agentien, die die Hornhaut schädigen.

Telefonische Anweisung an den Besitzer:

Wesentlich ist eine schnelle Erstversorgung. Aus diesem Grunde sollte als erstes mit größeren Mengen einer möglichst körperwarmen Flüssigkeit das offene (!) Auge ausgespült werden. Sicherlich gibt es zur Spülung geeignetere Lösungen, die aber in einem Haushalt nicht ohne weiteres aufzutreiben sind. Da in diesem Fall jedoch sofortiges Handeln das oberste Gebot und fließendes warmes Wasser überall zu finden ist, sollte der Besitzer das betroffene Auge über mehrere Minuten mit körperwarmem Wasser ohne Druck ausspülen. Anschließend sollte das Auge mit feuchten Tüchern abgedeckt, der Patient vor Automutilation geschützt und schnellstmöglich in die Praxis gebracht werden. Wenn immer möglich, sollte der Klient die Packung des reizenden Agens mitbringen, zumindest jedoch angeben können, um welchen Reizstoff es sich handelt.

Bei trockenen Reizstoffen, z. B. Kalkstückchen o. ä. sollte zuerst einmal versucht werden, diese mit einer Pinzette zu entfernen.

Direkt nach dem Telefonat sollte mit der Giftzentrale abgeklärt werden, ob bei dem Agens Einwände gegen eine Augenspülung mit physiologischer NaCl oder *Ringerlaktat* bestehen. Alternativen sollten erfragt werden.

Behandlung:

– Augenspülung mit lauwarmem Ringerlaktat (bzw. einer von der Giftzentrale empfohlenen Flüssigkeit)

– *Flunixin* über 3 Tage

– Gentamicin AT lokal

– Atropin AS lokal (zur Behandlung der Reizuveitis)

– gegebenenfalls kortisonhaltige Augenmedikamente in der zweiten Woche

– Flap-Op bei Wundheilungsstörungen

8.1.1.5. Hornhautverletzung

Bei einer Hornhautverletzung sind eine oder mehrere Schichten der Hornhaut in einem mehr oder weniger ausgedehnten Bereich zerstört. Das wahre Ausmaß eines solchen Schadens läßt sich nur nach Anfärbung mit Fluoreszein feststellen. Diese Augenuntersuchung ist einfach, schnell und sicher auszuwerten. Der finanzielle Aufwand ist zu vernachlässigen. Die Anfärbung der Hornhaut mit Fluoreszein sollte deshalb in allen Fällen durchgeführt werden, in denen die Hornhaut verletzt sein könnte.

Bei sämtlichen einseitigen Augenreizungen sollte stets per Anfärbung mit Fluoreszein eine Hornhautverletzung ausgeschlossen werden.

Ist lediglich die Deszemetsche Membran intakt, färbt sich diese nicht an. Die Fluoreszeinprobe wird also bei dieser, besonders profunden, Korneaverletzung falsch negativ bleiben. Eine Verletzung der Hornhaut bis auf die Deszemetsche Membran dürfte jedoch bei guten Lichtverhältnissen keinem Untersucher verborgen bleiben.

Ursachen:

Kratzverletzungen (Krallen, Äste oder andere feste Hindernisse), Stichverletzungen, Fremdkörper.

Bei Hornhautverletzungen sollte stets der Konjunktivalsack gegebenenfalls unter Lokalanästhesie gründlich untersucht werden. Fremdkörper wie Getreidegrannen, Holzteile, Kartoffelchips o. ä. sind hier posttraumatisch häufig noch anzutreffen, bevor sie sich auf »Nimmer-Wiedersehen« distal durch die Konjunktiva bohren.

Patientenimmanente Ursachen wie ektopische Zilien, Entropium, Distichiasis oder Trichiasis sollten besonders bei entsprechenden Rassen (Perserkatzen, brachygnathe Hunderassen, Pudel, Golden Retriever etc.) beachtet werden.

Telefonische Anweisung an den Besitzer:

Festgestellte Fremdkörper sollten durch den Besitzer nicht entfernt werden. Sie verschließen gegebenenfalls glücklicherweise die Hornhaut und verhindern somit das Auslaufen des Auges. Der Besitzer sollte das betroffene Auge mit feucht-kalten Tüchern abdecken, auf Automutilation achten und unverzüglich in die Praxis kommen.

Behandlung:

– Flap-Op

Die Hornhaut verfügt nicht über eine eigene Gefäßversorgung, die zur Defektheilung notwendig ist.

Zuerst verschafft man sich nativ und anschließend mit der Fluoreszeinprobe unter guten Lichtverhältnissen und gegebenenfalls einer Vergrößerung (Kopfbandlupe) über das Ausmaß der Verletzung Klarheit. Auch bei kleineren bis mittelgradigen Hornhautverletzungen, deren Konsequenzen zum Zeitpunkt der Erstuntersuchung noch gar nicht abzusehen sind, sollte man sich im Zweifelsfall für den sicheren Weg entscheiden. Dieser besteht stets in einer Flap-Op. Mit einer Flap-Op wird die Defektheilung auf natürliche Weise unterstützt und das betroffene Auge ruhiggestellt. Die Gefäßversorgung der Nickhaut unterstützt die Reparation der Hornhautwunde. Alle notwendigen lokalen Arzneimittel können auch von außen auf die aufgenähte Nickhaut appliziert werden und gelangen per Diffusion auf die Hornhaut.

– Lokale Antibiose (Gentamicin AT, Tobramycin AT, Gyrasehemmer AT)

– Atropin lokal (jede Keratitis kann auch eine Uveitis verursachen)

– Lokale Medikamente zur Unterstützung der Reepithelisierung (Actihämyl®, Actovegin®)

– Vitamin A systemisch zur Unterstützung der Reepithelisierung

– *Flunixin* und systemische Antibiose (*Amoxizillin*) nur bei schmerzhaften bzw. ausgedehnteren Prozessen

Nachbehandlung:

– Der Patient sollte solange streng überwacht werden, bis die Fluoreszeinprobe negativ wird.

– Bis zu diesem Zeitpunkt können systemische Vitamin-A-Gaben sowie Anabolika (Laurabolin®) zusätzlich zur lokalen Behandlung einen günstigen Einfluß haben.

– Ist die Fluoreszeinprobe negativ, kann mit kortikoidhaltigen Augentropfen (Efemolin®) versucht werden, die nicht mehr notwendigen, aber als graue Schleier störenden Geistergefäße von der Hornhaut zu verdrängen.

Komplikationen:

Auch kleinere, prima vista harmlos erscheinende Hornhautverletzungen können zu dauerhaften Visusbeeinträchtigungen führen. Der Besitzer ist nach einer positiven Fluoreszeinprobe, die auch aus forensischen Gründen stets durchgeführt und dokumentiert werden sollte, auf mögliche Dauerschäden hinzuweisen.

Eine Infektion mit kollagenasebildenden Bakterien kann auch bei banalen Hornhautverletzungen innerhalb weniger Stunden fatal eskalieren.

Zurückbleibende, oft für den Visus gar nicht mehr relevante Hornhauttrübungen bereiten häufig dem Besitzer – oder dem Preisrichter – (und damit auch dem behandelnden Tierarzt) mehr Probleme als dem Patienten.

8.1.1.6. Hornhautperforation

Sind alle Schichten der Hornhaut perforiert, quillt sofort Kammerwasser durch die Perforationsstelle nach außen, der IOT sinkt, der Bulbus kollabiert. Bakterien dringen durch die Perforationswunde ein und kontaminieren den Bulbus. Da die Bakterien hier optimale Bedingungen vorfinden, wird aus einer Kontamination nach kurzer Zeit eine Infektion. Folge dieser Infektion ist eine Panophthalmie, d. h. Entzündung aller Augenanteile. Da diese Bakterien über kurze Wege auch in das zentrale Nervensystem und seine Häute gelangen können, ist die Entwicklung einer Enzephalitis, bzw. Meningoenzephalitis möglich.

Ursachen:

– Traumatisch (akut)

– Durchgebrochene Hornhautgeschwüre (chronisch)

Telefonische Anweisung an den Besitzer:

In günstig gelagerten Fällen steckt der Fremdkörper noch in der Hornhautwunde und verschließt diese (siehe auch *Hornhautfremdkörper*). Die Fremdkörperentfernung und der dadurch hervorgerufene Kollaps des Bulbus kann nur unter kontrollierten Bedingungen vom behandelnden Tierarzt durchgeführt werden.

Das betroffene Auge sollte mit feuchten Kompressen abgedeckt, der Patient am Kratzen gehindert und so schnell wie möglich in die Praxis transportiert werden.

Behandlung:

– Intubationsnarkose (Ruhigstellung des Bulbus)

– Systemische Antibiose (*Amoxizillin*)

– Spülung der Augenumgebung mit großen Mengen körperwarmen Ringerlaktats

– Kein (!) Scheren oder Rasieren des Operationsfeldes

– Sterile Abdeckung

- Benutzung einer Lupenbrille
- Verschluß der Hornhautverletzung mit Einzelheften. Empfohlenes Nahtmaterial z. B. Dexon 7/0®. Die Einzelhefte müssen absolut symmetrisch gesetzt werden und dürfen das Hornhautendothel nicht perforieren. Debridements, Wundumschneidungen oder ähnliche Revisionsmaßnahmen dürfen an der Hornhaut nicht durchgeführt werden.
- Parazentese: 0,5 – 1,0 ml physiologischer NaCl oder Ringerlaktat mit aufgesetzter blauer Kanüle. Perforation der Hornhaut an der Grenze zwischen Hornhaut und Sklera. Langsame Injektion bis der Bulbus nahezu wieder physiologisch gestellt ist
- Lokale Antibiose (Gentamicin, Tobramycin oder Gyrasehemmer)
- Bei größeren Verletzungen oder unbefriedigender Adaption der Hornhautränder Flap-Op
- *Flunixin*
- Halskragen

Manipulationen an der Hornhaut, wie Fremdkörperentfernung oder Naht sollten unter guten Lichtverhältnissen und ausreichender Vergrößerung, z. B. Lupenbrille 4fach durchgeführt werden.

Komplikationen:

Trotz steriler Kautelen kann es nach einer Perforation zu einer Infektion des Bulbus kommen, worauf der Besitzer von Anfang an hinzuweisen ist. Bei einer Infektion ist eine bakteriologische Tupferprobe zu empfehlen und das Antibiotikum nach Testergebnis einzusetzen.

8.1.1.7. Hornhautfremdkörper

Hornhautfremdkörper können die Hornhaut perforieren oder nicht perforieren. Die Beurteilung dieses Unterschiedes ist dem Besitzer nicht zuzumuten. Deshalb sollte generell jeder Fremdkörper solange als perforierend angesehen werden, bis das Gegenteil bewiesen ist.

Siehe auch *Hornhautperforation*.

Ursachen:

Fast immer organische Fremdkörper (Dornen, Holzzweige etc.), seltener mineralische (Glas) oder metallische Fremdkörper.

Telefonische Anweisung an den Besitzer:

Der Fremdkörper sollte auf gar keinen Fall von Laien am nicht sedierten Hund und ohne Hilfsmittel manipuliert werden. Das Auge ist mit feuchten Kompressen zu schützen und der Patient unverzüglich in die Praxis zu transportieren.

Behandlung:

Vorbereitung

Nach einer kurzen Inspektion des Auges sollte der Patient für eine Narkose vorbereitet werden. Wir wählen hierfür generell eine Intubationsnarkose, weil dadurch der Bulbus ruhiggestellt wird und ohne reflektorische Lidbewegungen manipuliert werden kann.

Die Umgebung des betroffenen Auges wird gründlich mit größeren Mengen körperwarmer (Mikrowelle) physiologischer NaCl oder Ringerlaktat gespült.

Eine Hornhautnaht wird vorbereitet. Der Patient wird steril abgedeckt.

Entfernung des Fremdkörpers

Eingriffe dieser Art gelingen besser unter optischer Vergrößerung. Gut bewährt hat sich nicht nur hierbei eine Lupenbrille (z. B. Eschenbach 4 x), die nach einer Eingewöhnungszeit phantastische Dienste leistet.

Ob ein Fremdkörper perforiert oder nicht, kann erst festgestellt werden, wenn man versucht, ihn mit einer geeigneten Pinzette zu entfernen. Häufig gelingt die Entfernung auch mit der »Zwei-Kanülen-Methode«, bei der mit der Hilfe von zwei Kanülenspitzen der Fremdkörper derart aus der Hornhaut gehebelt wird, daß er ohne abzubrechen in toto entfernt werden kann.

Das weitere Vorgehen erfolgt beim perforierenden Fremdkörper wie unter *Hornhautperforation* bzw. beim nicht perforierenden Hornhaut-Fremdkörper wie unter *Hornhautverletzung* beschrieben.

8.1.2. Nase und Ohren

8.1.2.1. Fremdkörper in der Nasenhöhle

Fremdkörper im Cavum nasi können zu Dyspnoe und Atemgeräuschen führen. Im akuten Fall niesen die Patienten heftig, machen Abwehrbewegungen und versuchen von außen mit der Pfote an der Nase zu wischen oder zu kratzen.

Fremdkörper verursachen zunächst einseitigen, seromukösen, nach einigen Tagen mukopurulenten Nasenausfluß. In seltenen Fällen muß damit gerechnet werden, daß Fremdkörper wandern können.

Differentialdiagnostisch muß an Tumoren oder Infektionen (Pilze!) der Nasen- oder Nasennebenhöhlen gedacht werden.

Ursachen:

Fremdkörper in der Nase sind oft organischer Natur (abgebrochene Zweige oder Grannen) und werden beim Schnüffeln aufgenommen.

Insbesondere Grannen können wegen ihrer richtungsweisenden Widerhaken nur in aboraler Richtung wandern.

Nach Beißereien können abgebrochene Zähne oder Zahnteile im Cavum nasi steckenbleiben. Fehlerhafte Zahnentwicklung im Oberkiefer kann eine Fremdkörpersymptomatik vortäuschen.

Telefonische Anweisung an den Besitzer:

Die Entfernung von Fremdkörpern aus dem Cavum nasi durch Laien ist insofern problematisch als, besonders bei wehrigen Patienten, der Fremdkörper abbrechen kann. Eine Entfernung in toto wird dadurch erschwert.

Aus diesem Grund sollte der Patient umgehend in die Praxis gebracht werden.

Behandlung:

Der Patient wird klinisch untersucht und die betroffene Nasenhöhle von außen inspiziert. In den meisten Fällen, insbesondere jedoch bei unruhigen Tieren und bei Fremdkörpern, deren vollständige Größe sich von außen nicht abschätzen läßt, ist eine *Injektionsnarkose* indiziert.

Der Fremdkörper wird vorsichtig entfernt, gegebenenfalls nachdem etwas Gleitmittel oder Paraffinöl in die Nasenhöhle instilliert worden ist.

Die Nase wird anschließend mit einem Endoskop (oder einem Otoskop mit kleinem Trichter) auf weitere Fremdkörper und Verletzungen untersucht. Im Zweifelsfall erfolgt zusätzlich eine Röntgenkontrolle.

Komplikationen:

Der Fremdkörper muß auf alle Fälle vollständig entfernt werden.

Die Nasenschleimhaut ist gut vaskularisiert und neigt zu postoperativen Blutungen. Können diese Blutungen nicht unter Sicht diathermisch gestillt werden, empfiehlt sich das Einlegen eines mit *Adrenalin* 1:10.000 beträufelten Tupfers. Gleichzeitig werden von außen Eiskompressen auf den Nasenrücken gelegt.

Sollte die Hämostase mit dieser Methode wider Erwarten nicht gelingen, kann die Nasenhöhle mit einem Adrenalintupfer austamponiert werden, der von außen entfernt werden kann. Gut geeignet ist hierzu eine entrollte Mullbinde, deren äußeren Zipfel man 1 cm aus der Nase herausschauen läßt. Gegebenenfalls wird dieser Zipfel mit einem durch die Nasenöffnung geführten Einzelheft gesichert (lange Fadenenden zum bessern Ziehen des Tupfers!). Der Patient erhält einen Halskragen und muß wegen weiterer Blutungen (Aspiration, chron. Blutverlust) sicher nachkontrolliert werden.

8.1.2.2. Epistaxis

Blutungen aus einer oder beiden Nasenöffnungen, die über einen längeren Zeitraum bestehen und keine offensichtliche Tendenz zur Spontanstillung zeigen.

Ursachen:

Einseitige Blutungen

Meist lokale Ursachen:

– Verletzungen, *Fremdkörper in der Nasenhöhle*, Tumoren, Infektionen

Beidseitige Blutungen

Meist systemische Ursachen:

– Intoxikationen (z. B. *Cumarinvergiftung, Östrogenvergiftung*)

– Blutgerinnungsstörungen (z. B. Verbrauchskoagulopathie/DIC, van Willebrands disease)

– Tumoren (blutbildendes System, Atmungsapparat)

– Hepatopathien

– Infektionen (z. B. Ehrlichien, Babesien, Leishmanien), Auslandsaufenthalt? Endemische Gebiete?

– Immunologische Ursachen

Bei beidseitiger Epistaxis sollte stets kontrolliert werden, ob eine Blutungsneigung auch in anderen Organen nachweisbar ist (z. B. Urinuntersuchung, Kotuntersuchung, Untersuchung von Haut und Schleimhäuten auf petechiale Blutungen, Fingernagelprobe an der Zahnschleimhaut).

Telefonische Anweisungen an den Besitzer:

Blutungen und deren Ausmaß werden vom Besitzer häufig über- oder unterschätzt. Blut, das in der Nasenhöhle austritt, kann unterschätzt werden, weil der größte Teil des Blutes abgeschluckt und damit für den Besitzer nicht auffällig ist.

Generell sollte ein Patient mit Nasenblutungen ohne erkennbare Ursache in die Praxis bestellt werden. Das Auflegen von kalten Kompressen (Kühlkissen, in Handtücher eingeschlagenes, zerhacktes Eis o. ä.) kann unkompliziertere Blutungen stillen. Gelingt es auch damit nicht, die Blutung zu kontrollieren, muß der Patient vorgestellt werden.

Behandlung:

Kausale Behandlung

– Bei einseitiger Epistaxis: Ausschluß bzw. Behandlung von Traumen, Fremdkörpern, Tumoren oder Infektionen der Nasenhöhle

– Bei beidseitiger Epistaxis: Gerinnungsstatus, rotes und weißes Blutbild, Hämatokrit, Hämoglobin, Leberwerte, serologische Untersuchung auf Ehrlichien, Babesien und Leishmanien, Untersuchung der ANA, Knochenmarksuntersuchung

Symptomatische Behandlung

– Bei einseitiger Epistaxis Hämostase durch Elektrokoagulation oder Adrenalintupfertamponade

– Bei beidseitiger Epistaxis systemische Behandlung mit *Kalziumboroglukonat*, *Vitamin K* (Cumarinvergiftung, Hepatopathien), *Prednisolon*, Abdeckung mit Breitbandantibiotika, z. B. Pen-Strep oder *Amoxizillin*, Plasmaexpander oder besser Vollbluttransfusion (unterhalb von Hämatokrit-Werten von 20 beim Hund und 12 bei der Katze)

Komplikationen:

Der Wert sogenannter Hämostyptika sollte nicht überschätzt werden. (Das beste Hämostyptikum ist eine Ligatur!) Wesentlich bei der Behandlung von hartnäckigen Blutungen aus der Nase ist die Erkennung und Behandlung der Ursache!

Die Prognose hängt wesentlich von der Ursache ab.

Zur genauen prognostischen Beurteilung ernsthafter Blutungen ist eine Knochenmarksuntersuchung unerläßlich.

8.1.2.3. Fremdkörper im äußeren Gehörgang

Bestimmte Fremdkörper haben nicht nur die Eigenschaft, sich im Gehörgang festzusetzen, sondern bewegen sich immer tiefer in Richtung Trommelfell. Hierzu gehören u. a. Grannen, die sich aufgrund ihrer Grannenhaare immer tiefer in den Gehörgang einarbeiten, sowie Insekten und Käfer, die sich meistens nur vorwärts und nicht rückwärts bewegen können.

Die Patienten schütteln und kratzen sich. Die betroffene Seite ist schmerzhaft und wird nach unten gehalten (Kopfschiefhaltung). Nach relativ kurzer Zeit zeigt sich bei der Inspektion des betroffenen Gehörganges eine Otitis externa.

Ursachen:

Getreidegrannen, abgebrochene Watteträger, Kinderspielzeug (Halmafiguren), Insekten und Käfer.

Behandlung:

Klinische Untersuchung, Inspektion beider Gehörgänge.

Da Fremdkörper im äußeren Gehörgang nur selten oberflächlich, sondern meistens tief und dicht am Trommelfell zu sitzen pflegen, empfiehlt sich zur Entfernung eine *Injektionsnarkose*.

Vor der Narkose sollten vorbereitet werden: Großlumiges Otoskop, durch das ein Fremdkörper entfernt werden kann, Fremdkörperfaßzange (Polypenfaßzange), körperwarmes Ringerlaktat zur Ohrspülung.

Das Otoskop wird nach maximalem Zug der Ohrmuschel in Richtung dorsal unter Sichtkontrolle und mit leicht schraubenden Bewegungen bis kurz vor den Fremdkörper eingeführt. Der Fremdkörper wird unter Sicht mit der Zange gefaßt und vorsichtig mit gleichmäßigem Zug durch das Otoskop nach außen gezogen. Bei größeren Fremdkörpern müssen gegebenenfalls Fremdkörperzange plus Fremdkörper gemeinsam mit dem Otoskop nach außen entfernt werden.

Der Gehörgang wird mit körperwarmer Elektrolytlösung gespült, nachdem zuvor die Integrität des Trommelfelles überprüft wurde. Anschließend wird der Gehörgang noch einmal gründlich untersucht (Verletzungen, Fremdkörperreste, intaktes Trommelfell).

Für einige Tage wird eine antibiotika-/kortikoidhaltige Ohrensalbe verabreicht. Die Injektion eines Analgetikums z. B. *Flunixin* oder *Tolfenaminsäure*, ist u. a. aufgrund der abschwellenden Wirkung sinnvoll. Bei umfangreicheren Verletzungen des Gehörgangs sowie bei Trommelfellverletzungen sollte der Patient systemisch mit Antibiotika versorgt werden.

Komplikationen:

Bei Verletzungen des Trommelfells sollte der Besitzer über mögliche Komplikationen (z. B. Otitis media) aufgeklärt werden.

8.1.3. Mundhöhle

8.1.3.1. »Stöckchentrauma«

Vom Besitzer oder anderen Hunden hochgeworfene längliche, spitze Gegenstände (Holzstecken) werden von Hunden im Spiel unglücklicherweise so aufgenommen, daß der Rachenbereich verletzt wird.

Die Hunde jaulen beim Spielen plötzlich auf, lassen den Stock fallen. Eventuell wird vom Besitzer Speichel beobachtet, der sich nach einiger Zeit blutig färben kann. Die Hunde machen einen traurigen Eindruck, lassen den Kopf hängen und zeigen zunehmend Allgemeinstörungen.

Ursachen:

Typischerweise zerreißen Mukosa und Submukosa im Bereich des weichen Gaumens und/oder des Rachenringes.

Telefonische Anweisung an den Besitzer:

Die genaue Untersuchung der Mundhöhle kann von einem Laien in dieser Situation nicht erwartet werden. Bei Verdacht auf Stöckchentrauma sollte die Halsgegend von außen mit Eiskompressen, Kühlkissen o. ä. gekühlt werden, um die Bildung von Schwellungen zu verzögern. Der Hund sollte umgehend in die Praxis gebracht werden.

Behandlung:

Nach klinischer Untersuchung und kurzer Inspektion der Mundhöhle wird zur genauen Beurteilung in den meisten Fällen eine *Injektionsnarkose* notwendig sein. Schon vor der Narkose sollte eine eventuelle Schleimhautnaht vorbereitet werden (Mundspreizer, Lichtquelle, Zungenfaßzange, kleines Besteck, PDS 3/0 Nadel-Faden-Kombination®, gegebenenfalls Intubationsbesteck, größere Tupfermengen, *Adrenalinlösung* 1:10.000. Wünschenswert: Absauganlage und Elektrotom).

Präoperativ wird der Hund antiphlogistisch behandelt. Bei deutlichen Schwellungen mit Würgereiz oder Beeinträchtigung der Atmung ist *Methylprednisolon*, ansonsten *Flunixin* indiziert.

Die systemische Verabreichung eines Antibiotikums (Pen-Strep, *Amoxizillin*) ist sinnvoll.

Die in der Regel zackig ausgerissenen Wundränder werden genau untersucht. In seltenen Fällen können sie noch Holzreste enthalten. Blutkoagel und Debrisreste werden entfernt. Eine Wundumschneidung sollte, wenn überhaupt, nur sehr spärlich durchgeführt werden.

Die Wundränder werden mit Einzelheften und kurzgeschnittenen Knoten spannungsfrei adaptiert. Wegen der engen Platzverhältnisse kann es gegebenenfalls notwendig sein, die Knoten außerhalb der Mundhöhle zu knoten und dann vorzuschieben.

Komplikationen:

Tiefere Gewebeschichten als die Submukosa sind normalerweise nicht betroffen. Dennoch muß die Wundumgebung gründlich untersucht und gegebenenfalls eine weitere Versorgung vorgenommen werden.

Bei größeren Traumata, stärkeren Schwellungen oder Blutungen sollte der Patient intubiert werden, um Atemnot oder einer Aspiration vorzubeugen.

Obwohl die Schleimhaut gut vaskularisiert ist, sind größere Blutungen normalerweise kein Problem und treten nur dann auf, wenn die Tonsillen oder die A. palatina ascendens verletzt sind. Deutlichere, arterielle Blutungen müssen per Ligatur oder elektrochirurgisch gestillt werden. Ist die Tonsille zu stark verletzt, sollte einseitig tonsillektomiert werden.

Synthetische, resorbierbare Nahtmaterialien PDS®, Vicryl®, Dexon®) sind wegen ihrer längeren Belastbarkeit im feuchten Milieu der Mundhöhle Catgut vorzuziehen.

Nach einer korrekten chirurgischen Versorgung heilen auch umfangreichere Stöckchentraumen schnell und unkompliziert ab.

8.1.3.2. Knöcherne Fremdkörper in der Mundhöhle

Beim Hund verkeilen sich beim Fressen Knochenstücke typischerweise im Ober-, seltener im Unterkiefer quer zwischen den P4 so fest, daß der Hund sie selbst nicht mehr herausbekommt.

Die Hunde geraten in Panik und versuchen durch Wischen mit den Pfoten, den Knochen herauszuarbeiten. Nach kurzer Zeit beginnnen die Patienten, stark zu speicheln.

Ursachen:

Knochen (typischerweise Hühnerröhrenknochen oder Schweinerippchen), Holzstöckchen oder Teile davon, die sich beim Fressen oder Benagen im Ober- oder Unterkiefer quer verkeilen.

Telefonische Anweisung an den Besitzer:

Hat der Besitzer die Ursache erkannt, kann er versuchen, den verkeilten Knochen selbst herauszuhebeln. Er sollte jedoch ausdrücklich darauf aufmerksam gemacht werden, daß auch friedliche Hunde in dieser Situation beißen können.

Schon allein aus diesem Grund ist eine Entfernung des Knochens durch den Tierarzt zu empfehlen.

Behandlung:

Nach gründlicher klinischer Allgemeinuntersuchung sollte die Mundhöhle inspiziert werden, was meistens bei den in Panik geratenen Hunden gar nicht so einfach ist. Eine kurze *Injektionsnarkose* ist für alle Betroffenen der leichtere Weg: der Fremdkörper läßt sich mit einer Zange oder einem Knochenhebel problemlos entfernen. Obwohl Verletzungen selten sind, sollten Mund- und Rachenraum nach der Fremdkörperentfernung gründlich nachkontrolliert werden.

Komplikationen: Keine.

8.1.3.3. Insektenstich

Hunde und Katzen schnappen im Spiel nach Insekten, die dann in den Mund-Rachenraum stechen können.

Die meisten dieser Aktionen gehen – für den Fänger – harmlos aus, zumal viele Tiere eine meisterhafte Routine entwickeln, vorbeifliegende Insekten zu guillotinieren.

Reagieren die Patienten jedoch allergisch auf Insektengifte oder liegt der Stich an einer ungünstigen Stelle, kann der Patient sehr schnell Atemnot oder Anzeichen einer Anaphylaxie entwickeln.

Weniger ernsthaft sind Wespenstiche ohne allergische Reaktion. Das Allgemeinbefinden der Patienten ist ungetrübt, von Zeit zu Zeit schreien sie jedoch unmotiviert auf. In solchen Fällen kann nach längerem Suchen häufig ein in der Mund- oder Zungenschleimhaut festsitzender Wespenstachel gefunden werden. Die Entfernung dieses Stachels ist wegen seiner Widerhaken häufig nur mit invasiveren Methoden möglich.

Ursachen:

Ungünstig gelagerte Insektenstiche, allergische Reaktion auf Insektengift.

Telefonische Anweisungen an den Besitzer:

Jeder vom Besitzer gemeldete Verdacht auf einen Insektenstich in die Mundhöhle sollte aus medizinischen wie auch forensischen Gründen ernstgenommen werden. Der Patient sollte in die Praxis bestellt werden, zumindest jedoch daheim für die nächsten Stunden unter strenger Kontrolle bleiben. Der Besitzer ist über die Symptomatik einer respiratorischen Störung, über die Anzeichen einer allergischen Reaktion und die Gefahr einer Anaphylaxie aufzuklären. Die Patienten sollten in diesen Fällen Kalzium (z. B. Frubiase-Kalzium-Trinkampullen®) erhalten und bei den geringsten Anzeichen von Dyspnoe oder Allergie unverzüglich in die Praxis gebracht werden.

Behandlung:

Dyspnoe nach Insektenstich

– Ruhige und kühle Umgebung
– A-B-C-D
– GAKU (Anaphylaxiegefahr!). Inspektion der Mundhöhle nur, wenn dies ohne Aufregung des Patienten möglich ist
– *Methylprednisolon*
– *Venöser Dauerzugang* und über diesen *Kalzium-Boroglukonat*, wenn keine Besserung:
– *Dimazon, Theophyllin*
– Ggf. *Diazepam* zur Anxiolyse
– Vorbereitung von O_2-Verabreichung, einer Injektionsnarkose, endotrachealer Intubation und Tracheotomie
– Enge Überwachung des Patienten bis zur Normalisierung der Atmung

Anaphylaktischer Schock

– Ruhige und kühle Umgebung
– A-B-C-D
– *Venöser Dauerzugang*, über diesen *Methylprednisolon, Ringerlaktat* als DTI
– *Adrenalin* i. v.
– Umwickeln der Hintergliedmaßen von distal nach proximal mit elastischen Binden, um die Zentralisierung des Kreislaufes zu unterstützen

Festsitzender Insektenstachel ohne Allgemeinstörungen

– Insektenstachel sitzen wegen ihrer Widerhäkchen oft so fest in Zungen- oder Mundschleimhaut, daß ihre Entfernung nur mit invasiveren Maßnahmen möglich ist. Aus diesem Grunde kann es auch sinnvoll sein, den Patienten antiphlogistisch zu behandeln und abzuwarten, bis der Stachel nach ein oder zwei Tagen spontan abgeht.

Komplikationen:

Der Ausgang einer anaphylaktischen Reaktion läßt sich auch bei korrekter medizinischer Versorgung nicht mit Sicherheit vorhersagen. Dem Besitzer ist direkt zu Beginn der Behandlung eine abwartende Prognose zu stellen.

Erholt sich der Patient innerhalb von 30 – 40 Minuten, ist die Prognose günstig.

Liegt dem Problem eine allergische Reaktion auf Insektengift zugrunde, sollte dies serologisch nachkontrolliert werden.

Bei erwiesener Überempfindlichkeit muß der Patientenbesitzer darüber aufgeklärt werden, daß bei erneutem Allergenkontakt mit den gleichen Problemen, gegebenenfalls in verstärkter Form zu rechnen ist.

Es ist deshalb empfehlenswert, dem Besitzer Prednisolonzäpfchen (z. B. Rektodelt-Zäpfchen®) zu verschreiben, die er im Ernstfall sofort applizieren kann.

8.1.3.4. Zahnfraktur

Frakturen im Bereich der Zahnkrone legen das Innere des Zahnes (Pulpahöhle, Bindegewebe, Gefäße, Nerven) frei. Abgesehen von der tierschutzrelevanten Komponente (Schmerzen), besteht somit die Möglichkeit, daß Keime eine Pulpitis verursachen, via Alveole in den Kieferknochen eindringen und zu einer Osteomyelitis des Kieferknochens führen.

Ursachen:

Zahntraumen durch Spiel (Beißen auf Knochen oder harte Gegenstände), Beißerei oder Unfall.

Telefonische Anweisung an den Besitzer:

In den meisten Fällen werden Zahnfrakturen erst sehr viel später zufällig vom Besitzer, bei Routineuntersuchungen durch den Tierarzt oder dann festgestellt, wenn Folgeprobleme auftreten.

Meldet der Besitzer eine frische Zahnfraktur telefonisch an, sollte dies als Notfall betrachtet werden. Somit besteht die Aussicht, durch möglichst umgehende Behandlung den Zahn erhalten und Folgeprobleme vermeiden zu können. Dies trifft insbesondere dann zu, wenn der Besitzer an der Frakturstelle Blut feststellt.

Der Besitzer sollte telefonisch über mögliche Folgeerkrankungen aufgeklärt werden und die Möglichkeit erhalten, sein Tier in der Praxis vorstellen zu können.

Behandlung:

Frische Zahnfrakturen

– GAKU (mögliches Polytrauma nach Unfall oder Beißerei)

– Injektionsnarkose, gründliche Visitation der Mundhöhle

– Ggf. Röntgenaufnahmen des Kiefers

– Vitalamputation

Eine **Vitalamputation** verspricht immer Aussicht auf Erfolg, wenn bei leichter Sondierung der Pulpastumpfoberfläche sofort arterielles Blut austritt, d. h. die Pulpa nicht infiziert ist. Besonders indiziert ist die Vitalamputation bei jungen Hunden, deren Zähne noch ein weites Pulpalumen und eine dünne Dentinschicht aufweisen. Bei starken Blutungen kann die Pulpa mit einer feinen Elektrotomsonde behutsam und sehr kurz oberflächlich koaguliert werden. Mit einem sterilen Rosenbohrer oder einem scharfen Löffel wird eine dünne, oberflächliche Pulpaschicht aus dem Kanal entfernt. Die dabei auftretende mehr oder weniger starke Blutung wird mit 3 – 10%iger H_2O_2-Lösung in aufsteigender Reihe vollständig gestillt. Auf die Pulpawunde wird nun eine genügend dicke Calxylschicht, $Ca(OH)_2$ appliziert.

Dieses Kalziumhydroxidpräparat fördert die Odontoblastenaktivität zur schnellen Bildung von Reizdentin, so daß die Pulpa innerhalb von ein paar Monaten wieder mit einer dicken Dentinschicht überbrückt ist. (Röntgenkontrolle im Abstand von einigen Monaten.) Die Calxylschicht wird mit Phosphatzement als Unterfüllung abgedeckt und abschließend mit einer Amalgamfüllung versorgt.

Der meist scharfkantige Zahnstumpf wird mit einem diamantierten Schleifkörper geglättet.

Postoperative Versorgung mit einem mundhöhlenspezifischen Antibiotikum, z. B. Cleorobe-Upjohn®.

Komplikationen:

Bei nicht geglückter Behandlung kommt es zu Schmerzreaktionen des Patienten beim Aufbeißen oder sogar zur Verweigerung der Nahrungsaufnahme. In diesem Fall sollte unbedingt eine totale Exstirpation der Pulpa mit anschließender Wurzelbehandlung vorgenommen werden (Totalamputation).

Die Vitalamputation hat, besonders wenn sie unmittelbar nach dem Trauma durchgeführt werden kann, eine gute Prognose. Die Totalamputation ist zwar die sicherere Methode, jedoch altert der Zahn mittelfristig und wird spröde, da die Blutgefäßversorgung fehlt.

Alte Zahnfrakturen

Bei alten Zahnfrakturen (keine frisch blutende Pulpahöhle, gegebenenfalls fauliger Geruch) muß eine Totalamputation durchgeführt werden, die jedoch keine Notfallbehandlung darstellt.

8.1.3.5. Besondere Fremdkörper am Zungengrund

Beim Spielen (Katzen, Welpen) oder bei der Futteraufnahme können spezielle Fremdkörper zum Zungengrund gelangen, sich dort festsetzen und über längere Zeit unentdeckt bleiben.

Speicheln, Foetor ex ore, Zungenulzera oder -nekrosen, Dysphagie, Regurgitieren, aber auch Ileusanzeichen sind häufige Symptome, die, wenn sie trotz konservativer Behandlung bestehen bleiben, eine gründliche Visitation der Mundhöhle in Narkose indizieren.

Nadeln mit eingefädeltem Faden spießen sich häufig am Zungengrund ein. Der Faden wird abgeschluckt, gelangt via Speiseröhre und Magen in den Darm und produziert hier das typische Bild eines fadenförmigen Fremdkörpers (Röntgenbefund: »aufgefädelter« Darm).

Ursachen:

– Ringförmige Fremdkörper (Trachealspangen oder Aortenringe beim Verfüttern von Innereien, Plastikteile o. ä.)
– Nähnadeln oder auch Angelhaken, häufig mit eingefädeltem Faden im Spiel oder beim Schnüffeln.

Telefonische Anweisung an den Besitzer:

Speziell Fremdkörper am Zungengrund werden häufig vom Besitzer als solche gar nicht wahrgenommen. Bei beobachteter Fremdkörper-Aufnahme (Angelhaken) oder beim Verdacht sollte der Patient in die Praxis bestellt werden. Hängt aus dem Mund gegebenenfalls ein Faden heraus, sollte der Besitzer angewiesen werden, diesen auf keinen Fall abzuschneiden oder daran zu ziehen, sondern ihn so zu belassen.

Behandlung:

Injektionsnarkose, Röntgenaufnahmen von Hals, Thorax und Abdomen, gründliche Inspektion der Mundhöhle.

– **Ringförmige Fremdkörper** werden sagittal durchtrennt und anschließend entfernt.
– Bei Verdacht auf **eingespießte Fremdkörper** wird der Zungengrund gründlich inspiziert und der Fremdkörper entfernt.

– Zieht ein **Faden** (der sich auch ohne Nadel um den Zungengrund geschlungen haben kann) magenwärts, kann sehr vorsichtig versucht werden, ob sich der Faden durch Zug in Richtung Mundhöhle bewegen läßt. Beim geringsten Widerstand muß dieser Extraktionsversuch **sofort** abgebrochen werden, da der Faden den Darm wie ein Sägeblatt durchschneiden kann.

Nach einem abgebrochenen Auszugversuch sollten Speiseröhre und Magen endoskopisch untersucht, das Ende des Fadens endoskopisch gefaßt und entfernt werden.

Besteht keine Möglichkeit zu einer Endoskopie, muß der Patient zur Laparotomie vorbereitet werden. Der Fremdkörper am Zungengrund bleibt in situ, und per Gastrotomie wird abgeklärt, ob der fadenförmige Fremdkörper durch den Magen in den Darm zieht. Liegt das Fadenende im Magen, wird der Kopf gestreckt, der Faden am Zungengrund durchtrennt, ganz langsam und gleichmäßig in den Magen gezogen und durch die Gastrotomiewunde nach außen entfernt. Der Fremdkörper am Zungengrund wird entfernt, Gastrotomie- und Bauchwunde routinemäßig verschlossen.

Zieht der Faden vom Magen durch den Pylorus in den Darm, wird durch vorsichtigen Zug am darmseitigen Ende versucht, den Faden aus dem Darm in den Magen vorzulagern. Beim geringsten Widerstand wird dieser Versuch abgebrochen (Gründe und Komplikationen s. o.), der Darm vorgelagert und mittels einer oder mehrerer Enterotomien das Fadenende dargestellt. Anschließend kann der Faden, gegebenenfalls in mehreren Teilen, entfernt werden. Der Faden wird am Zungengrund von der Nadel getrennt und durch den Magen ausgezogen. Die Nadel wird vom Zungengrund entfernt, Magen, Darm und Bauchhöhle routinemäßig verschlossen.

– **Angelhaken mit eingefädelter Angelschnur**

Angelhaken haben stets Widerhaken und dürfen auf gar keinen Fall durch Zug an der Angelschnur entfernt werden.

Hat sich der Angelhaken am Zungengrund oder im oberen Teil der Speiseröhre eingespießt, kann unter Sicht über die Angelschnur ein semirigides Rohr, z. B. eine Besamungspipette oder eine Schlundsonde geschoben werden. Dieses Rohr wird bis zum Angelhaken vorgeschoben. Durch vorsichtige Kombination von Zug an der Schnur und Vorschieben des Rohres gegen den eingespießten Haken wird versucht, den Haken aus seiner Umgebung zu lösen. Ist dies gelungen, wird der Haken soweit wie möglich in das Rohr gezogen und Haken, Schnur sowie Rohr gemeinsam entfernt.

Gelingt dies nicht, sollte der Patient, sofern nötig, stabilisiert und antibiotisch versorgt in die nächste Klinik überwiesen werden.

Komplikationen:

Verletzungen im Mund und Zungenbereich heilen nach Entfernung des Fremdkörpers fast immer komplikationslos aus.

Sehr viel empfindlicher reagiert der Darm und ganz besonders der Ösophagus. »Hau-Ruck-Methoden« sind hier streng kontraindiziert. Die Entfernung von Ösophagusfremdkörpern im Brustabschnitt verlangt darüber hinaus eine Thorakotomie und sollte im Zweifelsfall in eine Klinik überwiesen werden.

8.1.3.6. Grashalm im Katzenrachen

Katzen nehmen üblicherweise Gras zu sich, um sich die Entfernung der im Magen liegenden Haare zu erleichtern. Insbesondere Gräser, die an den seitlichen Blattkanten über feine Häkchen verfügen, spießen sich beim Hochwürgen im Nasopharynx nasal vom weichen Gaumen ein, hängen von dort in den Rachen herunter und sorgen so für dauerhaften Würgereiz. Ständiges Würgen der Katzen, auch ohne Futteraufnahme, ist das häufigste Symptom.

Ursachen:

Abschlucken und Hochwürgen von Gräsern, besonders solchen mit gezahnten Kanten.

Telefonische Anweisung an den Besitzer:

Grashalme als Rachenfremdkörper werden fast nie vom Besitzer als solche wahrgenommen. Anlaß zur Sorge bietet chronisches Würgen der Katze, weswegen der Patient in die Praxis bestellt werden sollte.

Behandlung:

Lautes Würgen mit nach vorne gestrecktem Kopf, das durch Druck auf den Kehlkopf auslösbar ist, läßt eine Pharyngitis vermuten, die auch viele andere Ursachen haben kann. Mit einem Laryngoskop oder einer anderen, langen Lichtquelle wird der Zungengrund herabgedrückt, untersucht und gleichzeitig dorsal die Region des weichen Gaumens untersucht. Da dieses Procedere auf Widerstand des nichtsedierten Patienten stößt, ergeben sich oft falsch negative Resultate. Der Patient sollte in diesem Fall konservativ (Antibiotika, Antiphlogistika) behandelt und mit der Option nachbestellt werden, daß beim Versagen der Behandlung eine gründlichere Untersuchung in Narkose durchgeführt werden muß:

Injektionsnarkose, Maulkeil, Gingicainspray auf den weichen Gaumen, vorsichtiges Fixieren des weichen Gaumens mit einer feinen Klemme und Vorziehen des weichen Gaumens in Richtung Mundöffnung. Im positiven Falle wird dabei die Spitze des Grashalms sichtbar. Der Grashalm wird nun so knapp wie möglich mit einer zweiten Klemme erfaßt und ganz vorsichtig in den Rachen gezogen. Nach ca. 0,5 cm sollte die Klemme gelöst und erneut ganz knapp am Rand des weichen Gaumens wieder auf den Grashalm gesetzt werden. Mit dieser Technik wird versucht, den Grashalm, der mitunter eine beachtliche Länge haben kann, in toto auszuziehen. Reißt der Grashalm hierbei, kompliziert sich das weitere Vorgehen. Meistens kommt die natürliche Spitze (abgerundet oder spitz, aber nicht abgerissen!) des Grashalmes erst zum Schluß, gegebenenfalls schlaufenförmig umgeschlagen, zum Vorschein.

Komplikationen:

In toto extrahierte Grashalme bedürfen keiner weiteren Behandlung. Die Fortsetzung der antibiotischen und antiphlogistischen Behandlung macht den Patienten noch schneller beschwerdefrei. Es ist wichtig, den entfernten Grashalm – möglichst am Stück – dem Besitzer zu zeigen. Häufig identifiziert der Besitzer dabei eigene Pflanzen, bekommt deren gefährliche Widerhäkchen demonstriert und ist bereit, die Übeltäter durch feliphilere Gewächse zu ersetzen.

Da Katzen aus dieser Begebenheit nicht lernen, werden sie oft kurze Zeit nach der Episode wieder mit den gleichen Problemen vorgestellt. In eigener Praxis wurde einem Kater dreimal hintereinander in 2- bis 3wöchigen Abständen ein Grashalm in Narkose entfernt, bis der Besitzer – vermutlich voll Argwohn gegen den Tierarzt – unserer Klinik fernblieb.

8.1.4. Gehirn

8.1.4.1. »Anfälle«

Unter dem Begriff »Anfälle« werden verschiedene Erkrankungen zusammengefaßt.

Wesentlich für den Besitzer ist die Tatsache, daß sich sein Tier

– abnormal verhält,
– motorisch einen (graduell unterschiedlich) übersteigerten Eindruck macht,
– auf seine Einwirkung unvollkommen oder überhaupt nicht reagiert.

> **Aus tierärztlicher Sicht sind »Anfälle« dadurch gekennzeichnet, daß**
> – die Anfälle plötzlich einsetzen,
> – die Patienten das Bewußtsein verlieren,
> – die Patienten sich schnell erholen,
> – in den anfallsfreien Intervallen klinisch unauffällig sind.

Ursachen:

Anfallsleiden sind in der Human- und noch viel mehr in der Veterinärmedizin bisher nur unvollkommen erklärbar.

Häufig sind die Anfallsursachen
– zerebral   – metabolisch
– toxisch   – kardiogen
– infektiös   – tumorös

Telefonische Anweisung an den Besitzer:

Der Anfall seines Tieres ist für den Besitzer, gerade beim ersten Mal, ein traumatisches Erlebnis und muß von uns stets als solches ernstgenommen werden.

An erster Stelle muß der Patient bei hyperkinetischen Anfällen vor sich selbst und der Besitzer vor dem Patienten geschützt werden. Der Besitzer ist am Telefon zu beruhigen. Potentiell gefährliche Einrichtungsgegenstände sollten aus dem Weg geräumt und der Patient so bald wie möglich sicher (Katzen und kleine Hunde in Transportbehältnissen, größere Hunde mit Hilfspersonen) in die Praxis gebracht werden. Hausbesuche sollten in dieser Indikation, besonders wenn vom Besitzer gewünscht, nicht ohne einleuchtende Begründung abgelehnt werden.

Behandlung:

Wesentliches Behandlungsziel bei epileptiformen Anfällen ist es, die Vitalfunktionen des Patienten zu überwachen, ihn davor zu schützen, sich selbst Schaden zuzufügen und bei ernstzunehmenden Krampfanfällen diese medikamentell zu unterdrücken.

Unter praktischen Gesichtspunkten ist die Unterscheidung zwischen hypokinetischen und hyperkinetischen Anfällen sinnvoll.

Länge und Stärke des Anfalls können unterschiedlich ausgeprägt sein. Einmalige Episoden sind möglich, aber unüblich.

8.1.4.1.1. Hypokinetische Anfälle

Hypokinetische Anfälle sind in der Tiermedizin eher die Ausnahme. Wesentlich ist dabei die Unterscheidung vom Schwächeanfall eines chronisch kranken Tieres (Kachexie, Dehydratation, Nickhautvorfall, Muskelatrophie etc.).

Ursachen:

– Kardiovaskulär (*Bradykardie, AV-Block 3. Grades, Vorhofstillstand, Sick-Sinus-Syndrom*)
– Neurologisch (gegebenenfalls Überweisung zum EEG)
– *Hypoglykämie*
– Hypokalzämie

Behandlung:

Die Behandlung erfolgt kausal.

8.1.4.1.2. Hyperkinetische Anfälle

In der Regel handelt es sich hierbei um Anfälle, die den epileptiformen Erkrankungen zuzurechnen sind. Die meisten dieser epileptiformen Anfälle sind bereits vorbei, wenn die Patienten vorgestellt werden. Nichtsdestotrotz sollten epileptiforme Anfälle sowohl aus medizinischen, forensischen wie auch besitzerrelevanten Gründen ernstgenommen und als Notfälle gehandhabt werden.

Symptomatik und Ausprägung dieser Anfälle können stark variieren: Unkontrollierte Zuckungen einzelner Muskelgruppen bis hin zu massiven Krampfanfällen mit Bewußtseinsverlusten oder gar Dauerkrämpfen (Status epilepticus).

Ursachen:

Ursachen für die zugrundeliegende »Entgleisung« der ZNS-Funktion können sein:

– Intrakranial (Organische Gehirnerkrankungen)

– Extrakranial (infektiöse oder metabolische Ursachen)

– Idiopathische epileptiforme Anfälle (ohne erkennbare extra- oder intrakraniale Ursachen).

Werden im anfallsfreien Intervall bei der klinischen Untersuchung Symptome gefunden, ist dies in den meisten Fällen ein Hinweis auf intrakraniale, organische Ursachen. Unauffällig verläuft diese Untersuchung bei nahezu allen Patienten mit metabolisch-toxischen Ursachen sowie bei der idiopathischen Epilepsie.

Behandlung:

Wesentlich ist bei allen Krampfpatienten eine sehr genaue **Anamnese**.

– Bei jungen Patienten muß an Mißbildungen als Ursache des Krampfgeschehens gedacht werden.

– Die idiopathische Epilepsie macht sich typischerweise in einem Alter von 1–3 Jahren zum ersten Mal bemerkbar.

– Bei älteren Patienten sollte an eine mögliche Neubildung (Gehirntumor oder Insulinom) gedacht werden.

Vorberichtlich muß der Zugang zu auslösenden Agentien (z. B. Blei, Strychnin, Äthylenglykol-Frostschutz, Insektizide) abgeklärt werden, s. *Vergiftungen*.

Zurückliegende Traumen oder fieberhafte Allgemeinerkrankungen sowie Tumorerkrankungen können von Bedeutung sein.

Typisch für epileptiforme Anfälle (**Grand mal**) sind:

– Unruheerscheinungen, die übergehen in

– klonisch-tonische Zuckungen,

– Speicheln,

– Seitenlage,

– Kot- und Urinabgang,

– Nichtansprechbarkeit.

Häufig tritt nach wenigen Minuten eine Erholung ein. Die Patienten verlangen nach Wasser und Futter, so als ob nichts geschehen wäre.

Aufmerksame Besitzer beobachten bei ihren Tieren häufig ein auffälliges Stadium, das den idiopathischen Anfall ankündigt. In diesem Zustand sind die Tiere ruhelos und aufgeregt, suchen häufig die Nähe zu ihrem Besitzer, lecken sich die Lippen oder beginnen bereits, mit einzelnen Muskelgruppen zu zittern.

Weniger dramatische Verhaltensveränderungen (**Petit mal**) können sich äußern in:

– teilweiser Nichtansprechbarkeit,

– Zuckungen einzelner Gliedmaßen oder Körperteile (Hautmuskeln, Rute),

– Halluzinationen (»Fliegenschnappen«),

– unmotivierten Lautäußerungen.

Sedation des Anfallpatienten

Optimal ist die intravenöse Verabreichung von *Diazepam*. Gelingt die intravenöse Verabreichung nicht, kann der Patient zunächst mit Diazepam oder *Chloralhydrat* rektal (Zäpfchen oder Rektiolen) sediert werden. Cave: Andere Neuroleptika als Diazepam oder Chloralhydrat verstärken häufig noch den Anfall.

Ist die rektale Sedation nicht ausreichend, sollte mit Diazepam i. v. nach Effekt sediert werden.

Sollte ein Anfall mit Diazepam nicht coupiert werden können, muß *Phenobarbital* (z. B. Luminal®) i. v. verabreicht werden.

Maßnahmen zur eventuellen Versorgung nach A-B-C-D sollten vorbereitet werden.

Hat sich der Patient beruhigt, sollte ein venöser Dauerzugang gelegt und dabei Blut für eine Laboruntersuchung aufgefangen werden.

Ist der Patient sediert, wird dieser Zeitraum zur weiteren Diagnostik und Einleitung eines Monitoring ausgenutzt.

Weitere Diagnostik:

– GAKU

– Basislaborprofil bei Anfallserkrankungen: Glukose, Kalzium, Urea, Kreatinin, Hämatokrit gegebenenfalls NH_3, Leberwerte, weißes Blutbild

– Zum Ausschluß kardiogener Anfallsursachen sollte ein EKG geschrieben werden.

Die weitere Diagnostik sollte unter Praxisbedingungen differentialdiagnostisch ausschließen können:

– *Hypoglykämie* (Blut GLU)

– *Enzephalohepatopathie* (Leberwerte, NH_3)

– *Hypokalzämie* (Blut CA)

– *Urämie* (UREA, CREA)

– *Polyzythämie* (Hämatokrit)

– *Intoxikation* (Vorbericht, GAKU)

– *Kardiogene Anfallserkrankungen* (EKG-Veränderungen: AV-Block 3. Grades, SA-Block, bradykarde Störungen)

Komplikationen:

Therapieresistente Status epileptici sind selten, aber möglich. Ist trotz Diazepam und/oder Phenobarbital eine Besserung nicht möglich, sollte der Besitzer darüber aufgeklärt werden, daß durch massive Störungen des Gehirnstoffwechsels oder organische Ursachen (z. B. Gehirntumor) ein ungestörtes Weiterleben des Patienten derart in Frage gestellt sein kann, daß eine Euthanasie diskutiert werden sollte.

Eine definitive Diagnostik ist mittels moderner bildgebender Verfahren (Computertomographie, MRI) auch bei Hund und Katze durchführbar, dürfte jedoch in den meisten Fällen entweder nicht organisierbar oder (noch) zu teuer sein.

8.1.4.2. Vestibuläres Syndrom

Für den Besitzer zeigt sein älteres Tier plötzlich Symptome, die ihn selbst an einen Apoplex denken lassen. Ein Schlaganfall nach humaner Definition ist bisher bei Hund und Katze nicht nachgewiesen worden, dennoch handelt es sich beim vestibulären Syndrom um eine – zumindest für den Besitzer besser verständliche – ähnliche Erkrankung.

Wesentlich für Diagnostik und Ätiologie des Komas unter Praxisbedingungen sind die Parameter Körpertemperatur, Atmungstyp, Atemluft und Schleimhäute.

– *Körpertemperatur*
  stark erhöht: Hitzschlag
  erhöht: systemische Infektionen
  normal: Kreislaufkollaps
  erniedrigt: Intoxikationen (Barbiturate)

– *Atemfrequenz*
  erhöht: Pneumonie, Diabetes mellitus
  normal: Urämie
  erniedrigt: Intoxikationen (Barbiturate)
  erhöhter intrakranialer Druck

– *Typischer Geruch in der Ausatmungsluft*
  urinös: Urämie
  fruchtig: Ketoazidose

– *Schleimhautfarbe*
  ikterös: Hepatopathien, hämolytische Krisen
  anämisch: Blutungen

Im Vordergrund stehen akut auftretende motorische Ausfallserscheinungen: Die Patienten zeigen Manegebewegungen, Kopfschiefhaltung, gegebenenfalls Opisthotonus. Asymmetrische Gesichtsmuskulatur und Nystagmus können hinzukommen. Bei der Fazialislähmung treten ähnliche Symptome auf, jedoch fehlen Manegebewegungen und Nystagmus.

Ursachen:

Der Begriff »Vestibuläres Syndrom« beschreibt eine Vielzahl von Erkrankungen, die auf den Nervus vestibulocochlearis Einfluß nehmen und deren klinisches Substrat an einen Apoplex erinnert.

Aus der Vielzahl der in Frage kommenden Ursachen sollten insbesondere infektiöse, metabolische und tumoröse Ursachen berücksichtigt werden.

Telefonische Anweisungen an den Besitzer:

Da eine Eigenbehandlung durch den Besitzer nicht möglich ist, sollte der Patient umgehend in die Praxis gebracht werden, damit sich die Symptomatik nicht noch weiter verschlechtert. Einmal aufgetretene neurologische oder motorische Defizite sind kurzfristig nur schwer rückgängig zu machen.

Behandlung:

– GAKU einschließlich Gehörgänge, Trommelfell und Augenbewegungen
– *Venöser Dauerzugang* für Blutentnahme und Verabreichung von
  – Methylprednisolon
  – Liquorgängiges Antibiotikum, z. B. *Enrofloxacin* oder Chloramphenicol (20 – 40 mg/kg TID)
  – Vitamin-B-Komplex

Komplikationen:

Motorische Defizite, wie z. B. die Torticollis, benötigen viel Zeit, um sich wieder zu normalisieren. Der Patient sollte unter der o. a. Behandlung innerhalb von 24 – 48 Stunden soweit stabil sein, daß Appetit und Allgemeinbefinden den Umständen entsprechend gut sind.

Spricht der Patient auf die Behandlung nicht an oder verschlechtert sich die Situation trotz Therapie, muß an schwerwiegendere organische Ursachen gedacht werden und gerade bei älteren Patienten mit dem Besitzer die Euthanasie diskutiert werden.

8.1.4.3. Koma allgemein

Koma ist ein schlafähnlicher Zustand, aus dem sich die Patienten selbst durch sehr schmerzhafte Reize nicht aufwecken lassen.

Ursachen:

– Zerebrale Störungen, z. B. durch Gehirnerschütterung, raumfordernde Prozesse (Abszeß, Tumor, Blutung)
– Enzephalitis, Meningitis
– Schwere, systemische Infektionen
– Schock
– Epileptiforme Anfälle
– Metabolisch *(diabetische Azidose, Leberkoma, Hypoglykämie, Hypokalzämie, Hypoxie, Addison-Krise, Unterkühlung)*
– *Vergiftungen*

Telefonische Anweisung an den Besitzer:

Komatöse Patienten sind unverzüglich in die Praxis zu bringen. Beim Transport muß der Besitzer darauf achten, daß der Kopf nicht abgeknickt wird und die Atemwege frei bleiben. Um die Gefahr einer eventuellen Aspiration auszuschließen, sollte der Kopf eher etwas tiefer gelagert werden. Falls der Patient erbricht, sollte er an den Hintergliedmaßen hochgehoben werden, damit sich der Mageninhalt nach außen entleeren kann.

Komatösen Patienten darf auf gar keinen Fall irgend etwas peroral eingegeben werden!

Behandlung:

– A-B-C-D-Schema
– Ermittlung der Komaursache
– Spezifische Therapie

Komplikationen:

Prognose und Komplikationen sind beim Komapatienten von der Komaursache abhängig.

8.1.4.4. Hitzschlag

Bei Tieren, die sich über längere Zeit bei höheren Umgebungstemperaturen aufhalten müssen, erhöht sich die Körpertemperatur auf 41 – 43 °C. Erhöht wird dieses Risiko durch Streß (eingesperrt im Auto vor dem Supermarkt), körperliche Belastung (Fahrradfahren mit dem Hund bei hohen Außentemperaturen) oder zu hohe Luftfeuchtigkeit (mangelhafte Möglichkeit, durch Verdunstungskälte die Körpertemperatur zu erniedrigen). Brachyzephale Rassen sind besonders gefährdet.

Häufige Symptome eines Hitzschlages sind:

– Hecheln (respiratorische Azidose, Gehirnödem),
– Erbrechen, Durchfall.

Die temperaturbedingte Eiweißdenaturierung führt via Zellnekrose zu einer Vielzahl von pathophysiologischen Folgeproblemen wie

– Nierenversagen (Exsikkose, Proteinurie, Oligurie),

– Hypovolämischer Schock,

– Gerinnungsstörungen (DIC).

Ursachen:

– Zu hohe Umgebungstemperatur ohne die Möglichkeit, sich in den Schatten zurückziehen zu können

– Streß

– Zu hohe Luftfeuchtigkeit

Telefonische Anweisungen an den Besitzer:

Patienten, bei denen der Verdacht auf Hitzschlag besteht, sollten unverzüglich in die Praxis transportiert werden, da auch bei noch offensichtlich stabilen Patienten der pathophysiologische Reaktionsablauf jederzeit letal enden kann.

Wichtigste Maßnahme, die vom Besitzer auf dem Transport durchgeführt werden muß, ist die Senkung der Körpertemperatur: Schattige, gutgelüftete Unterbringung, Einschlagen in nasse Tücher, vorsichtiges Abbrausen mit kaltem Wasser.

Behandlung:

– Kaltwasserbehandlung unter sorgfältiger Kontrolle von Kreislauf und Rektaltemperatur (Gefahr einer reaktiven Hypothermie!)

– Kontrolle der Harnproduktion

– *Intravenöser Dauerzugang*, gekühltes *Ringerlaktat* per Dauertropfinfusion bei erhaltener Nierenfunktion

– *Methylprednisolon*

– *Mannitol* (bei drohendem Nierenversagen oder Gehirnödem)

– Heparin bei Verdacht auf DIC (petechiale Blutungen, blutige Abgänge) 10–20 IE/kg i. v., danach 5 IE/kg i. v. alle 3 Stunden, danach gegebenenfalls noch in längeren zeitlichen Abständen s. c.

– Sauerstoffversorgung (Maske oder Box)

Gelingt es nach 30 min noch nicht, die Körpertemperatur zu erniedrigen, können drastischere Kühlmaßnahmen (Eispackungen) angewandt werden.

Komplikationen:

Eiweißdenaturierung und Zellnekrose können jederzeit zu einem letalen Ausgang führen, solange der Patient noch nicht vollständig stabilisiert ist. Zusätzliche Risikofaktoren wie Brachyzephalie, Alter der Tiere (ganz junge und alte Patienten verfügen über eine nur unvollständige Thermoregulation) sowie Herz-Kreislauferkrankungen können die Prognose verschlechtern.

8.1.4.5. Leberkoma, Enzephalohepatopathie

Ammoniak (NH_3) wird im wesentlichen durch die coliformen Keime des Kolons produziert. Über die Portalvenen wird der Leber NH_3 zugeführt, die dies in Harnstoff metabolisiert. Von diesem Harnstoff werden ca. drei Viertel über die Nieren ausgeschieden, der Rest gelangt in den enterohepatischen Kreislauf.

Bei chronischen Lebererkrankungen steigt der NH_3-Spiegel im Blut an. Ein erhöhter NH_3-Spiegel ruft im Gehirn spezifische Veränderungen hervor.

Die neurologischen Anzeichen einer Hyperammoniämie bestehen aus reduziertem Allgemeinbefinden, Manegebewegungen, Hypermetrie, Pressen vor die Wand, Desorientierung, Blindheit, epileptiformen Anfällen, Bewußtseinstrübungen und Koma.

Typischerweise treten die Symptome einer Enzephalohepatopathie kurz nach einer Mahlzeit auf.

Bei chronischem Krankheitsverlauf magern die Tiere ab.

Ursachen:

Als Krankheitsursache spielen bei jüngeren Patienten angeborene portosystemische Shunts eine wichtige Rolle, durch die NH_3 beladenes Blut die Leber umgehen kann, deshalb nicht metabolisiert wird und somit ins Gehirn gelangt.

Bei älteren Patienten stehen degenerative Lebererkrankungen (Zirrhose, Fettleber) im Vordergrund. Auch entzündliche oder tumoröse Leberveränderungen können zu einer Enzephalohepatopathie führen.

Telefonische Anweisungen an den Besitzer:

Enzephalohepatopathische Zustände werden nur dann vom Besitzer als Notfälle registriert, wenn sie anfallartig verlaufen. Ausgeprägte Ataxien und Bewußtseinstrübungen als Folge einer Enzephalohepatopathie müssen als ernste Notfälle gehandhabt werden.

Behandlung:

Die Diagnose kann abgesichert werden durch Bestimmung des Harnstoffs und des NH_3 im Serum. Eine gründliche Abklärung erfolgt durch den Ammoniumtoleranztest sowie den BSP-Test (Messung der Bromsulphaleinausscheidung).

– Absolut eiweißfreie Ernährung.

– Klistiere zur Darmentleerung, anschließend Neomycin 15 mg/kg als Klistier alle 6 Stunden zur Unterdrückung der NH_3-produzierenden Dickdarmflora.

– Absetzen sämtlicher Medikamente, welche die Leber zusätzlich beanspruchen.

– Laktulosesirup oral (z. B. Bifiteral Sirup®, Duphar). Laktulose wirkt laxierend und reduziert gleichzeitig die Ammoniakkonzentration im Blut.

Komplikationen:

Die Prognose hängt wesentlich von der Ursache des Leberkomas ab. Läßt sich die Enzephalohepatopathie durch eine entsprechende Diät (niedriger Eiweißgehalt, fleischfrei, hochverdaulich) kontrollieren, besteht langfristig eine günstige Prognose. Ausgeprägte Leberdegenerationen haben eine eher ungünstige Prognose. Schwere portosystemische Shunts können in Spezialkliniken operiert werden.

8.2. Notfälle im Bereich von Wirbelsäule und Rückenmark, akute Lähmungen

Patienten, bei denen der Verdacht auf Rückenmarkstraumen besteht, müssen so transportiert werden, daß die Wirbelsäule absolut ruhig gehalten wird. Am besten eignet sich hierfür ein flaches Brett. Gegebenenfalls ist für einen sicheren Transport eine Sedation oder Narkose notwendig. Dabei sollte nicht nur der allgemeine Zustand des Patienten im Auge behalten werden, sondern auch die Tatsache, daß durch eine Muskelrelaxierung die bis dahin fixierten Frakturteile dislozieren können.

Ursachen:

– Akute Lähmungen mit klarem traumatischen Bezug: Wirbelfrakturen, Wirbelluxationen

– Akute Lähmungen mit unklarem traumatischen Bezug: Thromboembolien, Rückenmarksinfarkt

Telefonische Anweisung an den Besitzer:

Häufig werden die o. a. Störungen durch Autounfälle verursacht. Der Besitzer muß beruhigt werden und sollte den Patienten unverzüglich auf einem Brett o. ä. in die Praxis transportieren.

Behandlung:

– GAKU, A-B-C-D-Schema, cave: Polytraumen nach Autounfall!

– *Venöser Dauerzugang*

– *Methylprednisolon*

– *Amoxizillin*

– Blasenkatheter zur Absicherung der Harnproduktion

– Neurologische Untersuchung, Radiologische Untersuchung (Myelogramm)

Patienten mit nachgewiesenen Wirbelfrakturen oder Luxationen sollten nach der o. a. Erstversorgung unverzüglich an eine Einrichtung überwiesen werden, in der neurochirurgische Eingriffe durchgeführt werden. Zumindest sollte der Besitzer über diese Möglichkeit, bzw. Notwendigkeit aufgeklärt werden.

Komplikationen:

Nicht vorhandene Schmerzreaktionen an den gelähmten Gliedmaßen sind generell ein ungünstiges Zeichen.

Verbessert sich der neurologische Zustand nicht innerhalb von 1 – 2 Stunden nach Therapiebeginn, wird die Prognose deutlich schlechter.

8.2.1. »Kippfensterkatze«

Katzen, die nach draußen drängen, versuchen dies auch durch ein gekipptes Fenster, wenn es die einzige Möglichkeit darstellt. Beim Hindurchquetschen rutscht die Katze nach unten und bleibt meistens vor den Darmbeinschaufeln so ungünstig eingeklemmt, daß sie sich ohne fremde Hilfe nicht mehr befreien kann. Durch ihre Befreiungsversuche verkeilen sich die Katzen häufig noch tiefer in den Fensterspalt. Die Katzen bleiben oft mehrere Stunden eingeklemmt, bis sie vom Besitzer gefunden werden.

Ursachen:

Fenster in Kippstellung.

Telefonische Anweisung an den Besitzer:

Unverzüglicher Transport in die Praxis.

Behandlung:

Die Patienten stehen häufig unter Schock, die Hintergliedmaßen sind kalt und schlaff.

– GAKU, ggf. A-B-C-D-Schema

– *Venöser Dauerkatheter*

– *Methylprednisolon*

– *Ringerlaktat*

– *Mannitol*

– *Amoxizillin*

– *Heparin low dose*

Komplikationen:

Gefürchtetes Problem der ersten Stunden nach Therapiebeginn ist das sogenannte Reperfusionssyndrom. Durch die gestörte Blutversorgung sind in den betroffenen Geweben größere Mengen an »Abfallstoffen« liegengeblieben. Mit Wiedereinsetzen der Durchblutung gelangen diese Metaboliten plötzlich in den Kreislauf und können dadurch einen schockähnlichen Zustand auslösen. Mit intravasalen Gerinnungsstörungen (DIC) muß ebenfalls gerechnet werden.

Verbessert sich die neurologische Situation nach 2 Stunden, wird die Prognose deutlich besser. Katzen, die nach 48 Stunden noch keine Anstalten machen, ihre Hintergliedmaßen wieder zu benutzen, haben eine schlechte Prognose. Eine Euthanasie sollte mit dem Besitzer diskutiert werden, wobei auch auf die zunehmende Problematik der gestörten Enddarm- und Blasenfunktion hingewiesen werden muß.

8.2.2. Nukleusvorfall

Die prolabierte Bandscheibe drückt auf das Rückenmark und führt zu Schmerzen und/oder Lähmungen der Hintergliedmaßen.

Die sensiblen Nervenanteile sind in der Regel empfindlicher als die motorischen. Somit treten in den meisten Fällen algetische Störungen zu Beginn der Erkrankung auf, die dann in motorische Probleme übergehen.

Ursachen:

Nukleusvorfall durch Traumen oder Disposition (Rasse, Bindegewebsschwäche).

Telefonische Anweisung an den Besitzer:

Der Patient ist absolut ruhig zu halten und in die Praxis zu transportieren. Sämtliche Manipulationen am Rücken wie Massage, Wärmekompressen o. ä. haben zu unterbleiben.

Behandlung:
Patienten mit überwiegend algetischen Störungen

– Dexamethason (z. B. Dexasel®, Selectavet; Hund: 0,25 bis 1,0 mg i.v.; Katze 0,125 bis 0,5 mg i.v.)

– Prednisolon (z. B. Prednisel®, Selectavet) 0,5 – 2,0 mg s. c. an die vermutete Lokalisation

– *Furosemid*

– *Vitamin-B-Komplex (0,5 – 2,0 ml/Tier)*

– Konsequente Ruhigstellung des Patienten. Wird der Besitzer über die mögliche Komplikation einer Querschnittslähmung aufgeklärt, ist er eher bereit, seinem Tier diese Ruhigstellung zuzumuten. Es empfiehlt sich, den Hund in der Wohnung an einem zentralen Punkt, z. B. Wohnzimmertisch anzubinden und ihn nur zum kurzfristigen »Gassigehen« an der Leine nach draußen zu führen.

Die Ruhigstellung ist auch in der Veterinärmedizin ein wesentlicher Aspekt zur erfolgreichen Behandlung von Bandscheibenvorfällen. Eine Ruhigstellung in der o. a. Art und Weise sollte für mindestens 2 – 3 Wochen durchgehalten werden.

Vor diesem Hintergrund erscheinen Analgetika in diesem Stadium kontraindiziert.

Patienten mit beginnenden motorischen Störungen:

– *Venöser Dauerzugang*

– *Methylprednisolon*

– *Dimazon oder Mannitol*

– Stationäre Aufnahme oder Kontrolluntersuchungen, bzw. Nachbehandlungen alle 8 – 12 Stunden

Verbessert sich die Situation innerhalb von 12 – 24 Stunden nicht, sollte der Besitzer über eine operative Therapie aufgeklärt und der Patient gegebenenfalls an eine Einrichtung überwiesen werden, die Wirbelsäulenchirurgie durchführt.

Patienten mit ausgeprägten motorischen Störungen:

– *Venöser Dauerzugang*

– *Methylprednisolon*

– *Mannitol*

Sofortige Aufklärung des Besitzers über einen notwendigen chirurgischen Eingriff. Legt der Besitzer trotz gründlicher Aufklärung Ihrerseits Wert auf eine weitere konservative Therapie, stehen Sie, zumindest forensisch, auf der sicheren Seite.

Komplikationen:

Viele Patienten erholen sich relativ rasch und sind nach einer Woche wieder voll aktiv. Da auch der Besitzer zu diesem Zeitpunkt glaubt, seinen Hund wieder laufen lassen zu können, ereignen sich in der zweiten Woche die meisten Rezidive.

Bei wiederholten Bandscheibenvorfällen sollte mit dem Besitzer eine operative Therapie diskutiert werden.

Problematisch sind stets die Fälle, die zu Beginn unter konservativer Therapie Erfolg versprechen, dann still und heimlich aus dem Ruder laufen und plötzlich doch noch operiert werden sollten – oder noch schlimmer – nicht mehr operiert werden können. Aus diesem Grund ist es wichtig, den Besitzer auch in initial problemlos erscheinenden Fällen stets über den offenen Ausgang mit möglicherweise notwendiger Operation aufzuklären.

8.2.3. Halswirbelsyndrom

Plötzlich auftretende stichartige Schmerzen von hoher Intensität lassen die Hunde mehr oder weniger unvorbereitet aufjaulen. Im schmerzfreien Intervall, das mehrere Minuten bis Stunden anhalten kann, verhalten sich die Hunde vollkommen unauffällig. Patienten mit HWS erkennt man an diesen fast pathognomonischen Schmerzäußerungen bereits im Wartezimmer.

Einseitige Verspannungen der Halsmuskulatur oder gar Blockade der Halswirbelsäule mit auslösbaren Schmerzreaktionen sind typisch.

Ursachen:

Kompressionen des Rückenmarks bzw. der Nervenwurzeln durch degenerative oder traumatische Veränderungen der Halswirbelsäule.

Telefonische Anweisung an den Besitzer:

Die meisten Klienten wenden sich wegen der starken, rezidivierenden oder dauerhaften Schmerzäußerungen ihrer Tiere spontan an den Tierarzt.

Behandlung:

Obwohl Ruhigstellung auch bei dieser Erkrankung sicherlich wesentlich ist, verabreichen wir schon aus tierschützerischen Gründen – im Gegensatz zum Bandscheibenvorfall – ein Analgetikum.

– *Flunixin* über 3 Tage, danach orale antiphlogistische Weiterbehandlung
– Musaril® bis zu 4 mg/kg p. o.
– Ruhigstellung und Leinenzwang (statt Halsband Brustgeschirr o. ä.)

Komplikationen:

Durch ungenügende Ruhigstellung treten Rezidive nach 10–14 Tagen auf.

Eine Disposition für Halswirbelsyndromrezidive ist aus der Praxis bekannt. Gegebenenfalls ist die postepisodische, eher vorbeugende Behandlung mit Anabolika, z. B. Laurabolin®, Intervet, und eine physikalische Therapie (Mikrowelle o. ä.) sinnvoll.

8.3. Notfälle im Thoraxbereich

8.3.1. Respiratorische Notfälle

Bei respiratorischen Notfällen können viele Ursachen Atmung oder Gasaustausch behindern, so daß es zu einer Sauerstoffunterversorgung des gesamten Organismus kommt. Klinisch bedeutsame Anzeichen für diesen Zustand sind unphysiologische Atmung (**Dyspnoe**) und bläulich gefärbte Schleimhäute (**Zyanose**).

In fortgeschrittenen Stadien atmen die Tiere mit offenem Mund, gerade nach vorne gestrecktem Kopf und deutlich angestrengt tätiger Atemmuskulatur.

Für die Beurteilung des Atemtyp s. Kap. 3.1.

Sauerstoffmangel und eine erhöhte CO_2-Konzentration im Blut können zu lebensbedrohlichen Krisen führen. Aus diesem Grunde sollte man bei respiratorischen Notfällen generell intubations- bzw. reanimationsbereit sein!

Beim respiratorischen Notfall gelten folgende generelle Behandlungsprinzipien:

– Freihalten der Atemwege, falls notwendig, endotracheale Intubation oder Tracheotomie

– Absaugen von Sekreten

– Sauerstoffverabreichung (Maske, Nasensonde, Tracheozentese, O_2-Käfig, Plastiktüte)

– Streßvermeidung, ggf. Diazepam

– Verbringung in eine kühle und ruhige Umgebung

– Normalerweise ist die Brustlage am sinnvollsten, auf gar keinen Fall auf dem Rücken (z. B. zum Röntgen) lagern!

8.3.1.1. Lungenödem

Beim Lungenödem sammelt sich Flüssigkeit innerhalb der Lunge, meistens intraalveolär, an.

Initiale Beschwerden äußern sich in Unruhe und Orthopnoe (Angst davor, sich hinzulegen). Tachypnoe, Husten, Dyspnoe, Luftschnappen, angestrengte Atmung, Offene-Maul-Atmung, Blasen vor dem Mund und rasselnd-blubbernde Atemgeräusche signalisieren den respiratorischen Notfall.

Ursachen:

Unter praktischen Gesichtspunkten ist es sinnvoll, die Ursachen des Lungenödems in kardiogene und extrakardiogene Faktoren einzuteilen.

Extrakardiogene Ursachen:

Verminderter onkotischer Druck (Eiweißmangel), Schock, Elektroschock, Hitzschlag, Rauchvergiftung, Vergiftungen, Anaphylaxie, akuter Atemstreß (Obstruktion), DIC, iatrogen.

Kardiogene Ursachen:

Alle angeborenen oder erworbenen Herzfehler, insbesondere, wenn sie mit einer Funktionsbeeinträchtigung des linken Herzens einhergehen, können ein Lungenödem verursachen.

Telefonische Anweisung an den Besitzer:

Ein Lungenödem ist ein absoluter Notfall und muß unverzüglich in der Praxis behandelt werden. Möglichst streßfreier Transport im gut gelüfteten Fahrzeug.

Behandlung:

– Kühler und ruhiger Raum

– Ggf. Sedation mit *Diazepam* oder Azepromazin 0,1 – 0,2 mg/kg i. m.

- Sauerstoffverabreichung, ggf. transtracheal über den gleichen Katheter Sekret absaugen
- *Furosemid*
- *Aminophyllin*
- EKG zur Abklärung kardiogener Ursachen
- Eiweißbestimmung im Blut und abgesaugtem Sekret (massiver Permeabilitätsschaden, wenn Eiweißkonzentration im Sekret > 50% der Eiweißkonzentration im Blut)
- *Methylprednisolon*
- *Amoxizillin* (bei Infektionsverdacht)
- *Nitroglyzerinsalbe* (bei Verdacht auf kardiogenes Ödem)

Komplikationen:

Mittel- bis hochgradige Lungenödeme, insbesondere alveoläre, können jederzeit letal eskalieren.

Prognose wie Rezidivgefahr eines Lungenödems sind abhängig von der Ursache. Eine rasche Erholung innerhalb von 20 – 30 Minuten verbessert die Prognose.

8.3.1.2. Felines Asthma

Eine Hypersensitivität im Bereich der Atemwege führt bei allergisch veranlagten Katzen zu Bronchospasmus, Schleimpfropfbildung und verringertem Bronchialvolumen.

Die Erkrankung verläuft in asthmatischen Attacken mit symptomfreien Intervallen. Symptomatik und Ausprägung des asthmatischen Anfalls sind variabel: Leichter Husten mit Tachypnoe bis hin zu Offener-Maul-Atmung, Aerophagie, Angst und massiver Zyanose. Typisches Atemmuster für asthmatische Erkrankungen ist eine forcierte und angestrengte Exspiration, die durch die Bauchmuskulatur unterstützt wird.

Ursachen:

Inhalationsallergene.

Telefonische Anweisung an den Besitzer:

Katzen mit felinem Asthma werden entweder als respiratorischer Notfall eingeliefert oder anläßlich einer Konsultation als solche evaluiert.

Behandlung:

Wenn als *respiratorischer Notfall* eingeliefert, Stabilisierung s. dort.

Patienten mit felinem Asthma haben in den meisten Fällen

- Typische Röntgenbefunde (cave: Kein Lagerungsstreß bei offensichtlich dyspnoischen Patienten!)
- Eosinophilie im peripheren Blut

Im akuten Anfall:

- *O_2-Versorgung* in kühler und ruhiger Umgebung
- *Methylprednisolon*
- *Aminophyllin*
- *Enrofloxacin* zur antibiotischen Abdeckung
- In schweren Fällen *Epinephrin* (syn. Adrenalin) 0,1 ml einer Lösung 1:1000 s. c. sowie ggf. *Orciprenalin*

Haben sich die Patienten erholt, fährt man mit Prednisolontabletten 1 mg/kg KG jeden 2. Tag abends fort und therapiert gleichzeitig in den ersten 10 Tagen weiter antibiotisch. Nach 3 – 4 Wochen kann versucht werden, auf 0,5 mg/kg KG Prednisolon jeden 2. Tag abends zu reduzieren. Nach 4 Wochen wird gemeinsam mit dem Besitzer diskutiert, ob man versucht, das Prednisolon soweit zu reduzieren, bis der Patient wieder Anzeichen einer asthmatischen Erkrankung zeigt.

Die Prednisolonbehandlung ist in der Regel lebenslang notwendig. Die jeweilige Dosierung muß von Zeit zu Zeit immer wieder aktualisiert werden.

Komplikationen:

Gut eingestellte Patienten haben normalerweise keine Probleme mit der Atmung, sind jedoch deutlich streßanfällig. Größtes Problem der Besitzer ist die kortikoidinduzierte Polyphagie. Auch aus diesem Grunde sollte versucht werden, die minimal wirksame Dosis herauszufinden, die zusammen mit einem kooperativen Besitzer problemlos und zum Wohle des Patienten lebenslang verabreicht werden kann.

8.3.1.3. Pneumothorax

Eine Ansammlung von Luft in der Brusthöhle nennt man Pneumothorax. Ein Pneumothorax kann **traumatisch** bedingt sein, aber auch **spontan** auftreten. Die Luft kann von außen durch Thoraxverletzungen in die Brusthöhle eindringen – **offener** Pneumothorax – oder auch durch Verletzungen der viszeralen Pleura in den Thorax gelangen – **geschlossener** Pneumothorax.

Auch ein ursprünglich **einseitiger** Pneumothorax wird sich in vielen Fällen zu einem **beidseitigen** Pneumothorax entwickeln, da das Mediastinum dem dauerhaften Druck nicht gewachsen ist und reißt.

Besondere Probleme macht der sogenannte **Spannungspneumothorax**: Wenn nicht nur die Brustwand, sondern auch die Lungenoberfläche verletzt ist, strömt Luft aus der Lunge in den Brustraum. Wird dieser Defekt in der Lungenoberfläche übersehen und die Brustwand ordnungsgemäß verschlossen, strömt bei der Atmung ständig Luft in den Pleuralspalt, wodurch sich hier ein Überdruck aufbaut. Dieser Überdruck komprimiert die Lunge, die Atmung wird immer schlechter, bis der Thorax wieder geöffnet wird und der Überdruck entweichen kann.

Ein Spannungspneumothorax kann auch spontan durch das Platzen erworbener oder angeborener Lungenzysten ausgelöst werden.

Symptome:
– Dyspnoe
– Verminderte Atemgeräusche
– Verstärkter Perkussionbefund

Typisch ist der Röntgenbefund eines Pneumothorax. Durch das Kollabieren eines Lungenflügels wird das Herz nicht mehr auf das Sternum gedrückt und hebt sich vom Brustbein ab.

Cave: Röntgenaufnahmen bzw. Lagerung bei offensichtlich dyspnoischen Patienten.

Ursachen:
– Spontane Zerreißungen
– Stumpfe Traumen
– Perforierende Verletzungen (Biß, Stich, Schuß oder Perforationen von innen) perforierende Ösophagusverletzungen, z. B. durch festsitzende und fistelnde Knochenstücke – fast immer scharfkantige Kotelettwirbelknochen

Telefonische Anweisung an den Besitzer:
Patienten mit Verdacht eines Pneumothorax sind unverzüglich in die Praxis zu bringen.

Jede Thoraxverletzung sollte als Perforation behandelt werden, bis das Gegenteil bewiesen ist.

Stumpfe Traumen (Autounfälle) können trotz fehlender offensichtlicher Verletzungen via Pneumothorax Stunden nach dem Insult plötzlich schwere Probleme bereiten.

Behandlung des geschlossenen Pneumothorax:
Oberstes Ziel ist die möglichst rasche Wiederherstellung des Unterdrucks im Pleuralspalt.

Milde Fälle:
Unter Ruhe heilt der Pneumothorax spontan ab. Die Patienten sollten bis zur Wiederherstellung regelmäßig kontrolliert werden. Hat das Herz auf der lateralen Röntgenaufnahme wieder Sternalkontakt, ist der Patient geheilt.

Schwere Fälle:
– Absaugen der Luft via *Thorakozentese*

Die Atmung wird unverzüglich besser. Verschlechtert sich die Atmung nach kurzer Zeit wieder, kann die Absaugung via Thorakozentese noch ein- oder zweimal wiederholt werden, in der Hoffnung, daß sich unter normalen Druckverhältnissen im Pleuralspalt die Lekkagen spontan schließen und verkleben. Gelingt dies nach mehrmaligem Absaugen nicht, sollte der Patient unverzüglich in eine Einrichtung überwiesen werden, in der eine Thoraxdrainage durchgeführt werden kann.

Behandlung des offenen Pneumothorax:
Thoraxverletzungen treten relativ häufig beidseitig bei kleineren Hunden auf, die durch größere Hunde von oben durch einen Biß »gelocht« werden. Diese Patienten stehen immer unter Schock, haben massive Respirations- und Ventilationsprobleme, sind extrem traumatisiert und aus diesem Grund der höchsten Risikoklasse zuzuordnen.

– Sofortiger Verschluß der Hautwunden mit Tuchklemmen
– *venöser Dauerzugang*
– Ringerlaktat als Dauertropfinfusion

- *Methylprednisolon*
- *Amoxizillin*
- *Injektionsnarkose* unter strengem Monitoring
- *Endotracheale Intubation*
- *Assistierte Beatmung* mit reinem Sauerstoff
- Großzügiges Scheren (Suchen weiterer Bißverletzungen) und Op-Vorbereitung der Haut im Thoraxbereich
- Wundumschneidung, dabei ggf. weiteres Eröffnen der Wundränder, um die Lungenoberfläche besser beurteilen zu können
- Kontrolle der Lungenoberfläche auf Verletzungen, Auftropfen von Ringerlaktat (auf Austritt von Luftbläschen achten!)
- Ggf. Verschluß der Lungenwunde per Histoacrylgewebekleber (z. B. Histoacryl-Braun®) oder mittels Naht (einfache, fortlaufende Naht, je nach Notwendigkeit (Austritt von Luftbläschen) zusätzliche, bronchialwärtige U-Hefte)
- Ausspülen des Thorax mit körperwarmem Ringerlaktat, Absaugen
- Verschluß der Costalmuskeln mit Einzelheften
- Unterhaut- und Hautnaht
- Ausreichende *Analgesie*, damit der Patient möglichst schnell wieder physiologisch atmet

Die Narkose während des Eingriffes wird ganz flach mit gegebenenfalls notwendigen Nachdosierungen von *Ketamin/Diazepam* aufrechterhalten. Über den Endotrachealtubus wird der Patient ununterbrochen mit reinem Sauerstoff beatmet. Die Beatmungstiefe wird dabei vom Operateur kontrolliert, der die korrekte Aufblähung des kollabierten Lungenflügels auf eine annähernd physiologische Ausdehnung direkt beurteilen kann.

Wesentlich für einen möglichst raschen Aufbau des Unterdruckes im Thorax ist der Abschluß der costalen Muskelnaht. Vor dem luftdichten Verschluß des Thorax, also dem Anziehen des letzten Muskulaturheftes, sollte der Anästhesist noch einmal etwas tiefer beatmen und die Lunge ca. zwei Sekunden aufgebläht halten. Dadurch wird Luft aus dem Pleuralspalt gedrückt. Der Operateur zieht das letzte Heft zu, der Anästhesist läßt danach den Patienten wieder ausatmen.

Komplikationen:

Geschlossene Pneumothoraka treten nach stumpfen Traumen sicherlich wesentlich häufiger auf, als sie diagnostiziert werden. Ein Teil plötzlicher, »unerklärlicher« Todesfälle von Unfallpatienten, die eigentlich klinisch stabil waren, dürfte auf das Konto eines Pneumothorax gehen.

Die erfolgreiche Versorgung eines Unfallpatienten mit offenem Thorax gehört zur Hohen Schule der Notfallmedizin. Mit Komplikationen ist jederzeit zu rechnen, worüber der Besitzer deutlich aufgeklärt werden sollte. Direkt nach der Operation muß der Patient bezüglich eines Spannungspneumothorax kritisch überprüft werden. Später, bis zum Fädenziehen, muß mit Wundinfektionen gerechnet werden. Wir bevorzugen dennoch den primären vollständigen Verschluß des Thorax ohne Drainagevorrichtung und haben damit gute Erfahrungen gemacht. Bei größeren Patienten kann der Einsatz eines Heimlichventils (Abb. 53) geplant werden, das bei guten Ergebnissen nicht so überwachungsintensiv ist wie eine Thoraxdrainage.

8.3.1.4. Thorakale Ergüsse

Flüssigkeit im Pleuralspalt führt über eine Lungenkompression zu einer schwerwiegenden Beeinträchtigung der Atmung.

Ursachen:

- Thoraxblutungen (Hämothorax) durch Verletzungen von Lunge oder Thorax, Zwerchfellrisse, Neoplasmen
- Entzündliche Ergüsse, besonders bei Katzen nach FIP-Infektionen
- Hydrothorax
- Chylothorax

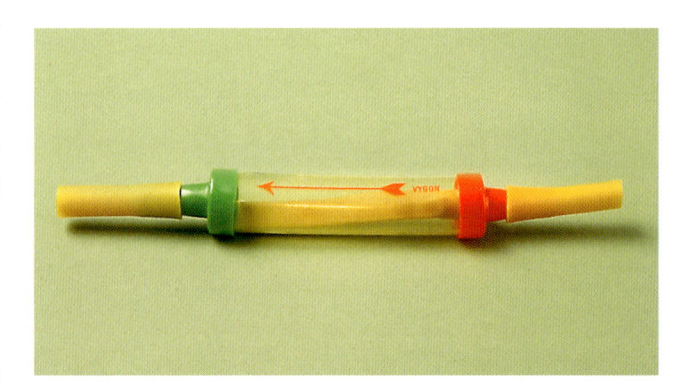

Abb. 51: Heimlichventil.

Telefonische Anweisung an den Besitzer:

Patienten mit Thoraxergüssen werden in der Regel als Notfall- bzw. als dyspnoische Patienten vorgestellt. Der Besitzer sollte mit seinem Tier unverzüglich in die Praxis bestellt werden.

Behandlung:

Abklärung des Ergusses per *Thorakozentese*.

Prognose und Behandlung richten sich nach dem Grundleiden. Ein akuter Hämothorax erfordert in der Regel eine Thorakotomie.

Zwerchfellrisse werden meist schnell durch Abdominalorgane spontan soweit abgedichtet, daß keine Notwendigkeit zu einem notfallmäßigen, sofortigen, chirurgischen Eingriff besteht. Patienten mit Zwerchfellrissen sollten zuerst gründlich stabilisiert und erst dann operiert werden.

Komplikationen:

Komplikationen sind abhängig vom Grundleiden.

8.3.1.5. Rippenfraktur, »Flail chest«

Rippenfrakturen entstehen traumatisch, sind üblicherweise zwar schmerzhaft, aber nur selten Notfälle. Eine Ausnahme bildet der Ausbruch eines Segmentes aus mehreren Rippen (flail chest), der in diesem Bereich inverse Atembewegungen hervorruft. Dieses frakturierte Thoraxsegment senkt sich bei der Inspiration und hebt sich bei der Exspiration.

Durch diese Atmungsstörung können massive Probleme bis hin zu einem Spannungpneumothorax hervorgerufen werden.

Ursachen:

Stumpfe Traumen.

Telefonische Anweisung an den Besitzer:

Patienten mit komplizierten Rippenfrakturen werden vom Besitzer als Notfälle erkannt und meist auf schnellstem Wege in die Praxis gebracht.

Behandlung:

– Seitliche Lagerung des Patienten mit der betroffenen Seite nach unten

– GAKU (mögliches Polytrauma!), A-B-C-D

– Injektiosnarkose

– Endotracheale Intubation

– Umlagern des Patienten mit der betroffenen Seite nach oben

– Assistierte Beatmung

– Vorbereitung und Zuschneiden von Kunststoffgips (z. B. Hexalite®), welches das eingebrochene Rippenfragment an allen Seiten um 2 – 3 cm überlappt. Sowohl die eingebrochenen als auch die intakten Rippen werden mit Einzelheften umschlungen und an diesem Kunststoffstück festgenäht.

Komplikationen:

Die Rippen müssen so knapp umstochen werden, daß der Thorax nicht perforiert wird.

Ein Verband sollte auf gar keinen Fall angelegt werden, da dieser die Atmung beeinträchtigt. Aus dem gleichen Grund sollte der Patient für einige Tage p. op. mit *Analgetika* versorgt werden.

8.3.1.6. Lungenkontusion

Eine Lungenkontusion geht mit einer Hämatombildung in der Lunge einher und wird nach stumpfen Thoraxtraumen diagnostiziert. Die Patienten, die häufig zusätzlich Rippenfrakturen haben, sind oft dyspnoisch. Auf der Röntgenaufnahme (cave!) sind Flüssigkeitsansammlungen in mehr oder weniger umfangreichen Lungenbereichen, gegebenenfalls auch einem ganzen Lungenlappen zu erkennen.

Ursachen:

Stumpfe Traumen.

Telefonische Anweisung an den Besitzer:

Auch wenn äußerlich keine Verletzungen sichtbar sein sollten, muß der Patient unverzüglich in die Praxis gebracht werden, wenn ein stumpfes Thoraxtrauma stattgefunden hat.

Behandlung:
- GAKU (mögliches Polytrauma, Schock)
- *Venöser Dauerzugang*
- *Methylprednisolon*
- *Amoxizillin*
- Ggf. Schockbehandlung, Ringerlaktat als Dauertropfinfusion
- Käfigruhe

Komplikationen:

Patienten mit Lungenkontusion können ein Lungenödem entwickeln, sind potentielle Schockpatienten, reagieren jedoch sehr empfindlich auf Hyperinfusion.

8.3.1.7. Akute Atemwegsverlegung
s. Kap. 3.1.

8.3.2. Kardiologische Notfälle

8.3.2.1. Plötzlicher Herztod, Herzstillstand

Herzstillstände sind absolute Notfälle, deren Behandlung eigentlich nur dann erfolgversprechend ist, wenn sie unverzüglich nach dem Auftreten beginnen kann. Aus diesem Grunde beschränkt sich die Behandlung von Herzstillständen auf diejenigen Fälle, die sich in der eigenen Praxis, meistens in Zusammenhang mit Narkosen (s. Kap. 6.) ereignen.

Ursachen:
- Unmittelbar durch *Kammerflimmern*, Kammerflattern, Herztamponade nach Myokardruptur
- Mittelbar durch Narkosezwischenfälle, elektrischen Strom, stärkere Blutungen, *AV-Blöcke 3. Grades*, reflektorische Herzstillstände

Telefonische Anweisung an den Besitzer:

Entfällt.

Behandlung:

Reanimation nach A-B-C-D.

8.3.2.2. Akute Stauungsinsuffizienz

Patienten mit akuter Stauungsinsuffizienz werden aufgrund der vagotonisch bedingten Flüssigkeitsverlagerung häufig abends oder nachts vorgestellt. In der Regel handelt es sich dabei um bereits bekannte und medikamentell eingestellte Patienten mit chronischen Herzinsuffizienzen, die plötzlich eskalieren.

In schweren Fällen sind die Patienten zyanotisch, nicht mehr ansprechbar und versuchen, mit weit vorgestrecktem Kopf und blasenden Backen Luft zu bekommen. Fast immer zeigen die Patienten zusätzlich ein *Lungenödem*.

Chronische Herzpatienten sind abgemagert und haben einen Aszites.

Ursachen:
- Mitralisinsuffizienz
- Kardiomyopathie
- Ruptur der Chordae tendinae
- Streß (Katzen)
- Angebissene Stromkabel (Welpen z. B. an der Stereoanlage, aber auch säugende Hündinnen am Kabel der Rotlichtlampe)

Telefonische Anweisung an den Besitzer:

Akute Stauungsinsuffzienzen werden von jedem Besitzer zweifelsfrei als Notfälle erkannt und bereitwillig in die Praxis gebracht.

Behandlung:
- A-B-C-D
- Kühler und ruhiger Ort
- Sauerstoffversorgung s. *Lungenödem*
- *Nitroglyzerinsalbe*
- *Venöser Dauerzugang*
- *Furosemid*
- *Aminophyllin*
- Falls noch nicht digitalisiert: *Strophantin*
- Ggf. *Diazepam* zur Anxiolyse

Komplikationen:

Akute Stauungsinsuffizienzen können jederzeit, besonders bei Rezidiven, letal enden. Der Besitzer sollte darüber aufgeklärt werden.

Die Prognose ist günstig, wenn sich der Patient nach 30 – 40 Minuten deutlich erholt.

8.3.2.3. Kardiogene Anfälle

Kardiogene Anfälle sind eher selten. Sie äußern sich üblicherweise als Bewußtseinsverlust ohne Krampf. Diagnostik und Differentialdiagnostik s. *Anfälle*.

Ursachen:

– *Bradykardie*
– *Vorhofflimmern*
– *Vorhofstillstand*
– *Sinoatrialer Block*
– *AV-Block 3. Grades*

Behandlung:

Auf die Therapie kardiogener Anfälle wird in Kapitel 4.2. eingegangen.

8.4. Abdominale Notfälle

Abdominale Notfälle verursachen eine Reihe von Erkrankungen, die das sogenannte »Akute Abdomen« hervorrufen. Eine gründliche, klinische Allgemeinuntersuchung ist unerläßlich, wobei auf die Palpation und Auskultation des Abdomens besonderer Wert gelegt werden sollte. Auf die hilfreiche Bedeutung der *Abdominallavage* sei an dieser Stelle noch einmal hingewiesen.

Manche abdominalen Notfälle benötigen medikamentelle, andere chirurgische Behandlung. Bei allen abdominalen Notfällen ist es jedoch wichtig, den Patienten via venösem Dauerzugang mit Elektrolytlösungen zu stabilisieren.

8.4.1. Oberbauch

8.4.1.1. Akute Gastritis

Eine akute Gastritis ist bei Hund und Katze häufig diätetisch bedingt: Zu viel, verdorbenes oder nicht artgerechtes Futter führen zu:

Akutem Erbrechen, schmerzhaftem Oberbauch, gestörtem Allgemeinbefinden und Exsikkose. Häufig trinken die Tiere größere Mengen Wasser, das umgehend wieder erbrochen wird.

Welpen sind von diätetisch verursachten Gastritiden besonders betroffen.

Meistens kündigt sich eine Gastroenteritis (Brechdurchfälle) als Gastritis (Erbrechen) an.

Ursachen:

- Aufnahme von zuviel (Überfressen), verdorbenem oder nicht artgerechtem Futter (Knochen, Schnee), Fremdkörper
- Urämie (azotämische Gastritis)
- Toxine, Schwermetalle
- Viren (Parvo, Corona)

Telefonische Anweisung an den Besitzer:

Akutes Erbrechen ohne Störungen des Allgemeinbefindens läßt sich in vielen Fällen durch 24stündigen Futterentzug und Trinken in kleinen Portionen beheben. Bei Störungen des Allgemeinzustandes, offensichtlichen Schmerzen oder anhaltendem Erbrechen trotz Nahrungskarenz sollte der Patient in die Praxis bestellt werden.

Solange ein Patient erbricht, ist die orale Verabreichung von Arzneimitteln kontraindiziert oder zumindest nicht effektiv.

Behandlung:

- Futterentzug für 24 (bis 48) Stunden
- Elektrolytsubstitution oral (z. B. effhydral®, Fort Dodge) in kleinen Portionen, ggf. bei starkem Erbrechen als Dauertropfinfusion
- Metoclopramid z. B. Befedo Antiemetikum®, Smith-Kline (0,1 – max. 1,0 mg/kg TID)
- Cimetidin, z. B. Tagagel®, Smith Kline (5 – 10 mg/kg TID)
- Antibiotische Abdeckung, z. B. Trimethoprim-Sulfonamidpräparate (u. a. Borgal®) oder *Amoxizillin*
- Vorsichtiges Wiederanfüttern mit einem leichtverdaulichen Futter, z. B. i/d- Hills®
- Wenn das Erbrechen sistiert, können Cimetidin und Antazida wie z. B. Malooxan (10 mg/kg BID) noch für einige Tage oral weiter verabreicht werden

Komplikationen:

Ein wichtiger Behandlungsgrundsatz des akuten Erbrechens ist es, stets von einem Ileus bzw. verschließenden Fremdkörper auszugehen, bis das Gegenteil bewiesen ist.

Palpation, Auskultation und Röntgenaufnahmen sind hierzu notwendig. Bis zum Ausschluß eines Ileus sollten keine brechreizunterdrückenden Medikamente, wie z. B. Metoclopramid, verabreicht werden, die eine Fremdkörpersymptomatik kaschieren können.

Manche Gastritiden verlaufen als regelrechte hämorrhagische Krisen. In diesen Fällen empfiehlt es sich, eine *Cumarinvergiftung* oder/und Hämorrhagische Diathese in die Differentialdiagnostik miteinzubeziehen.

An eine Gastritis schließt sich häufig unbeeinflußt durch die tierärztliche Behandlung eine Enteritis an. Da somit während bzw. trotz tierärztlicher Behandlung zum Erbrechen auch noch der Durchfall kommen kann, empfiehlt es sich, den Besitzer darüber vorher aufzuklären.

Der Besitzer sollte darauf aufmerksam gemacht werden, daß dem anfänglichen Erbrechen (Gastritis) meist einige Stunden später der Durchfall folgen kann (Gastroenteritis). So wird vermieden, daß der Besitzer den Durchfall als Folge der tierärztlichen Behandlung interpretiert.

Erbrechen kann auch zentral (z. B. Gehirntraumen) ausgelöst werden.

8.4.1.2. Dilatatio ventriculi, Torsio ventriculi

Anatomische Besonderheiten ermöglichen beim Hund ein Umschlagen des Magens, wodurch sowohl kranial (Ösophagus) wie auch kaudal (Pylorus) der Magen verschlossen wird.

Prädisponiert sind Hunde größerer Rassen, wobei auch in eigener Praxis Magendrehungen beim Yorki und bei der Katze beobachtet wurden.

Voraussetzung für eine Torsion ist eine Aufgasung und Magendilatation, die sich nicht unbedingt in eine Drehung weiterentwickeln muß. Damit der Magen aufgasen kann, muß er mit Futter angefüllt sein. Aus diesem Grunde stehen Magendilatation und Torsion stets in einem zeitlichen Zusammenhang zur Fütterung.

Durch die Aufgasung des Magens kommt es zum Zwerchfellhochstand. Die Atmung wird beeinträchtigt und der Kreislauf durch die Kompression großer Gefäße belastet. Durch Druck auf das Pankreas scheint dieses ein toxisches Peptid freizusetzen, das *Ventrikuläre Extrasystolen* hervorruft.

Der Tod tritt in der Regel als Folge dieser ventrikulären Extrasystolie ein.

Ursachen:

– Verabreichung größerer (gärungsfähiger) Futtermengen
– Spielen, bzw. Bewegung nach dem Essen anstelle der arttypischen postprandialen Ruhephase

Typischer Vorbericht: »Große Portion Trockenfutter, mehrere Näpfe Wasser und anschließend mit dem Bällchen gespielt« – vier Stunden später klingelt das Telefon!

Telefonische Anweisung an den Besitzer:

Apathie und Unwohlsein nach dem Essen, das sich plötzlich einstellt und mit einer Vorwölbung der Bauchdecke verbunden ist, sollten ein absolut zwingender Grund sein, den Patienten sofort in die Praxis zu bestellen. Die Darstellung dieses Zustandes führt häufig zu Problemen, da die meisten Besitzer in diesem Fall zur Beschreibung der Tympanie Worte wie »geschwollen«, »Blähungen« oder auch »Schluckauf« benutzen, die für uns Tierärzte einfach keine Reizwortfunktion (wie z. B. aufgebläht, Tympanie) haben und uns unverzüglich an eine Magendrehung denken lassen. In diesen Fällen empfiehlt es sich, auch mitten in der Nacht lieber noch einmal nachzufragen, statt sich kopfschüttelnd nach einem Telefonat mit dem Besitzer eines Hundes wieder ins Bett zu legen, der in Wirklichkeit statt »Blähungen« eine Magendrehung hat.

Eine Magendrehung ist eher ein anästhesiologischer Notfall als ein chirurgischer!

Wesentlich wichtiger als der sofortige Griff zum Messer ist die gründliche Stabilisierung des Patienten, der eine möglichst wenig invasive Dekomprimierung folgen sollte.

Magendilatation/Magendrehung

Diagnose? Stabilisierung geht vor Operation!
Magensonde (vorne hochstellen), (intubieren)

ja — nein

Abhebern v. Gas u. Mageninhalt
Nasenschlundsonde für 24 – 48 h
– Gastrozentese
– Magensonde

ja — nein

– i. v. Zugang
– Ringerlaktat
– Prednisolon
– Chloramphenicol
– EKG-Kontrolle
– Lidokain-Bolus
– Magensonde

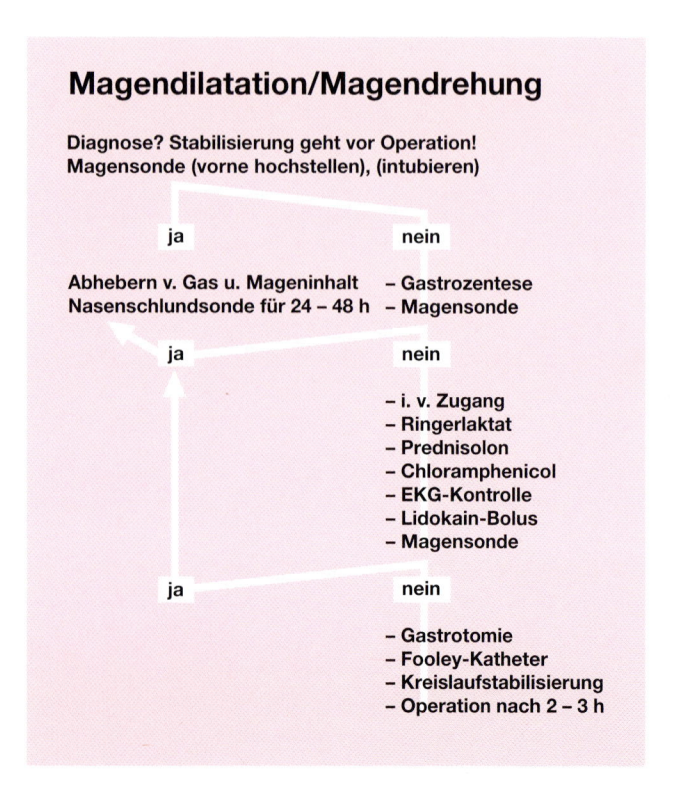

ja — nein

– Gastrotomie
– Fooley-Katheter
– Kreislaufstabilisierung
– Operation nach 2 – 3 h

Abb. 52: Schematische Darstellung der Behandlung der Torsio ventriculi.

Dilatatio ventriculi, Torsio ventriculi

Behandlung:

Versuch, eine Magensonde zu schieben (gegebenenfalls unter Sedation oder Propofolnarkose). Dabei kann der Patient gegebenenfalls vorne hochgestellt werden, um das Einführen der Sonde zu erleichtern.

Gelingt dies, sollte über die Magensonde Gas abgelassen und der Magen mehrmals mit *Aktivkohle* in lauwarmem Wasser gespült und abgehebert werden. Der Patient bleibt für 48 Stunden nüchtern und unter strenger tierärztlicher Kontrolle. Patienten, bei denen es gelingt, via Magenschlundsonde zu dekomprimieren, haben vermutlich erst eine Dilatation oder eine geringgradiger Drehung. Hier besteht eine gute Chance, den Patienten ohne Op zu retten. Eine Operation würde in diesen Fällen weniger dem Patienten als Ihrer Operationsstatistik von Vorteil sein.

Gelingt es nicht, dem Patienten eine Sonde zu schieben, sollte in fortgeschrittenen Fällen einer Tympanie mit einer großvolumigen und genügend langen Nadel (z. B. Aderlaßhohlnadeln vom Rind) an der Stelle der größten Vorwölbung notfallmäßig in den Magen gestochen werden. Anschließend wird noch einmal versucht, die Magensonde zu schieben.

Schlägt auch dieser Versuch fehl, hat sich folgendes Procedere bewährt:

– *Venöser Dauerzugang*
– *Ringerlaktat, Methylprednisolon,* Chloramphenicol (20-40 mg/kg TID)
– EKG-Kontrolle, gegebenenfalls *Lidokain*bolus nach Bedarf und Effekt
– Dritter Versuch, eine Magensonde zu schieben, bei ausbleibendem Erfolg:
  – Sedation, gegebenenfalls *Injektionsnarkose,*
  – Lokalanästhesie in der linken Flanke etwas ventral des Punktes der höchsten Vorwölbung,
  – Hautschnitt 2 cm, Präparation der Bauchmuskulatur bis zur Magenwand,
  – Gegebenenfalls Anzügeln des Magens, anschließend winziger Schnitt durch die Magenwand, durch den sofort ein Fooley-Katheter (Abb. 53) vorgeschoben und geblockt wird,
  – Mit dem Fooley-Katheter wird der Magen an die Schnittstelle gezogen und fixiert. Über den Fooley-Katheter kann zumindest das Gas abgehen. Die inneren Organe sind vorerst dekomprimiert.

Ein derart versorgter Patient kann weiter stabilisiert und ohne Hektik für die Operation vorbereitet werden. So versorgt, kann der Patient jedoch auch guten Gewissens an eine Einrichtung überwiesen werden, in der dieser Eingriff durchgeführt wird.

Komplikationen:

Es dürfte wohl kaum eine Operation in der Kleintiermedizin geben, die eine so schlechte Prognose hat wie die einer Torsio. Unter ehrlichen Kollegen kursieren Angaben von 50 – 70% Operationserfolg.

Nach überstandener Operation muß das strenge Monitoring insbesondere im Hinblick auf die ventrikulären Extrasystolen noch mindestens 48 Stunden fortgesetzt werden.

Prophylaxe der Torsio ventriculi:

Gerade bei größeren Hunden sollte man darauf hinwirken, daß

– auch beim ausgewachsenen Hund mehrmals täglich kleinere Mahlzeiten verabreicht werden,
– der Hund nach der Mahlzeit Ruhe hat.

In den Praxen sollte man zur Vermeidung iatrogener Magendrehungen darauf achten,

– nur ausreichend ausgenüchterte Hunde in Narkose zu legen,
– einen Hund niemals über den Rücken (Beine nach oben = deckenwärts), sondern stets über den Bauch (Beine unten = tischwärts) zu drehen.

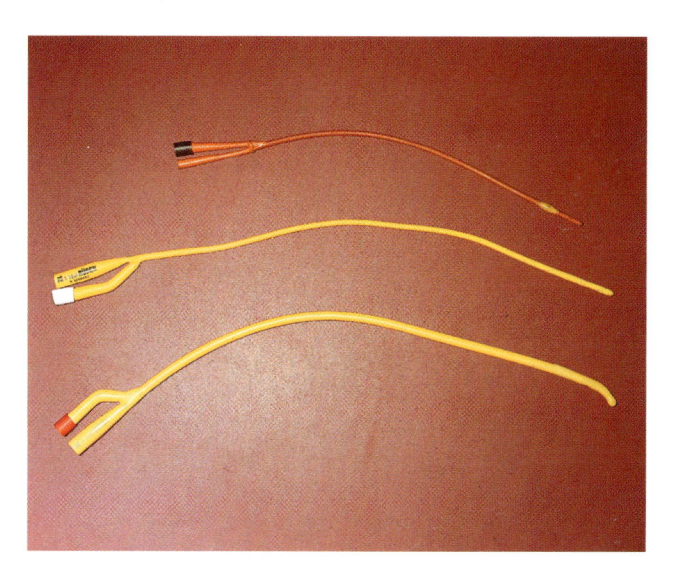

Abb. 53: Fooley-Katheter.

8.4.1.3. Fremdkörper im Magen

Besonders Welpen schlucken Gegenstände ab, die vom Magen nicht ohne Probleme ordnungsgemäß weiter verarbeitet werden können. Aber auch erwachsene Hunde schlucken aus mancherlei Gründen (Verspieltheit, Eifersucht) Fremdkörper ab.

Diese Fremdkörper können akut im Sinne eines Kugelventils Verschlußsymptomatik (Erbrechen, Oberbauchschmerzen, positiver Palpationsbefund) verursachen, wenn sie sich im Pylorus verklemmen.

Andere Fremdkörper liegen zuerst reaktionslos in der Magenschleimhaut, werden hier aufgelöst und wirken dann lokal irritierend mit dem Erscheinungsbild einer chronisch rezidivierenden Gastritis.

Wieder andere Fremdkörper liegen lange symptomlos im Magen und verursachen erst dann eine Ileussymptomatik, wenn sie in den Dünndarm weiterwandern.

Ursachen:

– Futterbestandteile, die jedoch zu groß oder unverdaulich sind

– Eigentliche Fremdkörper

– »Saisonale« Fremdkörper (z. B. Nüsse im Herbst und in der Weihnachtszeit, Pfirsichkerne im Sommer)

– Trichobezoare (Katzen)

Telefonische Anweisung an den Besitzer:

Magenfremdkörper werden als Notfall fast immer aus zwei Gründen angemeldet:

Entweder hat der Besitzer beobachtet, daß sein Hund gerade einen Fremdkörper abgeschluckt hat, oder er stellt den Patienten wegen Emesis vor. Akutes oder chronisches Erbrechen muß in der Praxis hinsichtlich Magen-Fremdkörper abgeklärt werden (s. Akute *Gastritis*). Soeben abgeschluckte Fremdkörper sollten je nach Form, Konsistenz und Größe eventuell durch Sauerkrautgaben (wird erstaunlich gut akzeptiert und kann gegebenenfalls durch Zugabe von etwas Fleischsaft, Bratensoße o. ä. geschmacklich aufgebessert werden) eingehüllt werden in der Hoffnung, daß sie somit per vias naturales abgehen. Dieses Procedere ist korrekt, solange die Kommunikation zwischen Besitzer und Tierarzt funktioniert und der Patient keine Anzeichen von gastro-intestinalen Problemen zeigt. Der Abgang des Fremdkörpers sollte tierärztlicherseits kontrolliert werden.

Behandlung:

Nachgewiesene (klinisch, Röntgen) Fremdkörper, die sich über längere Zeit im Magen aufhalten und dort Probleme bereiten, müssen

– endoskopisch oder

– operativ entfernt werden.

Ein Patient mit nachgewiesenem Magen-Fremdkörper, der vom vorbehandelnden Tierarzt stabilisiert wurde, ist kein Notfall mehr und kann auch zur endoskopischen oder chirurgischen Fremdkörper-Entfernung überwiesen werden.

Komplikationen:

Kompliziert wird die Situation, wenn der Fremdkörper die Magenwand perforiert (s. *Magenperforation*).

Komplikationen sind nach korrekt entfernten Fremdkörpern nicht zu erwarten. Ein diagnostisch wie therapeutisch schwieriger Magen-Fremdkörper ist der fadenförmige Fremdkörper (s. *Fremdkörper in der Mundhöhle*).

Um beurteilen zu können, ob ein abgeschluckter Fremdkörper das Tier gefährden kann, muß die Größe des Patienten berücksichtigt werden. Eine Haselnuß z. B. wird beim Teckel mit hoher Wahrscheinlichkeit einen Ileus verursachen, beim Schäferhund vermutlich problemlos per vias naturales abgehen.

8.4.1.4. Magenperforation

Eine Magenperforation führt zu einer *Peritonitis*, die sich als akutes Abdomen mit massiv gestörtem Allgemeinbefinden bemerkbar macht.

Ursachen:

– Fremdkörper, die vom Magen aus perforieren (z. B. Nadeln, Hühnerknochen – jedoch wesentlich seltener als allgemein angenommen)

– Perforationswunden von außen

– Pathologische Perforationen des Magens (Nekrosen, Neoplasmen etc.)

Telefonische Anweisung an den Besitzer:

Der Besitzer erkennt die Magenperforation als solche nicht, sondern sieht meistens nur ein plötzlich akut erkranktes Tier, das er bereitwillig zum Tierarzt bringt.

Behandlung:
- GAKU, insbesondere bei unklarer Perforationsursache
- *Venöser Dauerzugang*
- Kleines Labor, gegebenenfalls *Abdominallavage* und Röntgen
- Antibiose, z. B. *Ampizillin* plus *Lincomycin*
- *Ringerlaktat* als Dauertropfinfusion
- Laparotomie

Komplikationen:

Je nachdem wie lange die Perforation bereits bestanden hat, ist mit einer massiven **Peritonitis** zu rechnen. Nach dem Verschluß der Magenverletzung muß aus diesem Grund das Abdomen mehrmals und gründlich mit größeren Mengen lauwarmen Ringerlaktats ausgewaschen werden, das immer wieder abgesaugt wird. In besonders fortgeschrittenen Fällen kann überlegt werden, das Abdomen nur unvollständig zu verschließen, damit Exsudate abfließen können. Eine solche offene Laparotomiewunde muß durch sterile Verbände sicher abgedeckt werden, die mindestens einmal täglich zu wechseln sind. Nach einigen Tagen beginnt die Bauchwunde zuzugranulieren, wenn die Peritonitis abgeklungen ist. Die beginnende Wundheilung kann dann in einem zweiten operativen Eingriff abgeschlossen werden, nachdem die Peritonitis abgeheilt ist.

Zusätzliche Komplikationen sind auch dann zu erwarten, wenn die Perforation nicht mechanisch, sondern **pathologisch** (Magenwandnekrose, Tumor etc.) bedingt ist. Prognose und zusätzliche Behandlung richten sich nach der Perforationsursache.

8.4.1.5. Pankreatitis

Die akute Pankreatitis ist eine der schmerzhaftesten Erkrankungen, mit der wir in der Kleintierpraxis konfrontiert werden können.

Plötzliches Erbrechen, meist in Zusammenhang mit einer (fetthaltigen) Mahlzeit, akutes Abdomen und Schock sind Hinweise auf diese schwerwiegende Erkrankung, die zusätzlich eine Reihe pathophysiologischer Mechanismen auslösen und letal ausgehen kann. Prädisponiert scheinen übergewichtige Hündinnen.

Neben dem akut einsetzenden Erbrechen, dem schmerzhaften Abdomen und der Schockgefahr muß mit folgenden, zusätzlichen Problemen gerechnet werden:

- Massive Störungen des Flüssigkeits- und Elektrolythaushaltes (Hämokonzentration und Hypokaliämie)
- Durchfall
- *Peritonitis*, Leberprobleme
- *Niereninsuffizienz*
- *Diabetes mellitus*
- Bakterielle Toxämie
- *Ventrikuläre Extrasystolen*
- *DIC*

Ursachen:
- Fetthaltige Mahlzeit bei prädisponierten Patienten
- Iatrogen (z. B. Glukokortikoide)

Telefonische Anweisung an den Besitzer:

Der Besitzer eines Patienten mit akutem, starkem Erbrechen und massiv gestörtem Allgemeinbefinden sollte unverzüglich in die Praxis bestellt werden (s. *Akute Gastritis*)

Behandlung:

Abgesehen vom klinischen Befund, sind Amylase- und Lipaseerhöhungen pathognomonisch. Obwohl die Lipase bei Hund und Katze eine höhere Pankreasspezifität zu besitzen scheint, sollten im Verdachtsfall stets beide Enzyme bestimmt werden. Da beide Pankreasenzyme renal ausgeschieden werden, sollten gleichzeitig auch Kreatinin und Harnstoff gemessen werden, ebenso wie die Triglyzeride und der Blutzucker.

Bei der *Abdominallavage* können in der zurückgewonnenen Flüssigkeit Leukozyten (Neutrophile) und Bakterien nachgewiesen werden. Auch in der Lavageflüssigkeit ist die Amylase deutlich erhöht.

- *Venöser Dauerzugang*
- *Ringerlaktat* als Dauertropfinfusion

Die Behandlung einer akuten Pankreatitis muß darauf abzielen,

- Schock und Schmerzen zu bekämpfen,
- Flüssigkeit- und Elektrolytstörungen zu korrigieren,
- das Pankreas absolut ruhig zu stellen.

- *Heparin* low dose
- Antibiose mit *Gentamicin* (Nierenfunktion!) plus *Lincomycin*
- Absoluter Nahrungs- und Wasserentzug
- Herzmonitoring (Kontroll-EKG)
- *Methylprednisolon* (cave: Glukokortikoide bei Pankreatitis! Strenge Indikation bei toxischer Septikämie)
- Therapeutische *Abdominallavage* (s. Behandlung der *Peritonitis*)
- Trasylol® (5000–8000 KIE [Kallikrein Inaktivator Einheiten] pro kg) zur Ruhigstellung des Pankreas (extrem teures Präparat, umstrittene Wirkung)

Komplikationen:

Bei einer akuten Pankreatitis ist sowohl aufgrund der Autodigestion wie auch der weiteren pathophysiologischen Konsequenzen jederzeit mit einem letalen Ausgang zu rechnen.

Eine entsprechende Diät ist nach Überstehen des akuten Anfalls zwingend notwendig.

8.4.1.6. Peritonitis

Das Bauchfell kann sich bei Hund und Katze sowohl lokal begrenzt wie auch generalisiert entzünden.

Im Bereich des Abdomens fallen bei der Untersuchung Schmerzhaftigkeit und Flüssigkeitsansammlung auf sowie eine Verlangsamung oder Lähmung (paralytischer Ileus) der Peristaltik (negativer Auskultationsbefund). Systemische Symptome bestehen üblicherweise in hohem Fieber, massiv gestörtem Allgemeinbefinden und Erbrechen.

Bei der Laboruntersuchung sind Leukozyten und Senkung stark erhöht. Die Anzeichen einer Toxämie (Temperaturerhöhung, beschleunigte Senkung und Leukozytose) können bei immuninkompetenten Tieren weniger stark ausgeprägt sein, als beim ansonsten gesunden, ausgewachsenen Tier.

Röntgen- und Ultraschalluntersuchung des Abdomens vervollständigen die Befundung. Diagnostisch sehr wertvoll ist die Abdominozentese (bei deutlichem Erguß; hier auch Bestimmung des spezifischen Gewichtes möglich und sehr sinnvoll) bzw. die *Abdominallavage* (Leukozyten, Bakterien, Magen- oder Darminhalt, Bilirubin, Kreatinin).

Eine Peritonitis kann jederzeit über einen Schock zum Tode führen.

Ursachen:

- Perforierende Verletzungen von Magen, Darm, Leber (Gallengangssystem) oder Harnapparat
- Infektionen oder Abszeßbildung in Bauchorganen (Pankreas, Leber, Prostata, Uterus, auch iatrogen)
- Fremdkörper (auch iatrogen, z. B. durch irritierendes oder unsteriles Nahtmaterial)
- Systemische Infektionen (z. B. Feline infektiöse Peritonitis)

Telefonische Anweisung an den Besitzer:

Die Patienten werden von ihren Besitzern in der Regel als akute Abdomina eingeliefert.

Behandlung:

- Systemische Antibiose, z. B. mit *Gentamicin* (Nierenfunktion!) plus *Lincomycin*
- Schockprophylaxe mit *Ringerlaktat* im Dauertropf
- Wesentlich ist die Entscheidung, ob die Peritonitis ausschließlich konservativ oder chirurgisch angegangen werden muß.
- Laparotomie (s. Komplikationen der *Magenperforation*) zur Behebung der Ursache, Entnahme einer bakteriologisch zu untersuchenden Probe und gründlicher Abdominalspülung mit körperwarmem Ringerlaktat.
- Die *Abdominallavage* kann nicht nur diagnostisch sondern auch therapeutisch eingesetzt werden, indem man über zwei bis drei größere Zugänge die Bauchhöhle mit körperwarmem Ringerlaktat (20 ml/kg KG) spült, durch vorsichtiges Rollen des Patienten die Flüssigkeit im Abdomen verteilt und dann per Schwerkraft wieder zurückgewinnt. Hierzu kann man entweder handelsfertige Peritonealkatheter verwenden oder sich solche selbst aus Infusionsschläuchen, in die man mit einer Luerzange eine Reihe von seitlichen Öffnungen hineinstanzt, herstellen. Diese Peritoneallavage kann 2 – 3 mal täglich wiederholt werden.

In unklaren Situationen – Operation ja oder nein – wird eine Laparotomie spätestens dann erforderlich sein, wenn 2 – 3 Peritoneallavagen zusammen mit den anderen o. a. konservativen Maßnahmen in den ersten 24 Stunden noch keine Besserung herbeigeführt haben.

> **Die wichtigste Entscheidung bei der Behandlung einer Peritonitis betrifft die Frage:**
>
> **Laparotomie oder keine Laparotomie?**
>
> Sinn und Ziel einer Laparotomie bei der Peritonitisbehandlung muß es sein,
>
> – sich endgültige diagnostische Gewißheit zu verschaffen,
> – die Krankheitsursache zu beheben,
> – eine Probe steril zu entnehmen und bakteriologisch untersuchen zu lassen,
> – das Abdomen gründlich zu spülen.

Komplikationen:

Mit gegebenenfalls auch letalen Komplikationen ist bei einer Peritonitis jederzeit zu rechnen. Der Besitzer sollte darüber möglichst umgehend und in vollem Umfang aufgeklärt werden.

Eine Katze mit ausgeprägten klinischen Allgemeinstörungen, bei der per Abdominozentese eine FIP diagnostiziert wurde, sollte nach Aufklärung und Absprache mit dem Besitzer euthanasiert werden.

8.4.1.7. Leitsymptom Ikterus

Gelbsucht oder Ikterus ist ein Symptom, das als Folge vieler abdominaler Notfälle auftreten kann.

Die aus der Hyperbilirubinämie resultierende Gelbverfärbung kann besonders an den sichtbaren Schleimhäuten und im Blutserum grobmakroskopisch festgestellt werden.

Je nach Ausmaß und Ursache der Gelbsucht können gleichzeitig Störungen des Allgemeinbefindens, Fieber, Erbrechen, Durchfall (dunkelroter bis schwarzer Kot = Blutungen, lehmfarbener Kot = Gallengangsobstruktion), Oberbauchschmerzen, Hepatomegalie oder Aszites klinisch diagnostiziert werden.

Für die notfallmäßige Labordiagnostik bieten sich bei Hund und Katze das Bilirubin und die ALT an. Die AP, die beim Hund insbesondere bei Gallengangsobstruktionen spezifisch erhöht ist, hat bei der Katze eine wesentlich kürzere Halbwertszeit und ist nur im erhöhten Bereich aussagefähig. Niedrige AP-Werte hingegen sind bei der Katze ohne diagnostische Aussagekraft.

Ursachen:

– Erhöhter Bilirubinanfall: Hämolyse durch erhöhten Zerfall der Erythrozyten, bakterielle Infekte = Sepsis, Endoparasitosen (Hämobartollenose bei der Katze, Babesiose beim Hund), autoimmune oder iatrogene (= Bluttransfusion) Ursachen, Resorption von Blutungen, Lymphosarkome

– Herabgesetzte Verstoffwechselung in der Leber: durch entzündliche und degenerative Lebererkrankungen, Leberinfektionen (Leptospirose, Hcc), Arzneimittelintoxikation

– Herabgesetzte Ausscheidung durch die Leber: Obstruktionsikterus, Leberzirrhose, Cholangitis, Gallengangsneubildungen, Kompression durch *Pankreatitis*, Gallengangsruptur, Gallensteine

Telefonische Anweisung an den Besitzer:

Der Ikterus wird nur im fortgeschrittenen Stadium von aufmerksamen Besitzern wahrgenommen, da wegen der stark behaarten Haut unserer Patienten eine Gelbverfärbung in der Regel nur an den Schleimhäuten sowie an den spärlicher behaarten Hautstellen (z. B. Leistengegend, Schenkelinnenseite, Ohrmuschelinnenseite) sichtbar wird. Ikteruspatienten werden meistens wegen auffälliger Allgemeinstörungen vorgestellt, die vom Besitzer seltener als kritisch angesehen werden.

Behandlung:

Die Behandlung erfolgt kausal. Der Wert einer sogenannten Leberschutztherapie ist umstritten oder wird zumindest in praxi häufig überschätzt. Die beste Leberschutztherapie besteht in der möglichst schnellen Beseitigung der Noxe und der Versorgung der Leber mit schnell umsetzbarer Energie (Glukoseinfusionen), damit sie schneller regenerieren kann. Der Einsatz von Glukokortikoiden bei einer »Leberschutztherapie« ist ebenso wie der Einsatz bestimmter Aminosäuren von Fall zu Fall abzuwägen.

Komplikationen:

Prognose und Komplikationen hängen von der zugrundeliegenden Ursache ab. Wesentlich ist eine gründliche und gewissenhafte Diagnostik, deren Notwendigkeit dem Besitzer überzeugend dargestellt werden muß.

8.4.2. Unterbauch

8.4.2.1. Ileus

Ein Ileus ist eine Passagebehinderung im Darmkanal.

Die klinische Symptomatik ist ausgesprochen variabel. Erbrechen ist jedoch fast immer vorhanden. Außerdem können die Patienten apathisch und inappetent sein, haben Bauchschmerzen und keinen Stuhlgang oder setzen nur noch kleinere Mengen dünnerer Fäzes ab. Bei der Auskultation fehlen Peristaltikgeräusche. Der Röntgenbefund ist oft typisch (längere, aufgegaste oder auch flüssigkeitsgefüllte Darmschlingen). Gegebenenfalls ist zur Absicherung der Diagnose eine Bariumpassage notwendig.

Beim vollständigem Ileus macht die Rektumschleimhaut einen klebrigen Eindruck, was beim Fiebermessen oder der rektalen Untersuchung deutlich wahrgenommen werden kann.

Ursachen:

Unter praktischen Gesichtspunkten kann die Ileusproblematik nach Ursachen aufgeteilt werden.

Paralytischer Ileus

Paralyse u. a. durch gestörte nervale oder vaskuläre Versorgung, bakterielle Toxine, Arzneimittel, Intoxikationen, intestinale Erkrankungen (Peritonitis, Enteritis, Flüssigkeitsansammlungen im Abdomen), extraintestinale Erkrankungen wie Nierenerkrankungen, perforierte Pyometra.

Obturationsileus

Behinderung der Passage durch Druck von außen u. a. durch entzündliche oder neoplastische Veränderungen anderer Abdominalorgane, besonders der Darmlymphknoten, Verklebungen.

Obstruktionsileus

Veränderungen, die durch Verschluß des Darmrohres von innen die Passage behindern, wie z. B. entzündliche oder neoplastische Veränderungen des Darmes, angeschoppte Kotmengen (Knochenkot), Fremdkörper, Stenosen. Nicht alle Fremdkörper müssen zu einem totalen Verschluß und zu einem vollständigen Sistieren des Kotabsatzes führen. Insbesondere scheibenförmige Fremdkörper lassen kleinere Mengen dünnen Stuhles passieren.

Sonderformen des Ileus:

Invagination: Einstülpung eines kaudalen Darmabschnittes aufgrund unphysiologischer Peristaltik in den benachbarten, kranialen Abschnitt

Volvulus: Durch ein gestörtes Bewegungsmuster im Darm oder durch Defekte im Mesenterium (iatrogen! p. op. !) werden Teile des Mesenteriums mit den darin befindlichen Blutgefäßen abgedreht. Das betroffene Darmsegment wird nekrotisch und stirbt ab.

Ein Volvulus verläuft stets akut-perakut. Auf der Röntgenaufnahme ist der abgedrehte Darmabschnitt als größere Masse luftgefüllter Darmschlingen sichtbar. Üblicherweise herrscht bei der Auskultation des Abdomens beim Ileuspatienten »Grabesstille« – beim Volvulus sind in den meisten Fällen überhaupt keine Darmgeräusche mehr wahrnehmbar.

Telefonische Anweisung an den Besitzer:

Hartnäckiges Erbrechen sollte stets Grund sein, den Patienten in der Praxis gründlich untersuchen zu können.

Bei jedem hartnäckigen Erbrechen sollte ein möglicher Ileus in der Differentialdiagnostik berücksichtigt werden, bis das Gegenteil bewiesen ist.

Behandlung:

Bei einem Ileusverdacht sollte die Entscheidung zur Laparotomie lieber zu früh als zu spät fallen, selbst auf die Gefahr hin, daß sich der Eingriff im Nachhinein als nicht notwendig erwiesen hat. Viele abdominale Veränderungen lassen sich trotz ausgefeilter nichtinvasiver Diagnostik (Ultraschall) nur durch den direkten Augenschein während einer Probelaparotomie feststellen.

Erstaunlicherweise verschwinden selbst eindrucksvolle Ileussymptome öfters nach rein diagnostischen Eingriffen, auch ohne daß therapeutische Korrekturmaßnahmen durchgeführt wurden.

Die notwendige Schnelligkeit, mit der ein solcher Eingriff zu erfolgen hat, hängt von der Ursache des Ileus ab. Besonders schnell ist immer dann zu operieren, wenn vaskuläre Kompressionen (z. B. beim Volvulus) mit im Spiele sind, die via Nekrose und septischem Schock innerhalb kürzester Zeit zum Tode führen können.

Komplikationen:

Brechreizhemmende Medikamenten, wie z. B. MCP (Metoclopramid, u. a. Paspertin® oder Befedo® Antiemetikum, Smith-Kline), sollten erst dann eingesetzt werden, wenn ein Ileus mit absoluter Sicherheit auszuschließen ist, um einen solchen nicht zu überdecken.

Ein mechanischer Ileus (Obstruktions- oder Obturationsileus) kann fast ausschließlich nur operativ beseitigt werden. Unterbleibt dies, so kommt es zu Nekrosen, Perforationen, Peritonitiden, septischen Prozessen und tödlichem Ausgang. Aus diesem Grunde ist es wesentlich, mit einem klärenden Eingriff nicht allzulange zu warten und lieber einmal in Kauf zu nehmen, eine Laparotomie zuviel als eine zuwenig durchgeführt zu haben. Wesentlich ist hierbei das aufklärende Gespräch mit dem Besitzer vor sowie das interpretierende Gespräch mit dem Besitzer nach der Operation. Bei einer entsprechend guten Kommunikation zwischen Tierarzt und Besitzer wird auch ein »unnötiger« Eingriff vom Besitzer als gewissenhafte medizinische Versorgung und gute Servicemaßnahme anerkannt, weil ihm klar ist, daß nur auf diesem Wege Sicherheit für sein Tier zu erreichen war.

Bei allen unklaren Ileusfällen sollte man außerdem mit dem Besitzer vor der Operation die Möglichkeit und Prognose einer ausgedehnten Tumorose oder einer anderen infausten Erkrankung diskutieren. Erfahrungsgemäß ist jeder Besitzer, mit dem diese Möglichkeit vor der Operation besprochen wird, damit einverstanden, daß sein Tier in diesem Fall auf dem Operationstisch eingeschläfert werden soll. Eine solche »carte blanche« zum Wohle des Patienten wird aber nur derjenige Tierarzt erhalten, der sich zuvor die Zeit genommen hat, in einem Gespräch das Vertrauen des Besitzers zu erlangen.

8.4.2.2. Akuter Durchfall

Durchfall ist wie Erbrechen oder Ikterus nur ein Symptom und keine eigenständige Erkrankung. In den seltensten Fällen steckt hinter einem Durchfallpatienten ein Notfall, der sofort und auf der Stelle behandelt werden muß.

Akuter Durchfall ist häufig ein besitzerimmanentes Problem, das diesem unter bestimmten Umständen (Schmerzen beim Stuhlgang, blutige Beimengungen, nächtliches Verschmutzen des neuen Teppichbodens etc.) als Notfall erscheint und zum Hörer greifen läßt.

Ursachen:

Die möglichen Ursachen für das Symptom »Durchfall« sind sehr viel komplexer, als es in einem Buch über Notfallmedizin abgehandelt werden kann.

Telefonische Anweisung an den Besitzer:

»Normale« Durchfälle ohne wesentliche Beeinträchtigungen des Allgemeinbefindens heilen unter 24- bis 48stündiger Nahrungskarenz spontan.

Durchfälle, die vom Besitzer außerhalb der üblichen Praxiszeiten als Notfall angesehen werden, können zufriedenstellend wie auch zum Wohle des Patienten intensiver behandelt werden.

Behandlung:

– *Venöser Zugang*
– Blutentnahme und Einleitung kleines Labor, Leber-, Pankreas- und Nierenwerte zwecks genauer Diagnosestellung am nächsten Tage
– Ringerlaktat als Dauertropfinfusion
– Antihistaminikum, z. B. Benadryl®, Parke Davies (0,5 – 4,0 ml/Tier)
– Antibiose, z. B. *Amoxizillin* bei erhöhter Körperinnentemperatur
– Nahrungs- und Flüssigkeitskarenz
– Nachuntersuchung nach 12 – 24 Stunden.

Komplikationen:

Durchfälle, die mit Nahrungskarenz und therapeutischer Unterstützung nicht innerhalb von 2 – 3 Tagen ausheilen, sollten gründlich diagnostisch aufbereitet werden, um keine ernsthaften Krankheitsursachen zu übersehen.

Durchfall ist bei der heutigen Haltung von Hunden und Katzen als Familienmitglieder ein Problem, das den Besitzer mehr belastet als viele andere, z. T. medizinisch seriösere Erkrankungen. Gleichwohl sollte der Besitzer mit seinem Problem »Durchfall« ernstgenommen werden und dies auch durch eine umfangreiche Aufbereitung des Falles dokumentiert werden. Hüten sollte man sich jedoch trotz aller Bemühungen, Tier und Besitzer möglichst umgehend zu helfen, davor, zu bald peristaltikhemmende Arzneimittel (Atropin, Atropinanalogika, Spasmolytika) einzusetzen, wenngleich sich diese Medikamente in manchen Fällen nicht umgehen lassen. Der Durchfall hat – zumindest in den ersten beiden Tagen –

die Aufgabe, störende Agentien aus dem Körper zu entfernen. Diesen heilsamen Autoregulationsmechanismus zu früh zu unterbrechen, kann kontraproduktiv und heilungsverzögernd sein.

8.4.2.3. Milzriß

Eine Milzruptur kann sich je nach Verlauf akut durch Blutverlust (anämische Schleimhäute, erniedrigte Hämatokrit- und Hämoglobinwerte), blutige Ergüsse in die Bauchhöhle oder auch chronische Veränderungen klinisch manifestieren. Röntgenaufnahmen und Ultraschalluntersuchung des Abdomens sowie besonders die *Abdominallavage* sind neben der gründlichen, klinischen Allgemeinuntersuchung weitere, wichtige diagnostische Hilfsmittel.

Ursachen:

– Traumen

– Pathologische Milzrupturen nach Neubildungen (Hämangiome, Hämangiosarkome)

– Iatrogen

Telefonische Anweisung an den Besitzer:

Milzrupturen entziehen sich der Beurteilung durch den Besitzer. Stumpfe Traumen, auch ohne äußerlich sichtbare Anzeichen, sollten jedoch stets Grund sein, den Patienten in der Praxis gründlich auch auf eine Milzruptur hin zu untersuchen.

Behandlung:

Milzrupturen sind mit starken Blutverlusten verbunden und können zu hypovolämischem oder septischem Schock und u. U. schnellen Exitus führen.

– *Venöser Dauerzugang*

– *Ringerlaktat* oder *Bluttransfusion*

– Antibiose mit *Gentamicin* plus *Lincomycin*

– Splenektomie

Komplikationen:

Milztraumen wie auch Milzneoplasmen können subkapsuläre Blutungen hervorrufen. Diese subkapsulären Blutungen bedingen möglicherweise nur geringgradige Blutverluste in den ersten Tagen nach dem Insult. Reißt die Milzkapsel nach einiger Zeit unter dem zunehmenden Druck, werden akute Probleme u. U. erst viele Tage nach dem Insult deutlich.

Probleme nach Splenektomien unter den o. a. Indikationen sind dem Autor bisher noch nie begegnet.

Hämangiosarkome neigen zur Metastasierung (Herz). Aus diesem Grunde sollte dem Besitzer nach einer Splenektomie stets eine histologische Untersuchung nahegelegt werden.

8.4.2.4. Milztorsion

Eine Milztorsion tritt üblicherweise im Gefolge einer Magendrehung auf.

Unabhängig davon können idiopathische Milzdrehungen akut wie chronisch auftreten.

Bei akuten Milztorsionen treten die Symptome eines akuten Abdomens auf: Schmerzhaftes Abdomen, Schock. Bei chronischen Milzdrehungen kommen Störungen des Allgemeinbefindens, *DIC* und *ventrikuläre Extrasystolen* hinzu.

Die Diagnoseabsicherung erfolgt in der Regel in einer Laparotomie.

Ursachen:

– Milztorsion nach Magendrehung

– Idiopathische Milztorsionen, insbesondere bei großen Hunderassen

Telefonische Anweisung an den Besitzer:

Der Besitzer stellt sein Tier mit starken Allgemeinstörungen nach Milztorsion mit oder ohne Magendrehung bereitwillig in der Praxis vor.

Behandlung:

s. *Milzriß*

– Splenektomie

– *Heparin* low dose

Komplikationen

s. *Milzriß*

8.4.2.5. Bauchverletzungen

Bauchverletzungen werden bei unseren Patienten aufgrund der behaarten Körperoberfläche häufig nicht erkannt oder unterschätzt.

Ursachen:

– Stumpfe Traumen: Autounfälle, Fußtritte, Huftritte, Stürze

– Spitze Traumen: Bißverletzungen, Pfählwunden

Telefonische Anweisung an den Besitzer:

Stumpfe oder spitze Traumen des Abdomens mit Störungen des Allgemeinbefindens sollten unverzüglich in der Praxis vorgestellt werden. Bauchtraumen ohne äußerlich sichtbare Veränderungen und ohne Störungen des Allgemeinbefindens sollten zumindest unter aufmerksamer Kontrolle des Besitzers verbleiben (Störungen des Allgemeinbefindens, Kot- und Urinabsatz, blutige Abgänge) und beim geringsten Verdacht gründlich untersucht werden.

Spitze Bauchverletzungen sollten stets als perforiert betrachtet werden, bis eine gründliche Untersuchung das Gegenteil erwiesen hat.

Behandlung:

Perforierende Bauchwandverletzungen gehen oft mit Verletzungen bzw. Perforationen anderer Organe (Harnblase, Gallenblase, Milz, Darm) einher. Klinische Untersuchung (Anzeichen einer Peritonitis), Röntgenaufnahmen (freies Gas oder freie Flüssigkeit im Abdomen) sowie die *Abdominallavage* geben Hinweise auf die Verletzung von Bauchhöhlenorganen.

Im Verdachtsfall sollte mit einer Laparotomie nicht gezögert werden.

Bei perforierenden Bauchverletzungen rechtfertigt allein der Verdacht einer Abdominalorganverletzung eine Laparotomie.

Stumpfe Bauchtraumen können ebenfalls zu Verletzungen und Leckagen innerer Organe führen. Retroperitoneale Nierenblutungen oder subkapsuläre Milzblutungen sind mittels Abdominallavage nicht diagnostizierbar und können gegebenenfalls erst nach mehreren Tagen zu klinischen Problemen führen.

Komplikationen:

Das vollständige Ausmaß von Bauchverletzungen wird häufig erst mit einer Zeitverzögerung deutlich. Auch »Bagatellverletzungen« sollten stets gründlich und gewissenhaft evaluiert und versorgt werden. Patienten mit stumpfen Bauchtraumen sind häufig polytraumatisiert (Pneumothorax, ventrikuläre Extrasystolen, ZNS-Probleme).

8.4.2.6. Inkarzerationen

Hernien oder echte Brüche bestehen aus einer Bruchpforte, einem Bruchsack und dem Bruchinhalt. Befinden sich außer Fett oder Netz noch Teile von Abdominalorganen im Bruchsack, besteht die Gefahr, daß diese irgendwann einmal eingeklemmt werden. Durch Veränderungen bzw. Vergrößerungen des Bruchinhaltes (z. B. Darm- oder Blaseninhalt) kann sich dieser in der Bruchpforte verkeilen. Die Bruchpforte verengt in diesem Fall ringförmig die Passage im vorgefallenen Organ.

Die Symptomatik tritt stets akut oder perakut auf, ist in der Regel hochschmerzhaft, kolikartig und richtet sich nach dem eingeschlossenen, inkarzerierten Organ.

Typischerweise inkarzieren Nabelbrüche (Darm, Uterus), Leistenbrüche (Darm, Uterus oder Blase), Perinealhernien (Blase, gegebenenfalls Darm oder Prostata).

Ursachen:

Bruchpforten, die plötzlich zu eng und damit zu Passagehindernissen für vorgefallene Bauchorgane werden.

Telefonische Anweisung an den Besitzer:

Bei Patienten mit bekannter Hernienvorgeschichte sollte der Besitzer den Bruch betasten. Ist der Bruch schmerzhaft und gegebenenfalls größer als sonst, liegt der Verdacht auf eine Inkarzeration vor.

Behandlung:

Inkarzerierte Brüche müssen unverzüglich chirurgisch versorgt werden.

– Herstellung der Passage des inkarzerierten Organs

– Verschluß der Bruchpforte

Komplikationen:

Werden die Inkarzerationen nicht erkannt und die Passage nicht wieder hergestellt, können die Patienten mit den Erscheinungen eines akuten Abdomens an einem septischen Schock sterben.

Bruchpforten sollten stets auf die Möglichkeit einer Inkarzeration hin überprüft werden. Der Besitzer sollte in diesem Fall auf die Notwendigkeit einer vorbeugenden Operation aufgeklärt und dies auf der Karteikarte notiert werden.

8.4.3. Harnapparat

8.4.3.1. Traumen der Nieren und harnableitenden Wege

Traumen an Niere und harnableitenden Wegen spielen bei einem Großteil aller Beckenverletzungen eine bedeutende Begleitrolle. In der Praxis handelt es sich hierbei im wesentlichen um Nierenkontusion, Nierenriß, Blasenkontusion, Blasenruptur und Ureterabriß.

Klinische Verdachtsmomente, die in Zusammenhang mit Beckentraumen, insbesondere Beckenfrakturen, an eine Verletzung des Harnapparates denken lassen sollten, sind: Dysurie, Hämaturie und schmerzhaftes Abdomen. Die klinischen Anzeichen alleine reichen meistens nicht aus, um eine sichere Diagnose zu stellen. Hämaturie ist häufig ein Anzeichen für eine eher harmlose Traumatisierung der Blasenschleimhaut (Blasenkontusion) oder auch der Niere (Nierenkontusion, subkapsuläre Nierenhämatome). Spontaner Urinabsatz per se schließt eine Harnwegsruptur nicht vollständig aus. Selbst eine erfolgreiche Harngewinnung per Katheter ist kein sicherer Beweis für intakte Harnwege.

Neben der klinischen Untersuchung sind Röntgenaufnahmen, besonders gemeinsam mit Kontrastmittelstudien (Ausscheidungsurogramme wie auch retrograde Kontrastmittelaufnahmen), und die *Abdominallavage* (u. a.: Vergleich Kreatinin im Serum zum Kreatinin in der Lavageflüssigkeit) wichtige diagnostische Hilfsmittel. Nachweis von Blut, Harnstoff oder Kreatinin in der Spülflüssigkeit ist jedoch nur dann möglich, wenn diese Bestandteile in die freie Bauchhöhle gelangen. Insbesondere Nierenblutungen bleiben häufig auf den retroperitonealen Bereich beschränkt und entziehen sich somit einer Diagnose per *Abdominallavage*. Auch die Ultraschalluntersuchung ist ein wichtiges Diagnostikum bei Verletzungen des Harnapparates.

Eine *Urämie* fällt nur dann im Labor auf, wenn beide Nieren betroffen sind. Solange eine Niere oder gar nur Teile einer Niere funktionsfähig sind, läßt sich in der Regel eine Urämie nicht nachweisen.

Ursachen:

Abdominaltraumen (Beckenfrakturen), Polytraumen.

Telefonische Anweisung an den Besitzer:

Stumpfe Verletzungen der Bauchhöhle (Autounfälle, Pferdetritte etc.) sollten auch bei (zunächst) klinisch unauffälligen Patienten tierärztlich abgeklärt werden. Absolute Notfälle sind diese Traumen, wenn sie von Dysurie oder Hämaturie begleitet werden. Wesentlich bei Verletzungen der Harnwege ist eine möglichst rasche Diagnose und Behandlung, um Folgeprobleme (z. B. Urämie, Peritonitis) zu verhindern.

Behandlung:

– GAKU (Polytrauma, Folgeprobleme)

– *Venöser Dauerzugang*, gegebenenfalls Schockbehandlung

– Infektionsbehandlung (Harnapparat, Bauchfell), z. B. mit *Enrofloxacin*

– Laparotomie

– diagnostische Laparotomie

– einseitige Nephrektomie bei:

　– Nierenruptur und kontralateral intakter Niere

　– Ureterabriß (insbesonders proximal) ohne Reimplantations- bzw. Schienungsmöglichkeit

– Reimplantation des Ureters in die Blase, besonders bei distalen Abrissen

– Blasennaht

– *Peritonitis*behandlung, ggf. halboffener Laparotomieverschluß, Abdominalspülung

Komplikationen:

Komplikationen ergeben sich sowohl durch die Primärtraumen (u. a. Beckenfrakturen, Rückenmarksverletzungen) wie auch durch die Komplikationen von zu spät erkannten bzw. behandelten Leckagen (Peritonitis, Urämie).

8.4.3.2. Cystitis haemorrhagica

Plötzlicher Absatz von blutigem Urin, gegebenenfalls begleitet von schmerzhaften Blasenspasmen, sind für den Tierbesitzer offensichtlich und versetzen ihn in verständliche Sorge.

Ursachen:

Infektionen der Niere und der harnableitenden Wege, externe (stumpfes Bauchtrauma) oder interne (scharfkantige Urolithen) Traumen sowie hämorrhagische Diathesen (z. B. Cumarin- oder Östrogenvergiftung).

Wesentlich für die Bestimmung der Ursache ist die Frage, ob die Blutungsbereitschaft lokal begrenzt oder generalisiert ist, sowie die Abklärung, ob eine Hämaturie oder Hämoglobinurie vorliegt.

Telefonische Anweisung an den Besitzer:

Die Tatsache, daß der Urin rötlich verfärbt ist, wird vom Laien oft überinterpretiert und kann vollkommen harmlose Ursachen haben. Blutiger Urin per se muß nicht mit einem Notfall im medizinischen Sinne verbunden sein. Dennoch ist es nicht sinnvoll, den Besitzer am Telefon zu vertrösten, der sich Sorgen um sein Tier macht. Eine möglichst schnelle Untersuchung des Tieres wird stets dann unverzichtbar sein, wenn zusätzliche Störungen oder offensichtlich schmerzhafter Urinabsatz beobachtet werden.

Ist der Besitzer in der Lage, Urin in einem spülmaschinensauberen Gefäß aufzufangen und mit in die Praxis zu bringen, erleichtert dies eine schnelle Diagnose.

Behandlung:

Die Therapie erfolgt nach Diagnosestellung kausal.

Darüber hinaus ist es sinnvoll, den Patienten

– antibiotisch, z. B. mit *Enrofloxacin* oder *Amoxizillin* zu versorgen und ein

– Spasmoanalgetika, z. B. Metamizol (20 – 50 mg/kg i. m. oder i. v.) oder Buscopan compositum®, Boehringer 0,5 – 2,5 ml/Tier) zu verabreichen.

Bakteriell bedingte Nieren- und Harnwegsinfektionen sollten ausreichend lange (mindestens 14 Tage) antibiotisch behandelt werden.

Komplikationen:

Komplikationen und Prognose sind von der Ursache abhängig. Besondere Beachtung ist dem Gerinnungsstatus zu schenken.

8.4.3.3. Urolithiasis beim Kater und Rüden

Kristalline Harnbestandteile können bei allen Tierarten mehr oder weniger große Konkremente bilden. In der Regel sind sie die Ursache von chronischen Harnabflußstörungen und Infektionen.

Probleme im Sinne eines Notfalles machen die Konkremente nur dort, wo sie relativ oder absolut so groß sind, daß der Urinabfluß dadurch massiv behindert wird.

Rein theoretisch kann dies natürlich bei Patienten beiderlei Geschlechts vorkommen. In praxi führen Urolithen jedoch aufgrund der geschlechtsspezifischen Harnröhrenanatomie fast ausschließlich beim Kater (kurze Urethra mit extrem schmalem Lumen, besonders beim Kastraten) und beim Rüden (S-förmige Beckenflexur sowie Penisknochen) zu Notfallsituationen.

Für den Notfall ist dabei die chemische Beschaffenheit und die daraus resultierende steinspezifische Langzeittherapie von untergeordneter Bedeutung. Wesentlich beim urolithischen Notfall ist vielmehr die Wiederherstellung der Passage und des elektrolytischen Gleichgewichtes sowie die Verhinderung lebensbedrohlicher Folgeprobleme wie Schock und Urämie.

Ursachen:

Urinabflußbehinderung in den Harnwegen durch kristalline Konkremente an anatomisch präformierten Engpässen.

Telefonische Anweisung an den Besitzer:

Gestörter Urinabsatz (Hämaturie, Strangurie, Pollakisurie, Anurie) wird vom Besitzer nicht immer als solcher erkannt. Häufig geben erst sekundäre Symptome (Lekken am Penis, Schmerzäußerungen, gestörtes Allgemeinbefinden, Erbrechen) Anlaß zu Besorgnis und telefonischer Anfrage. Aus diesem Grund ist es wesentlich, im Verdachtsfall durch den eigenen Augenschein sicherzustellen, ob die Passage der ableitenden Harnwege ungestört ist.

Behandlung der Urolithiasis beim Kater:

Bei unvollständigem Verschluß (tröpfelnder Harnabsatz) kann versucht werden, die Passage konservativ wiederherzustellen:

– Konservativer Behandlungsversuch:

Spasmoanalgetika, z. B. Buscopan compositum®, Boehringer 0,5 ml pro Katze s. c. oder langsam i. v. (schnellerer Wirkungseintritt, Katze beginnt jedoch sofort zu speicheln), Muskelrelaxantien, z. B. *Diazepam*.

Wesentlich beim konservativen Behandlungsversuch ist die Erfolgskontrolle, die möglichst am stationär aufgenommenen Patienten durchzuführen ist.

Bessert sich der Zustand des Patienten innerhalb von sechs Stunden nicht deutlich, muß der konservative Behandlungsversuch umgehend abgebrochen und die Harnröhre in Narkose freigespült werden.

– Operative Katheterisierung

– *Intravenöser Dauerzugang*

– Blutentnahme, kleines Labor, Leberwerte, Kreatinin, Harnstoff, Phosphor

– Bereitstellung von: Lidokainspray, Gleitmittel, Teflonröhrchen gebrauchter Braunülen auf unterschiedliche Länge zurechtgeschnitten, Tomcat-Katheter (mit Mandrin), 5-ml-Einmalspritzen, Spülflüssigkeit (Ringerlaktat oder Urofree®, Chassot), Nahtmaterial, anatomische Pinzette, Schere, Nadelhalter, Halskragen

– *Injektionsnarkose* Ketamin plus Diazepam nach Effekt, besser Inhalationsnarkose (gegebenenfalls bei schwer gestörtem Allgemeinbefinden auch Einleitung per Maske ohne Prämedikation)

– Lagerung des Katers auf den Rücken mit angezogenen Beinen (Froschstellung)

– Ausmassieren der vorgelagerten Penisspitze aus der Vorhaut und manuelle Fixierung zwischen Daumen und Zeigefinger (u. U. schwierig!)

– Ausmassieren der Penisspitze nach außen (um Konkremente, die im letzten Zentimeter der Urethra liegen, nach außen und nicht durch direktes Spülen weiter nach innen zu verlagern)

– Lidokainspray auf den Penis

– Katheterisierungsversuch mit dem Tomcat-Katheter

– Abschätzen der Entfernung Penisspitze – Obstruktionsstelle

– Auswahl einer auf die entsprechende Länge gekürzten Braunüle (s. o.), Spülung über die Braunüle

– Erneuter Versuch mit Tomcat-Katheter

– Spülen über gekürzte Braunüle aktueller Länge. Nach einigen Zentimetern ist die Urethra soweit freigespült, daß Sondierung und Spülung mit dem etwas weniger rigiden Tomcat-Katheter ohne Wechsel zur rigideren Braunüle durchgeführt werden kann.

Wichtige Regeln für die erfolgreiche Harnröhrensondierung:

– Ausreichende Relaxierung des Patienten (Diazepam, Inhalationsnarkose).

– Patient in Rückenlage (»Froschstellung«).

– Extrem nach kaudodorsal gezogener Penis, um die Urethra gerade zu ziehen.

– Möglichst atraumatisches Arbeiten, um spätere Rezidive durch Narbenstrikturen zu vermeiden, deswegen: »Mehr spülen als bohren!«. Geduldiges Arbeiten bringt stets seinen Lohn: Irgendwann »fällt« der Tomcat-Katheter in die Blase!

Läßt sich der Katheter problemlos und »glatt« bis zum Anschlag in die Blase einführen, wird er mit zwei oder auch drei Einzelheften an der Vorhaut fixiert. Der Urin entleert sich nun spontan. Gegebenenfalls kann die Entleerung durch sanfte (!) Bauchdeckenmassage unterstützt werden.

Ist die Blase entleert, können 0,5–1,0 ml eines wasserlöslichen Dexamethasons, z. B. Dexasel®, Selectavet, über den Katheter in die Blase instilliert werden.

Unmittelbar nach erfolgreicher Katheterisierung erhält der Patient über den Venenkatheter *Ringerlaktat* im Dauertropf.

Die weitere medikamentelle Behandlung richtet sich nach den Laborergebnissen.

Der Katheter bleibt für 3–4 Tage in situ (stationäre Aufnahme). Ist der Urin grobmakroskopisch ohne besonderen Befund und das Allgemeinbefinden des Patienten zufriedenstellend, wird der Katheter nach Entfernen der Einzelhefte gezogen. Der Patient sollte daraufhin noch weitere ein bis zwei Tage unter stationärer Kontrolle bleiben, bis sichergestellt ist, daß der Urinabsatz spontan ohne Probleme möglich ist. Der Patient sollte über diesen Zeitpunkt hinaus noch antibiotisch versorgt werden.

Komplikationen bei der Urolithiasis des Katers:

Erstverschlüsse lassen sich fast immer, u. U. zwar mühsam, in der o. a. Technik freispülen. Die Konsequenz der Nachbehandlung (radikale Futterumstellung, z. B. c/d-Hills® bei Struvitsteinen, Harnansäuerung, z. B. Guardacid-Tabletten®, Prodoca) entscheidet über die Rezidivfrequenz.

Penisamputationen oder andere chirurgische Fistelmaßnahmen sollten nur in strenger Indikation durchgeführt werden. Derartige invasive Maßnahmen können durch eine korrekte Kathetertechnik und gewissenhafte Prophylaxe weitgehend vermieden werden.

Wichtig ist die intensive Infusionsbehandlung, nachdem der Verschluß behoben ist. Leichte bis mittelschwere Azotämien nach einem Urethraverschluß sind normal und können per infusionem problemlos innerhalb weniger Tage erfolgreich behandelt werden, sofern keine größeren Vorschädigungen vorliegen. Die Bestimmung des Serumphosphors hat größere prognostische Bedeutung als Kreatinin und Harnstoff.

Behandlung der Urolithiasis beim Rüden:

Beim Rüden sind die S-förmige Beckenflexur der Harnröhre im Perinealbereich sowie der Penisknochen präformierte Engpässe. Die radiologische Darstellung einzelner, aber bedeutsamer Steine an diesen Stellen kann problematisch sein. Saubere Röntgentechnik (Penisknochen) und extrem nach kranial gezogene Hintergliedmaßen (um Überlagerungen der Beckenflexur durch die Femora zu vermeiden) sind wesentlich für die Diagnostik.

– *Venöser Dauerkatheter*

– *Injektionsnarkose* nach Effekt, besser Inhalationsnarkose

Behandlung von Harnsteinen im Bereich des Penisknochens:

– Vorsichtiges Katheterisieren bis zur Verschlußstelle, gegebenenfalls erneutes Röntgen mit Katheter in situ

– Vorsichtiger, gegebenenfalls mehrmaliger Freispülungsversuch

– **Urethrostomie**, falls sich der Katheter nicht bis in die Blase vorschieben läßt.

Behandlung von Harnsteinen im Perinealbereich:

– Vorsichtiges Katheterisieren bis zur Verschlußstelle, gegebenenfalls erneutes Röntgen mit Katheter in situ

– Vorsichtiger Freispülungsversuch, gegebenenfalls in der »**Kompressions-Spültechnik**«: Die erste Person führt den Katheter mit aufgesetzter, gefüllter (Ringerlaktat, physiologische NaCl) Spritze bis zur Obstruktionsstelle vor. Eine zweite Person geht mit dem Zeigefinger rektal ein und komprimiert die Harnröhre durch Druck auf die Prostata. Die erste Person spült auf Kommando an, die zweite Person gibt erst ein bis zwei Sekunden später die digitale Prostatakompression auf. Der dadurch kurzzeitig aufgebaute Druck, bzw. die anschließende »schußartige« Spülung und die so erzielte Erweiterung der Urethra bringen den Harnstein weiter in Richtung Blase. Durch mehrmalige Wiederholung gelingt es häufig, selbst hartnäckige Steine schonend bis in die Blase vorzuspülen.

Mißlingt auch dieser konservative Versuch, muß per Hautschnitt, stumpfes Freipräparieren der Harnröhre über dem Katheter, Urethrainzision und Entfernung der Steine eine sogenannte **hohe Urethrafistel** angelegt werden. Die Urethraschleimhaut wird auch bei der hohen Fistel, wie bei der Urethrostomie per Einzelheften mit der Haut vernäht, um eine zu schnelle Granulation der Fistel zu verhindern.

Komplikationen:

Spülung der Harnröhre, Urethrostomie oder hohe Fistel sind lediglich Notfallmaßnahmen zur vorübergehenden Herstellung der freien Urinpassage. Sind die Harnwege frei, die Blase per Katheter entleert, kann der Patient stabilisiert werden. Störungen des Elektrolytgleichgewichtes und des Flüssigkeitshaushaltes, Urämie sowie Schock sind besonders zu berücksichtigen.

Die Steine in der Blase können jederzeit per vias naturales wieder zum Verschluß führen und müssen deshalb möglichst bald per Zystotomie entfernt, chemisch analysiert und medikamentell bzw. diätetisch verhindert werden.

8.4.3.4. Blasenkolik

Schmerzhafte Spasmen des Hohlmuskels Harnblase führen zu Harnabflußstörungen und deutlichen Anzeichen von Bauchschmerzen (Berührungsschmerz, aufgezogener Rücken, klammer Gang) mit mehr oder weniger gestörtem Allgemeinbefinden.

Blasenkolik ist lediglich ein Symptom, das dem Besitzer auffällt und als Notfall gemeldet wird. Die genaue Abklärung der Ätiologie ist aus medizinischen Gründen wesentlich. Der Besitzer erwartet eine schnelle Schmerzlinderung bei seinem Tier.

Ursachen:

– Entzündungen der harnableitenden Wege

– Blasenreizungen durch kristalline Bestandteile

– Neubildungen

Telefonische Anweisungen an den Besitzer:

Obwohl Blasenkoliken durchaus harmloser Natur sein können, ist es wichtig, einem offensichtlich leidenden Tier stets die Möglichkeit zu bieten, in die Praxis zu kommen.

Durch den Besitzer durchzuführende Linderungsmaßnahmen (warme Bauchwickel, Zäpfchen o. ä.) sollten nur dann in Erwägung gezogen werden, wenn sie vom Besitzer angeregt werden.

Behandlung:

– GAKU, Abklärung der Ursache, kausale Therapie

– Symptomatische Therapie Antibiose (z. B. *Amoxizillin* oder *Enrofloxacin*), Spasmoanalgetika, z. B. Buscopan-compositum® Boehringer oder *Flunixin*

Komplikationen:

Prognose und Komplikationen sind abhängig von der Ursache. Bei bakteriell bedingten Zystitisrezidiven sollte vor der erneuten Antibiose eine bakteriologische Harnuntersuchung eingeleitet werden.

8.4.3.5. Urämie

Unter **Urämie** versteht man die klinischen Auswirkungen eines zu hohen Harnstoffspiegels im Blut. **Azotämie** hingegen bezeichnet lediglich die Erhöhung des Blutharnstoffes.

Die Erhöhung des Blutharnstoffes bedingt ein Syndrom, das durch verschiedene Ursachen hervorgerufen werden kann. Im Vordergrund der Symptomatik stehen ZNS-Reaktionen, die durch den Harnstoff im Gehirn ausgelöst werden wie Zittern, Desorientierung und Erbrechen. Störungen des Allgemeinbefindens, Inappetenz, Exsikkose, urämische Mundschleimhautulzera und der typische Geruch in der Ausatemluft des Tieres können im fortgeschrittenen Stadium sowohl beim akuten als auch chronischen Verlauf beobachtet werden.

Bei chronischen Verläufen magern die Patienten deutlich sichtbar ab. Polydipsie und Polyurie stehen in der Regel am Anfang der Krankheitsentwicklung. Präfinal geht die Urinproduktion zurück bis zur Anurie.

Die endgültige Diagnose erfolgt per Harnstoff- und Kreatininbestimmung im Serum.

Harnstoff entsteht nur zum geringeren Teil aus endogenen Metabolismen und zum größeren Teil aus mit der Nahrung aufgenommenem Eiweiß. Die Bildung von Kreatinin hingegen ist nahrungsunabhängig.

Die Azotämie ist auch der Begleiter vieler Notfälle. Aus diesem Grunde sollten bei jedem Notfallpatienten die Nierenparameter, zumindest der Blutharnstoff überprüft werden.

Die Nieren regen über das von ihnen gebildete Erythropoetin die Bildung, bzw. Ausschüttung der Erythrozyten an. Chronische Nierenprobleme bzw. die Ursache einer Urämie können sich aus diesem Grund auch als Anämie präsentieren.

Ursachen:

Je nach Lage der Urämieursache unterscheidet man zwischen prärenaler, renaler und postrenaler Urämie.

Prärenale Urämie:

Nierenfunktion normal, jedoch herabgesetzte Perfusion, u. a. durch *Narkose*, *Schock*, Herzfehler, NNR-Insuffizienz, Hypovolämie.

Renale Urämie:

Versagen der Niere durch Traumen (*Traumen der harnableitenden Wege*), Infektionen (z. B. Leptospirose), *Vergiftungen* (z. B. *Schwermetalle, Äthylenglykol*).

Postrenale Urämie:

Trauma der harnableitenden Wege, Obstruktion (s. *Urolithiasis*).

Telefonische Anweisung an den Besitzer:

Die Urämie wird als solche vom Besitzer nicht wahrgenommen. Polydipsie, Polyurie, Erbrechen und andere Störungen des Allgemeinbefindens, über die am Telefon berichtet wird, sollten in der Praxis auf Vorliegen einer Urämie überprüft werden.

Behandlung:

In erster Linie muß die Ursache der Urämie gefunden und behoben werden.

Das »Syndrom Urämie« muß jedoch gleichzeitig im Sinne einer Triage korrigiert werden. Wesentlich hierfür ist gerade unter Praxisbedingungen die Bestimmung des Exsikkosegrades sowie der Harnproduktion, um festzulegen, wie hoch die zu substituierende Flüssigkeitsmenge sein darf bzw. sein muß.

Die Bestimmung des Dehydrierungsgrades erfolgt nach der »**Prozent-Daumenregel**«:

– **4% Flüssigkeitsverlust**: keine klinischen Symptome. Flüssigkeitsverlust nur anamnestisch (Erbrechen, Durchfall etc.),
– **5% Flüssigkeitsverlust**: beginnende Symptome wie verzögerte Hautfaltenrückbildung, trockene Mundschleimhäute,
– **6% Flüssigkeitsverlust**: deutlich verzögerte Hautfaltenrückbildung, eingeschränkte Produktion von Urin mit hoher Dichte,
– **8% Flüssigkeitsverlust**: Hautfalte bleibt stehen, schwacher Puls, verzögerte kapilläre Rückfüllzeit, Oligurie, deutliche Allgemeinstörungen, beginnender Schock.

Mehr als **10% Flüssigkeitsverluste** bringen den Patienten in den Schock. Ab **12%** beginnt der Flüssigkeitsverlust irreversibel zu werden.

Beispiel: Ein Hund mit 10 kg Körpergewicht, bei dem sich erste Symptome einer Dehydrierung bemerkbar machen, hat demnach 5% Flüssigkeit verloren. Somit müssen ihm 500 ml Flüssigkeit zugeführt werden.

Eine Katze mit deutlich reduziertem Allgemeinbefinden und einer Hautfalte, die sich kaum noch zurückbildet, hat demzufolge 8% Flüssigkeit verloren. Bei einem Körpergewicht von 5 kg entspricht dies einer Flüssigkeitsmenge von 400 ml. Die real verlorene Flüssigkeit wird meistens unterschätzt und sollte stets nach der Daumenregel approximiert und substituiert werden.

Die Hälfte der verlorenen Flüssigkeit kann je nach Allgemeinbefinden innerhalb der ersten ein bis zwei Stunden restituiert werden. Die zweite Hälfte infundiert man über die nächsten 6 Stunden.

Über die Substitution der verlorenen Flüssigkeit hinaus muß beim Notfallpatienten der Ersatz des täglichen Bedarfs miteinkalkuliert werden, sofern Futter- und Flüssigkeitsaufnahme gestört sind. Diese Flüssigkeitsmenge wird mit 50 ml pro kg Körpergewicht veranschlagt.

Zusätzlich Verluste durch Erbrechen, Durchfall, Ergüsse, Verbrennungen etc. müssen zusätzlich erfaßt und restituiert werden.

> **Der zu infundierende Flüssigkeitsbedarf kann unter Praxisbedingungen beim Patienten, der keine Flüssigkeit zu sich nimmt, wie folgt geschätzt werden:**
>
> Verlorene Flüssigkeitsmenge nach der »Daumenregel«
> + täglicher Flüssigkeitsbedarf 50 ml/kg
> + zusätzliche Flüssigkeitsverluste
> = zu infundierende Flüssigkeitsmenge pro Tag

Bestimmung weiterer Parameter wie Osmolarität, Basendefizit etc. sind zwar für die Erstellung eines korrekten Infusionsplanes wünschenswert, unter Praxisbedingungen jedoch oft nicht realisierbar.

Infusat der Wahl stellt für die meisten Indikationen das *Ringerlaktat* dar.

Die zu infundierende Menge wird mit Permanentstift an der Infusionsflasche markiert und mit der Uhrzeit versehen, zu der die Infusion abgeschlossen sein soll.

Komplikationen:

Fehlerhafte Nierenfunktion birgt stets ein nur schwer zu kalkulierendes Risiko. Die Prognose ist deshalb abwartend zu stellen, bis der weitere Krankheitsverlauf Gewißheit gibt. Traumatische oder infektiöse Ursachen, postrenale und akute Urämien haben beim jüngeren Patienten eine bessere Prognose als bei älteren, polymorbiden Patienten mit chronischen, degenerativen Nierenproblemen.

8.4.4. Andrologische Notfälle

8.4.4.1. Prostatitis, Prostataabszeß

Entzündungen der Prostata, gegebenenfalls mit Abszedierung, sind häufige Erkrankungen des älteren Rüden, die oft nicht in ihrem wahren Ausmaß erkannt werden. Septikämien und plötzliche Todesfälle dürften in dieser Altersklasse häufig mit diesem Organ zusammenhängen. De Hoff bezeichnet die Prostata öfters als »the main killer of the elder dog«.

Im Prostatagewebe erreichen nur wenige Antibiotika ausreichend hohe Spiegel.

Die Symptomatik von Prostataerkrankungen ist ausgesprochen variabel: Kotabsatzstörungen, milde Dysurie, deutliche Harnabsatzstörungen, bis hin zu massiv reduziertem, fieberhaftem Allgemeinbefinden mit den Anzeichen eines septikämischen Schocks.

Eine chronisch infizierte Prostata kann auch als fokaler Herd die Ursache chronischer Beschwerden anderer Organe sein.

In fortgeschrittenen Fällen kann die Prostata sogar abdominal oder von ventral her palpiert werden. Der rektale Befund ist so aussagefähig, daß diese Untersuchung zum Routineprogramm beim älteren Rüden gehören sollte.

Bei **entzündlichen Veränderungen** erweist sich die Prostata als schmerzhaft (und symmetrisch) geschwollen. Bei Abszeßbildung kann sie einen fluktuierenden Eindruck machen. In fortgeschrittenen Fällen fällt die Prostata vor das Becken und ist somit rektal nicht mehr palpabel. **Prostatatumoren** sind bei der Rektalpalpation hochgradig schmerzhaft und meistens asymmetrisch.

Prostatavergrößerungen sind auf der Röntgenaufnahme stets sichtbar, jedoch nicht immer eindeutig als solche zu erkennen bzw. von der Harnblase zu differenzieren. Im Zweifelsfall hilft die Insufflation von etwas Luft via Katheter in die Blase und eine erneute Röntgenaufnahme. Optimales Diagnostikum ist die Ultraschalluntersuchung, mit der die Vergrößerung nicht nur exakt dargestellt, sondern auch zwischen Hypertrophie, zystösen, abszedierten oder tumorösen Zubildungen differenziert werden kann.

Im Urin finden sich neben Eiweiß auch weiße und rote Blutkörperchen sowie Bakterien.

Ursachen:

Bakterielle Infektionen, gegebenenfalls auch aufsteigend.

Telefonische Anweisung an den Besitzer:

Hunde mit Prostatitis werden häufig als Patienten mit gestörtem Kot- oder Urinabsatz angekündigt. Wegen der hohen Komplikationsrate sollte beim älteren Rüden mit Dysurie stets eine Beteiligung der Prostata gewissenhaft ausgeschlossen werden, ebenso wie bei plötzlichen Störungen des Allgemeinbefindens oder Schock.

Behandlung:

– GAKU, incl. rektaler Untersuchung

– *Venöser Dauerkatheter*, *Ringerlaktat*, ggf. Schockbehandlung

– Abdeckung mit einem Antibiotikum, das in der Prostata in ausreichender Höhe angereichert wird, z. B. Trimethoprim-Sulfonamid Kombinationspräparate (Trimethoprim und Sulfonamidanteil zusammen 30 mg/kg TD) oder *Enrofloxacin*.

– Kortikoide sollten wegen der meistens massiven bakteriellen Beteiligung nur in vitaler Indikation verabreicht werden.

– Nichtsteroidale Antiphlogistika, z. B. *Flunixin* oder *Tolfenaminsäure* wirken nicht nur analgetisch sondern verbessern auch das Allgemeinbefinden des Patienten und führen zu einer Kreislaufkonsolidierung.

– Ein so stabilisierter Patient kann nun auch zur Marsupialisation überwiesen werden, sofern ein Abszeß diagnostiziert wird.

– Bei Verdacht auf eine Abszeßruptur (ggf. Bestätigung einer *Peritonitis* per *Abdominallavage*) sollte unverzüglich eine Laparotomie durchgeführt werden. Dabei muß die Prostataleckagestelle aufgefunden und mit der Öffnung nach außen an die Bauchdecke festgenäht werden. Die Bauchhöhle wird extrem gründlich mit größeren Mengen körperwarmem Ringerlaktats gespült, immer wieder ausgesaugt und anschließend halboffen verschlossen.

Komplikationen:

Komplikationen, gegebenenfalls auch letale, können beim älteren Hund im Zuge einer Prostatitis oder eines Prostataabszesses jederzeit eintreten. Der Zustand der übrigen Organe, besonders der Nieren, spielt prognostisch eine große Rolle. Eine ausreichend hohe und lange – mindestens 2–3 Wochen – Versorgung mit einem Antibiotikum, das ausreichend in der Prostata angereichert wird, reduziert das Rezidivrisiko. Treten Rezidive auf, empfiehlt sich eine gezielte Antibiose nach Resistenztest mit einem prostatagängigen Antibiotikum.

Werden Prostatitiden als Hypertrophien diagnostiziert und mit Gestagenen behandelt, können dadurch gegebenenfalls Abszesse induziert werden.

Bei chronischen, subakuten oder ausgeheilten Entzündungen kann die Kastration des Rüden aus medizinischen Gründen diskutiert werden, um Rezidive zu verhindern.

8.4.4.2. Torsio testis

Hodendrehungen betreffen oft krypte Hoden, die häufig tumorös vergrößert sind. Durch die abgedrehten Blutgefäße pulsiert anfangs noch arterielles Blut, der venöse Abfluß ist jedoch massiv behindert.

Somit schwillt der Hoden an und verursacht das Bild eines hochschmerzhaften, akuten, gegebenenfalls auch umfangsvermehrten Abdomens: Massiv reduziertes Allgemeinbefinden, Erbrechen, Palpationsdolenz. Insgesamt erinnert das Krankheitsbild an einen Ileus, auffallend sind jedoch die enormen Schmerzen, unter denen die Hunde zu leiden haben.

Ursachen:
Verschluß der testikulären Gefäße durch Drehung eines – meist krypten – Hodens.

Telefonische Anweisung an den Besitzer:

Bei allen akut auftretenden Bauchschmerzen, wie z. B. durch eine Torsio testis hervorgerufen, sollten die Patienten per se unverzüglich in die Praxis bestellt werden. Telefonisch kann jedoch bereits abgeklärt werden, ob es sich um einen Rüden handelt, bei dem nicht beide Hoden im Scrotum liegen.

Es gibt wohl kaum eine andere abdominale Erkrankungen, die so akut derart große Schmerzen verursacht wie eine Hodendrehung.

Behandlung:

– GAKU, Schockgefahr

– Röntgen, aussagefähiger Ultraschall

– Laparotomie.
  Da eine Torsio testis meistens »im Kostüm« eines Darmverschlusses erscheint, ist eine rechtzeitige Laparotomie, bei der die Diagnose endgültig gestellt werden kann, doppelt sinnvoll.

Komplikationen:

Durch die großen Schmerzen sowie durch das Stauungsödem besteht Schockgefahr. Bleibt der verdrehte Testikel unentdeckt, kann es durch Nekrosen zu Sepsis und/oder Peritonitis kommen.

Der entfernte Hoden sollte histologisch untersucht werden.

8.4.4.3. Orchitis

Eine Orchitis äußert sich in einer akuten, hochschmerzhaften Schwellung des Hodensacks. Die Entzündung betrifft zwar in den meisten Fällen nur einen Hoden, die Schwellung jedoch nach kurzer Zeit das gesamte Skrotum.

Neben den lokalen Schmerzen ist steifer Gang mit nach außen gebogenen Beinen (»John-Wayne-Walking«) und Lahmheit ein typisches Anfangssymptom.

Ursachen:

Infektionen (Verletzung oder hämatogen), seltener auch traumatische Spätschäden.

Telefonische Anweisung an den Besitzer:

Ein Hund mit einer akuten Orchitis wird auch vom Besitzer als Notfall erkannt und bereitwillig unverzüglich in die Praxis gebracht.

Behandlung:

– GAKU, Schockgefahr
– *Venöser Dauerkatheter*
– Nichtsteroidale Analgetika, z. B. *Flunixin* oder *Tolfenaminsäure*
– Antibiose, z. B. *Amoxizillin* plus *Lincomycin*
– *Furosemid* bei massiver, ödematöser Schwellung

Komplikationen:

Septischer Schock. Bei infektiösen Orchitiden ist stets an eine Infektion mit *Brucella canis* zu denken und diese serologisch auszuschließen. Orchitiden können zu Hodennekrose und -atrophie führen. Abgeheilte Hodeninfektionen rezidivieren möglicherweise, so daß nach Abklingen der akuten Infektion eine einseitige Kastration zu diskutieren ist.

8.4.5. Gynäkologische Notfälle

8.4.5.1. Dystokie

Echte Störungen des natürlichen Geburtsablaufes ereignen sich bei Katzen viel seltener als bei Hunden. Kleinere Hunderassen und Primaparae sind für Dystokien anfälliger.

Der Besitzer ist über eine Verzögerung oder Störung des Geburtsablaufes besorgt.

Ursachen:

Die meisten Störungen machen sich als Wehenschwäche bemerkbar. Wesentlich ist die Feststellung und Behebung dieser Ursache, die entweder von der Frucht (häufig relativ oder absolut zu groß sowie Querlagen; fehlerhafte Stellungen oder Haltungen sind bei Hund und Katze als Dystokieursache sehr selten) oder vom Muttertier ausgeht (Streß durch eigene Aufregung, Verunsicherung durch den Besitzer, Traumen der Geburtswege, gynäkologische oder systemische Infektionen, Hypoglykämie, Hypokalzämie, Erschöpfung).

Nicht zu vergessen sind »Pseudodystokien«: Manche Hündinnen besonders großer Rassen (z. B. Irish Wolfhound) legen nach der unauffälligen Geburt der ersten fünf oder sechs Welpen eine u. U. auch längere Pause ein, die zum Essen, Trinken und »Gassigehen« ausgenutzt wird. Nach dieser Pause wird die Geburt problemlos und spontan zu Ende gebracht. Seltener kann dieses Verhalten auch bei der Kätzin beobachtet werden, ohne daß pathologische Ursachen zu Grunde liegen.

Telefonische Anweisung an den Besitzer:

Klienten, die zum ersten Mal – eventuell sogar unvorbereitet – die Geburt bei ihrem Tier erleben, sind selbstverständlich sehr viel aufgeregter als Besitzer, die schon einmal Zeuge einer »glatten« Geburt waren oder gar als Züchter. Gerade Anrufe aufgeregter Besitzer sollten jedoch nicht abgewiegelt (wegen der meist nächtlichen Stunde tierärztlicherseits verständlich), sondern gewissenhaft beantwortet werden. Dem Besitzer muß durch einfühlsame wie kompetente Beratung Vertrauen vermittelt werden. Weitschweifige, semiwissenschaftliche Aufklärungen sind jedoch in dieser Situation fehl am Platze.

Als objektive Kriterien können bei einer Dystokie auch am Telefon die folgenden Punkte erfragt werden:

– Körperinnentemperatur (Während einer physiologischen Geburt haben Hund und Katze stets eine leicht erniedrigte Körperinnentemperatur). Bei Körpertemperaturen von > 38,5 °C sollte der Patient umgehend in die Praxis bestellt werden.

– Stärkere, hellrote oder gar pulsierende Blutungen aus den Geburtswegen

– Grün-schwarzer Ausfluß

– Stark riechender Ausfluß

– Bauchpresse, ohne daß eine Frucht ausgetrieben wird.

Primaparae dürfen ohne weiteres eine Stunde lang Bauchpressen haben, bevor der erste Welpe geboren wird, wenn ansonsten keine Abweichungen vom physiologischen Geburtsverlauf beobachtet werden. Bei Muttertieren, die zum wiederholten Male werfen, sollte dieser Zeitraum maximal 30 – 45 Minuten betragen.

Bei Abweichungen von den o. a. Punkten sollte das Muttertier unverzüglich in die Praxis einbestellt werden.

Die Ursachen eines Geburtsstillstandes oder auch einer Verzögerung sind oft besitzerimmanent. Der Besitzer verunsichert durch sein eigenes Verhalten die angehende Mutter so stark, daß neurohormonale Geburtsblockaden entstehen. Besonders häufig kann dies bei Hündinnen beobachtet werden, die eher unsicher und stark auf ihren Besitzer geprägt sind. Eine Streßumkehr, z. B. durch die Aufregung, die mit dem Transport zum Tierarzt verbunden ist, kann diesen neurohormonalen Geburtsblock lösen.

Katzen entwickeln vor der Geburt oft eigene Vorstellungen darüber, wo das Ereignis stattfinden soll (im Bett des Besitzers, hinter der Wohnzimmereinbauwand o. ä.). Zurücktragen der Wurfkiste oder der Welpen an den Ort, den sich der Besitzer vorgestellt hat, führt zu nichts – außer zu Geburtsstörungen.

Behandlung der Mutter:

- GAKU, gründliche, abdominale Palpation (Größe, Füllungszustand und Tonisierung des Uterus, Fruchtbewegungen?), nicht invasive Betrachtung der Vulva
- Röntgenaufnahme (Anzahl, Lage und Größe der Welpen)
- *Venöser Dauerzugang*
- Scheidenspiegelung und vaginale Exploration. Es ist sinnvoll, die für das Tier schmerzhafte oder zumindest unangenehme Palpation der Geburtswege erst dann zu beginnen, wenn alles andere – klinische Untersuchung, Röntgen, Braunüle – bereits erledigt ist.
- Routinemäßig erhält jede Hündin, die wegen Dystokie vorgestellt wird, *Glukose* und *Kalziumglukonat* per Dauertropfinfusion i. v. sowie mit Wasser verdünnten Fruchtschleim intrauterin. Bei aufgeregten Katzen kann es sinnvoll sein, in dieser Situation nur den Fruchtschleim zu applizieren und auf die Dauertropfinfusion zu verzichten.

Bestehen irgendwelche **offensichtlichen Geburtsbehinderungen** (absolut zu große Frucht bei Einlingsschwangerschaften, Mißbildungen in den äußeren Geburtswegen o. ä.), sollte der Besitzer über eine Sectio caesarea aufgeklärt werden.

Sind **keine Geburtsbehinderungen** offensichtlich, hat sich folgendes Procedere bewährt:

- Ausreichende Versorgung der Mutter mit *Glukose* und *Kalzium* i. v. sowie Fruchtschleim i. u.; 30 min warten
- Oxytocin (Hund: 5–7 IE; Katze: 0,5–2,0 IE)
- 30 min warten
- Ggf. erneute Oxytocininjektion
- 30 min warten

Erfolgt auch nach dieser Zeit auf die zweite Oxitocingabe keine Ankurbelung der verschleppten Geburt, muß im Interesse der Mutter wie der Welpen zum **Kaiserschnitt** geraten werden. An dieser Stelle der Dystokietherapie von der konservativen zur operativen Seite zu wechseln, ist medizinisch sinnvoll. Auch der Besitzer hat mittlerweile erfahren, daß Sie sich (trotz der meist späten oder frühen Stunde) Zeit für sein Tier nehmen und sich bemüht haben, ihm konservativ zu helfen. Er wird deshalb Ihren Rat zum Kaiserschnitt als sinnvolle, medizinische Maßnahme akzeptieren (und nicht als eine Möglichkeit, Geld zu verdienen oder möglichst schnell wieder ins Bett zu kommen).

Behandlung der Neonaten:

Bereitzulegen sind trockene Handtücher, lokale (z. B. *Respirot Tropfen®*, Ciba) und/oder systemische Analeptika (*Doxapram*), Moskitoklemme, Schere.

Wenn die Gliedmaßen aus der Vulva herausragen, kann durch leichten Zug die Austreibung unterstützt werden. Der Welpe wird aus den Fruchthüllen entwickelt, die Moskitoklemme gut daumenbreit distal der Bauchwand auf die Nabelschnur gesetzt und diese welpenseitig mit der Schere durchtrennt.

Danach muß der Fruchtschleim aus den Atemwegen entfernt werden. Hierzu kann der Geburtshelfer u. a. zwischen folgenden Möglichkeiten wählen:

- Den Welpen zwischen den flachen Händen so halten, daß der Kopf zwischen den Zeige- und Mittelfingern beider Hände sicher fixiert ist. Durch bodenwärts schlagenden Bewegungen wird der Schleim nach unten ausgeschleudert.
- Mit einer Pumpe oder dem eigenen Mund den Schleim aus Mund und Nase saugen.

Erst nach der vollständigen Reinigung des Mund-, Nasen- und Rachenraumes von Schleim dürfen die o. a. Analeptika appliziert werden.

Der Welpe wird in einem Handtuch auf die flache Hand gelegt.

Das »Rubbeln« der Welpen sollte, gegebenenfalls alternierend, so lange fortgesetzt werden, bis die Welpen unter dem Rubbeln deutliche Vitalitätszeichen (Spontanatmung, zunehmender Körpertonus, Eigenbewegungen) erkennen lassen bzw. zu quietschen beginnen. Zu diesem Zeitpunkt kann der Welpe an den Bauch der Mutter gelegt werden. Wegen der noch nicht ausgebildeten Thermoregulation leistet eine Rotlichtlampe (aufgrund möglicher Verbrennungen und Austrocknung auf korrekten Abstand achten und diesen sichern!) in den ersten Stunden nach der Geburt gute Dienste.

Die Versorgung der Welpen in der o. a. Weise ist stets eine zwiespältige Angelegenheit: Zum einen sollte die Mutter die Gelegenheit haben, das Abnabeln ihrer Welpen selbst durchzuführen, bzw. zu erlernen. Andererseits haben wir als konsultierte Geburtshelfer die Verantwortung dafür, lebensfähige Welpen zur Welt zu bringen. Im Zweifelsfall sollte man sich dazu entscheiden, in der Praxis die Welpen selber zu versorgen – korrektes Geburtsverhalten kann die Hündin daheim unter Obhut und Verantwortung ihres Besitzers erlernen.

Es empfiehlt sich darüber hinaus, Welpen, denen in der Praxis auf die Welt geholfen wurde, mit einem Paramunitätsinducer zu versorgen.

Komplikationen:

Bei gesunden und nicht zu alten Muttertieren ist mit Komplikationen auf maternaler Seite nicht zu rechnen. Aus forensischen Gründen sind jedoch allzu euphorische Aussagen, gerade bezüglich lebensfähiger Welpen zu vermeiden. Auch wenn dem Besitzer während der Geburt das Leben der Mutter eher am Herzen liegen sollte, sind doch genügend Fälle bekannt, in denen dem Tierarzt vorgeworfen wurde, nicht alles getan zu haben, um lebensfähige Welpen (die einen beträchtlichen finanziellen Wert darstellen können!) auf die Welt zu bringen. Solcherlei Probleme lassen sich durch zurückhaltende prognostische Äußerungen während der Geburtshilfe verringern.

Welpensterblichkeit ist bei Hund (z. B. Herpesviren) und Katze (z. B. FeLV) häufig infektiös bedingt. Eine Welpensterblichkeit über das erwartete Maß hinaus sollte stets umfangreiche diagnostische Konsequenzen nach sich ziehen. Mit dem routinemäßigen zweimaligen Einsatz eines Paramunitätsinducers innerhalb der ersten 24 – 48 Stunden wurden gute Erfahrungen gemacht. Gegebenenfalls sind die Aufzuchtbedingungen der Welpen zu überprüfen und der Besitzer zu beraten.

8.4.5.2. Eklampsie

Eklampsien kündigen sich bei Hund und Katze peri-, häufiger jedoch postpartal durch Unruhe, Zittern, muskuläre Fibrillationen und Krämpfe an, die sich bis zum Anfall oder Koma steigern können.

Ursachen:

Abfall des Serumkalziums unter 7 mg/100 ml durch peri- oder postpartale Kalziumverluste (Laktation). Erhöhter Streß des Muttertieres besitzt ebenfalls eine wichtige Triggerfunktion.

Telefonische Anweisung an den Besitzer:

Werden die o. a. Symptome bei einer graviden oder laktierenden Hündin vom Besitzer registriert, sollte die Hündin unverzüglich in die Praxis bestellt werden, um eine Eskalation zu vermeiden. Die Symptome Unruhe oder Zittern werden vom unerfahrenen Besitzer häufig nicht in ihrer vollen Tragweite erkannt.

Behandlung:

– GAKU

– *Intravenöser Dauerzugang*, dabei Blutentnahme für kleines Labor (Glukose, Kalzium, Leber- und Nierenwerte, Leukozyten, Senkung, Hämatokrit)

– *Kalziumboroglukonat* im langsamen (!) Dauertropf, keine Injektion!

  Unter der Kalziuminfusion sind das Herz (cave: Extrasystolie, deshalb auf Pulsdefizit durch simultane Pulspalpation und Herzauskultation achten!) und die Körpertemperatur (Hyperthermie) sorgfältig zu kontrollieren.

– Bei krampfartigen Anfällen *Diazepam*, ggf. *Phenobarbital*

– Nach dem Anfall muß Kalzium für die Dauer der Laktation oral substituiert werden

– Möglichst umgehend Abstillen und Ernährung der Welpen mit Milchersatzstoffen

Komplikationen:

Eklampsien sind ernstzunehmende Ereignisse, die jederzeit final enden können. Die Eklampsie bedroht stets auch das Leben der Welpen, deren mutterlose Aufzucht nicht nur sehr viel Können und Mühe verlangt, sondern auch mit großen Verlusten verbunden sein kann.

Besondere Beachtung ist auch einer Rezidivprophylaxe mit Beginn der nächsten Schwangerschaft (Kalzium, Vitamin D) zu schenken.

8.4.5.3. Pyometra

Genaugenommen wird die Pyometra als exsudative Endometritis mit verschlossenem Muttermund definiert. Unter Praxisaspekt werden dieser Erkrankung jedoch häufig auch offene Endometritiden zugerechnet. Dies erscheint insofern als gerechtfertigt, da sich aus einer offenen jederzeit eine geschlossene Endometritis entwickeln kann.

Typischerweise sind mittelalte bis alte Hündinnen betroffen, die 4 – 8 Wochen zuvor läufig waren. Klassischerweise entwickelt sich die Trias »Apathie-Polydipsie-vergrößerter Uterus«. Insbesondere bei vollständigem Verschluß des Muttermundes (Pyometra per definitionem) fließt kein Sekret aus der Scheide.

Massiv gestörtes Allgemeinbefinden, meistens fieberhaft, vergrößerter und flüssigkeitsgefüllter Uterus (Palpation, Röntgen, Ultraschall), Leukozytose, Kernlinksverschiebung sind normalerweise ausreichende Befunde für die Diagnose. Besondere Beachtung sollte der Blutsenkungsreaktion geschenkt werden. Dieser Test zeichnet sich bei geringer Spezifität durch eine extrem hohe Sensibilität aus. Müssen andere Entzündungsindikatoren wie Leukozytose oder Kernlinksverschiebung bei einer Pyometra nicht zwingend vorhanden sein, so ist nach eigenen Erfahrungen noch keine Pyometra mit einer physiologischen Blutsenkungsreaktion dokumentiert worden.

Chronische Endometritiden haben eine ganz andere Symptomatik, wirken u. U. als fokale Herde (Lahmheit, Endokarditis, Glomerulonephritis o. ä.) und sind nicht unbedingt notfallrelevant.

Telefonische Anweisung an den Besitzer:

Da vaginaler Ausfluß nicht vorhanden sein muß, fehlt dem Besitzer einer akut erkrankten Hündin häufig der Zusammenhang zur Gebärmutter. Aus diesem Grunde werden akute Pyometren oft als Vergiftungen oder ähnliche Mystodramazismen angekündigt. Bei perakut auftretenden Allgemeinstörungen einer Hündin sollte stets auch an die Möglichkeit einer Pyometra oder Endometritis purulenta gedacht werden, die nur durch eine Untersuchung in der Praxis ausgeschlossen werden kann.

Ursachen:

- Aufsteigende Infektionen (z. B. *E. coli*, *Corynebacterium pyogenes* syn. *Actinomyces pyogenes*)
- Hormonelle Fehlsteuerungen (glandulär-zystische Hyperplasie des Endometriums)
- Iatrogen (u. a. nach nicht lege artis durchgeführten Hormonbehandlungen)

Behandlung:

- GAKU
- *Intravenöser Dauerzugang*, Ringerlaktat im Dauertropf
- Antibiose, z. B. *Amoxizillin*
- Ovariohysterektomie

Komplikationen:

Vor der Narkose sind durch Blutuntersuchungen Schäden anderer Organe auszuschließen, die das Narkoserisiko erhöhen könnten. Dazu gehören insbesondere das Pankreas (Blutglukose, auch zur Differentialdiagnostik des Leitsymptoms Polydipsie, Triglyzeride, Amylase, Lipase), die Nieren (Harnstoff, Kreatinin, Phosphor) und die Leber (ALT, AP, Bilirubin).

Da es sich bei älteren Pyometrapatientinnen häufig um polymorbide Tiere handelt, sollte beim Besitzer vorsichtig die Operationsbereitschaft eruiert werden.

Wenngleich der Eingriff bei entsprechender Vor- und Nachbehandlung große Erfolgsaussichten verspricht, sollte doch in Fällen von konkurrierenden anderen Erkrankungen mit sehr viel Gefühl die Möglichkeit einer Euthanasie angedeutet werden.

Geht der Besitzer hierauf nicht ein, wird die diesbezügliche Aufklärung auf der Karteikarte notiert und die Hündin operiert. Späteren forensischen Problemen wird dadurch ein Riegel vorgeschoben.

In seltenen Fällen kann eine Pyometra intraabdominal ante Op rupturieren. Rupturgefahr besteht außerdem beim Vorlagern des u. U. schon extrem dünnwandigen Organs.

In diesen Fällen muß eine zusätzliche *Peritonitis*behandlung eingeleitet werden.

8.4.5.4. Scheiden- und Uterusvorfall

Unter bestimmten hormonellen Bedingungen kann es bei der Hündin, noch seltener bei der Katze, zum partiellen oder totalen Vorfall des Uterus kommen. Die Zeit um die Läufigkeit und Schwangerschaft sind für die Situation, die vom Besitzer als Notfall aufgefaßt wird, prädisponierend.

Ursachen:

Bindegewebige Schwächen in Zusammenhang mit auslösenden endokrinen Situationen.

Telefonische Anweisung an den Besitzer:

Ein Gebärmuttervorfall wird vom Besitzer als Notfall wahrgenommen und bereitwillig in der Praxis vorgestellt.

Behandlung:

– GAKU, gynäkologische Untersuchung (Gravidität? Blase mit vorgefallen? Harnabsatz unbehindert?)
– Abbrausen des prolabierten Uterus mit kaltem Wasser
– Einschleimen mit Fruchtschleim
– Repositionsversuch nur bei geringgradigem bzw. partiellem Vorfall sinnvoll, anschließend nicht vollständig dichte (Urinabsatz!) Tabaksbeutelnaht durch die Vulva. Nachkontrolle mindestens 2mal täglich notwendig, Halskragen.
– Ovariohysterektomie. Die Ovariohysterektomie sollte stets als die medizinisch korrektere und tierschutzgerechtere Lösung gegenüber dem Besitzer vertreten werden.

Komplikationen:

Komplikationen sind nur dann zu befürchten, wenn Blase oder Harnröhre in den Vorfall miteinbezogen sind und der Urinabsatz behindert ist.

Diese Komplikation muß per Katheterisierung, Röntgen, Ultraschall oder notfalls Punktion ausgeschlossen werden.

Als Differentialdiagnose sollten die – sehr viel häufiger vorkommenden und deshalb wahrscheinlicheren – Scheidenpolypen ausgeschlossen werden.

Diese Tumoren wachsen gestielt, liegen lange Zeit für den Besitzer unsichtbar in der Scheide und fallen plötzlich (!) vor. Deshalb muß die Anamnese kritisch bewertet werden.

8.5. Hämatologische Notfälle

8.5.1. Leitsymptom Anämie

Anämie ist ein Symptom, das zu reduziertem Allgemeinbefinden und Perfusionstörungen (herabgesetzte Sauerstoffbindungskapazität) führen kann. Massenhafte, über das physiologische Maß hinausgehende Erythrozytenzerstörungen führen zu Bilirubinämie und Ikterus.

Klinisch dominieren die Schleimhautbefunde (anämische oder ikterische Schleimhäute), verlängerte kapilläre Rückflußzeit, unphysiologische Pulsqualität und Hypotonie.

Hämatokrit, Hämoglobin und Plasmaproteine sind wichtige Laborparameter, die sich auch im kleinen Labor bestimmen lassen. Bei akutem Blutverlust verändern sich die meisten Blutparameter erst mit einer zeitlichen Verzögerung. Chronische Blutverluste können im Labor durch die Regenerationsfähigkeit des Knochenmarkes verdeckt werden.

Ursachen:

– Akuter Blutverlust (nach außen oder nach innen) durch Verletzungen, Neoplasmen, Verbrauchskoagulopathien (*DIC*), Hämophilie, Intoxikation (*Cumarin, Östrogen*), Thrombozytopenie

– Chronischer Blutverlust durch rezidivierende Blutungen (Ulkus, Tumor), Endoparasitosen, Gerinnungsstörungen

– Hämolytische Anämie durch Infektionen (z. B. Babesien, Ehrlichien, Leishmanien), Intoxikationen, Bluttransfusionen, Autoimmunkrankheiten

– Aplastische Anämie durch mangelhafte Zellbildung im Knochenmark (Tumoren, *Östrogenvergiftung*, Autoimmunkrankheiten)

Telefonische Anweisung an den Besitzer:

Telefonisch werden meistens nur blutungsbedingte Anämien, bzw. der Blutverlust als solcher gemeldet. Blutverluste von mehr als 30 Volumenprozent sind kritisch, ab 48% irreversibel.

Behandlung:
– A-B-C-D

– *Venöser Dauerkatheter* (Hypovolämischer Schock)

– Hypovolämiebehandlung

– Bei starken Blutverlusten (Hämatokritwert < 20 beim Hund, Hämatokritwert < 10 bei der Katze. Cave: zeitliche Verzögerung!) sollte Frischblut transfundiert werden.

Bluttransfusion

Eine Bluttransfusion wird, zumindest in der Praxis, ausschließlich unter zwingender Indikation durchgeführt. Zwingende Indikation bedeutet unter diesem Aspekt auch, daß ein geeigneter Spender gefunden werden muß – und dies möglichst schnell. Geeignete Spender sind unter Praxisbedingungen in erster Linie:

Gesunde, junge bis mittelalte Tiere mit ausreichendem Blutvolumen, bzw. genügender Körpermasse. Selbstverständlich existieren beim Hund und bei der Katze Blutgruppensysteme (beim Hund mindestens 12, bei der Katze drei), die immunologisch zu Transfusionsreaktionen führen können. Diese Transfusionsreaktionen treten jedoch meistens nur nach vorhergehender Sensibilisierung auf, d. h. frühestens bei der zweiten Übertragung. Aus diesem Grunde ist es in der Praxis unter zwingender Indikation vertretbar, zumindest Ersttransfusionen ohne vorherige Austestung der Blutgruppen durchzuführen.

Wichtig bei der Bluttransfusion sind auch unter Praxisbedingungen die Durchführung einer Kreuzreaktion und die biologische Vorprobe.

Zur **Kreuzreaktion** werden benötigt:

– Objektträger

– Empfängerplasma

– Empfängererythrozyten

– Spenderplasma

– Spendererythrozyten

Auf den Objektträger wird an einem Ende ein Tropfen Empfänger– am anderen Ende ein Tropfen Spenderplasma aufgebracht. In das Empfängerplasma wird ein Tropfen Spendererythrozyten eingerührt, in das Spenderplasma Empfängererythrozyten. Die meisten Unverträglichkeitsreaktionen kündigen sich in einer Agglutination (Verklumpung) an.

Bei der nun anschließenden **biologischen Vorprobe** werden je nach Größe des Patienten ein bis zwei Milliliter Blut über 4–5 Minuten durch ein spezielles Transfusionbesteck (Gazefilter im Schauglas) eingetropft. Bleiben anaphylaktische Reaktionen (Unruhe, Erbrechen, Polypnoe, Tachykardie) aus, wird der Rest der Konserve mit 5–10 ml/kg/h transfundiert. Bei Herzpatienten sollten 5 ml/kg/h nicht überschritten werden.

Katzenspender sollten zusätzlich nachgewiesenermaßen frei von FeLV, FIP (Nachweis?) und FIV sein. Die Blutentnahme erfolgt beim Spender über eine genügend große Vene (gegebenenfalls V. jugularis) in ein kommerzielles Beutelsystem, notfalls 1 ml Na-Citrat ad 9 ml Spenderblut. Die Verwendung von Unterdruckentnahmesystemen ist wegen des Zellzerfalles problematisch, ebenso die Aufbewahrung von Konserven über einen längeren Zeitraum.

Da in dem meisten Fällen aus medizinischer Indikation ein Kortikoid verabreicht wird, kommen schon allein aus diesem Grund Transfusionszwischenfälle bei der notfallmäßigen Blutübertragung nur selten vor.

– Bei weniger starken Blutverlusten können Elektrolytlösungen (z. B. *Ringerlaktat*) oder kolloidale Lösungen (z. B. *Dextran* oder HES 10–20 ml/kg KG) zur vorübergehenden Stabilisierung eingesetzt werden.

– *Methylprednisolon*. Kortikoide wirken gefäßabdichtend, helfen bei autoimmunen Anämieursachen, beugen Transfusionreaktionen vor und können stets dann zur Schockbehandlung eingesetzt werden, wenn für eine ausreichende Volumenauffüllung gesorgt wurde.

– Kausale Therapie

Komplikationen:

Die Prognose einer Anämie ist stets von der Ursache des Blutverlustes und der Menge des verlorenen Blutes abhängig.

Pathologie und Diagnostik von Anämien ist ein extrem weites Feld, das in einem Notfallkompendium in extenso genausowenig befriedigend besprochen werden kann wie in nuce.

Notfallrelevant sind bei Anämien:

– Substitution des verlorenen Volumens,

– Verhinderung weiterer Blutverluste,

– Stabilisierung des Patienten.

Eine exakte Anämiediagnostik kann dann, wenn nötig, auch außer Haus erfolgen.

Bei der Bluttransfusion unter Notfallbedingungen ist in der Praxis zu achten auf:

– Spendertiere: gesund, jung, genügende Körpermasse, ausreichender Hämatokrit, bei Katzen zumindest FeLV und FIV negativ

– Blutentnahme aus großer Vene in geeignetes System

– Kreuzprobe

– Möglichst umgehende Übertragung über spezielles Transfusionsbesteck

– Biologische Vorprobe

– Langsame Tropfgeschwindigkeit (Richtwert: 5 ml/kg/h)

8.5.2. Disseminierte intravasale Koagulopathie (DIC)

Eine Vielzahl von Noxen und Erkrankungen führt dazu, daß in den Blutgefäßen Erythrozyten agglutinieren. Dies verursacht Vaskularisationsprobleme und Gerinnungsstörungen, da sich bei dieser intravasalen Gerinnung auch Thrombozyten und andere Gerinnungsfaktoren verbrauchen.

DIC führt in den meisten Fällen zum Tode, wenn sie nicht erkannt und behandelt wird, und dürfte vielfach die eigentliche Todesursache bei den folgenden Krankheitsursachen sein.

Ursachen:

- Sämtliche Schockformen
- Virämie, Bakteriämie, Toxämie
- Anaphylaxien
- Intoxikationen
- Herz-Krcislauf-Störungen (Kardiale Erkrankungen, Kardiomyopathien, Torsio ventriculi, Hitzschlag)
- Autoimmune Störungen

Telefonische Anweisung an den Besitzer:

Der Besitzer kann die Gefahr einer möglichen DIC nicht erkennen und ruft stets wegen der zugrundeliegenden Erkrankung an.

Behandlung:

- *Heparin*
- Therapie des Grundleidens

Komplikationen:

Die DIC dürfte eine wesentlich häufigere Todesursache sein, als sie diagnostiziert wird. Deshalb empfiehlt sich eine low-dose Heparintherapie bereits dann, wenn der Verdacht besteht, daß sich eine DIC entwickeln könnte.

8.6. Endokrine und metabolische Notfälle

8.6.1. Diabetes mellitus, diabetogenes Koma

Hyperglykämien stören das Allgemeinbefinden variabel (Apathie bis *Koma*). Erbrechen, Durchfall, Oligurie sogar gelegentliche Temperaturerhöhungen können beobachtet werden. Die Patienten haben starken, charakteristischen Foetor ex ore, eventuell eine typische Tachypnoe (*Kußmaul-Atmung*), metabolische Azidose und können Schocksymptome zeigen.

Die klinische Verdachtsdiagnose wird im Notlabor bestätigt: Glukosämie, Natrium erhöht, Kalium erniedrigt, gegebenenfalls Glukosurie und Ketonurie.

Ursachen:

Hyperglykämie durch

– Insulinmangel

– Sexageneinfluß

– Pyometra

– Infektionskrankheiten

– Chronische Herzerkrankungen

– Iatrogen (Kortikoide, Megestrolazetat)

Telefonische Anweisung an den Besitzer:

Ein entgleister Diabetes mellitus wird vom Besitzer meistens aufgrund der Allgemeinstörungen (Koma) oder der Brechdurchfälle telefonisch als Notfall angezeigt. Bei der Meldung dieser Symptome sollte stets in der Praxis ein Diabetes mellitus ausgeschlossen werden.

Die Bestimmung der Blutglukose ist fester Bestandteil der Untersuchung bei jedem Patienten, der mit ungeklärten Allgemeinstörungen notfallmäßig eingeliefert wird.

Behandlung:

– GAKU (mögliche Ursachen der Hyperglykämie, Bestimmung der Exsikkose, Schockgefahr)

– *Altinsulin* 0,5 IE/kg i. m.

– *Venöser Dauerkatheter*

– *Ringerlaktat*

– *Natriumbikarbonat*

– Im Bedarfsfall Kaliumsubstitution nach Bestimmung des Serumkaliums

Die Hälfte des ermittelten Flüssigkeitsverlustes sollte bei der Hyperglykämie innerhalb der ersten 12 Stunden ersetzt werden, max. 70 ml/kg/h.

Keine übereilte Korrektur des Blutzuckers!

Keine Überkorrektur (200 – 250 mg/dl)!

Komplikationen:

Die Hyperglykämie ist eine Stoffwechsellage, die im Notfall zwar unverzüglich, aber mit viel Fingerspitzengefühl und Vorsicht behandelt werden muß.

Die Hyperglykämie sollte langsam und vorsichtig korrigiert werden.

Iatrogene Korrekturfehler können via Hirnödem (rascher Glukoseabfall), Hypokaliämie (Insulin, Natriumbikarbonat) und Hypoglykämie (Insulinschock) zum Tode führen.

8.6.2. Hypoglykämie, hypoglykämische Krise

Unterzuckerungen zeigen sich in Schwäche, Muskelzittern, ZNS-Störungen (Koordinierungsproblemen, Bewußtseinsverlust, *Koma*). Eine Absicherung der Verdachtsdiagnose erfolgt durch Bestimmung des Blutzuckerspiegels, der bei einer hypoglykämischen Krise < 45 mg/dl liegt.

Ursachen:

Erhöhter Glukoseverbrauch:

- Insulinüberdosierung (versehentlich i. v. auch bei vermeintlich subkutaner Applikation. Cave: Anweisung an den Besitzer: Vor Injektion stets aspirieren!)
- Inselzelltumoren
- Renale Glukosurie
- (Endotoxin-)Schock, Sepsis
- Kachexie, juvenile Hypoglykämie

Fehlerhafte Glukosefreisetzung:

- Hunger, Malabsorption
- Speicherkrankheiten
- Leber- und NNR-Insuffizienz
- Iatrogen

Telefonische Anweisung an den Besitzer:

Wird vom Besitzer telefonisch über Störungen des Allgemeinbefindens, wie Zittern oder Koordinationsstörungen berichtet, sollte stets zuerst ausgeschlossen werden, daß es sich um einen auf Insulin eingestellten Patienten handelt. Bevor therapeutische Ratschläge (orale Gabe von Zucker oder Medikamenten) am Telefon erteilt werden, muß eindeutig abgeklärt werden, ob der Patient bei Bewußtsein ist und kontrolliert abschlucken kann.

Die orale Applikation von Medikamenten durch den Besitzer darf am Telefon nur dann angeraten werden, wenn einwandfrei feststeht, daß der Patient bei Bewußtsein ist und kontrolliert abschlucken kann.

Ist der Patient in der Lage, korrekt abzuschlucken, sollte vom Besitzer unverzüglich Zucker, oder einfacher, Honig (normalerweise in jedem Kühlschrank verfügbar!) über den Mund verabreicht und der Patient anschließend in die Praxis transportiert werden.

Bewußtlose Patienten müssen ohne Selbstmedikation durch den Besitzer unverzüglich in die Praxis transportiert werden.

In diesem Fall sollte die Helferin umgehend den Tierarzt benachrichtigen und alles für die intravenöse Applikation einer Glukoselösung bereitstellen.

Behandlung:

- A-B-C-D
- *Venöser Dauerzugang*
- *Glukose* 10%, 20 ml/kg KGW in *Ringerlaktat* i. v.

Komplikationen:

Übersehene oder nicht behandelte hypoglykämische Krisen können letal enden. Der Besitzer eines Tieres, bei dem Diabetes mellitus diagnostiziert wurde, ist stets auf die Möglichkeit, die Erkennung und die Maßnahmen bei einer eventuellen Hypoglykämie nach Insulininjektion aufzuklären und vorzubereiten.

Orale Gaben von Zuckerzubereitungen können via Aspirationspneumonie zum Tode führen.

8.6.3. Eklampsie
s. Kap. 8.4.5.2.

8.6.4. Morbus Addison

Unter einem Morbus Addison versteht man eine primäre Nebennierenrindeninsuffizienz (Hypoadrenokortizismus).

Notfallrelevant ist nur der akute Verlauf (= Addison Krise), der eigentlich ausschließlich beim Hund vorkommt. Chronische primäre NNR-Insuffizienzen sowie sekundäre NNR-Insuffizienzen verlaufen als chronische Erkrankungen.

NNR-Insuffizienzen verursachen einen Mangel an Kortikoiden, wobei der Mineralokortikoidmangel (Aldosteron) für die dramatische Klinik verantwortlich ist: Brechdurchfälle, akutes Abdomen, Exsikkose, Untertemperatur, Bradykardie. Meistens werden die Patienten bereits in Seitenlage vorgestellt.

Dieser Aldosteronmangel führt zu Störungen im Elektrolythaushalt, die sich zeigen in:

- Hyponatriämie
- Hyperkaliämie

Der Natriummangel führt zu Störungen des Allgemeinbefindens (Apathie bis *Koma*) und Erbrechen. Die durch den Natriummangel verursachte mangelhafte Wasserretention ihrerseits führt zu Hypovolämie und Hypotonie (Schockgefahr!). Die Hyperkaliämie bedingt Muskelschwäche und Konduktionsstörungen im Myokard (typische EKG-Veränderungen: Bradykardie, spitze T-Amplituden, gegebenenfalls fehlende P-Amplituden und ST-Streckensenkung).

Die klinische Verdachtsdiagnose wird im Labor bestätigt: Außer Hyponatriämie und Hyperkaliämie werden häufig eine Hyperkalzämie sowie eine Hypoglykämie festgestellt.

Neben der klinischen Allgemeinuntersuchung bestätigen die Natrium- und Kaliumwerte sowie das EKG die Verdachtsdiagnose. Morbus Addison betrifft überwiegend mittelalte Hündinnen.

Ursachen:

- Immunmediierte NNR-Insuffizienzen
- Durchblutungsstörungen der NNR
- Iatrogen (Therapie eines M. Cushing mit o-p-DDT, Adrenalektomie)
- Neoplasmen

Telefonische Anweisung an den Besitzer:

Eine akute Addison Krise wird auf Grund der massiven Bewußtseinsstörungen vom Besitzer stets als Notfall erkannt und bereitwillig in die Praxis transportiert.

Behandlung:

- A-B-C-D
- *Intravenöser Dauerkatheter*, Blutentnahme (Bestimmung von Na, K, Ca, Glukose)
- Physiologische NaCl i. v. (körperwarm, schnell und reichlich). Durch reichliche Na-Zufuhr wird der niedrige Spiegel gehoben. Durch eine volumenbedingte Anregung der Diurese wird gleichzeitig Kalium ausgeschieden
- Kortikoidsubstitution, z. B. Prednisolon Na-succinat (5 mg/kg) oder Dexamethason Na-phosphat (0,5 mg/kg)

Komplikationen:

Addison Krisen treten beim Hund sicher häufiger auf als diagnostiziert. Bei jedem Hund, der plötzlich ins Koma fällt, Bradykardie und vorher Brechdurchfälle gehabt hat, sollte an einen primären Hypoadrenokortizismus gedacht werden. Intravenöse Verabreichung von physiologischer NaCl sowie Kortikoiden wirken bei der akuten Addisonkrise innerhalb kurzer Zeit »kleine Wunder«.

Nach Stabilisierung des Patienten muß die Ursache evaluiert und mit dem Besitzer die Langzeittherapie besprochen werden.

8.7. Intoxikationen

Vergiftungen nehmen aus der Sicht der Klientel einen breiten Raum ein. Da es in der Natur des Menschen liegt, plötzliche Todesfälle nicht einfach unerklärt hinzunehmen, sucht man nach einer Erklärung für das ansonsten unfaßbare Geschehen, mit der man selbst weiterleben kann. Die Erklärung »Vergiftung« ist in diesem Fall »ideal«, weil sie folgendes impliziert:

– Erklärung eines plötzlichen Todes,

– Unabänderlichkeit des Geschehens,

– nachgewiesene Unschuld des Besitzers am fatalen Verlauf.

Auch für den behandelnden Tierarzt ist es verlockend, eine vom Besitzer in die Diskussion geworfene Krankheitsursache anzunehmen, wenn man selbst keine eigene Erklärung hat. Wir Tierärzte sollten uns dabei jedoch darüber im klaren sein, daß zu einer Vergiftung stets auch jemand gehört, der das Gift gelegt haben muß. Nach diesen Personen wird vom Besitzer ausschließlich im eigenen Umfeld Ausschau gehalten. Wenn wir als Tierärzte uns die vom Besitzer aufgeworfene Vermutung »Vergiftung« zu eigen machen und die Vermutung dadurch kraft unserer Autorität zur Diagnose aufwerten, müssen wir uns auch dieser sozialen Verantwortung bewußt sein.

Von »*Vergiftungsverdacht*« sollte nur dann die Rede sein, wenn ein begründeter Verdacht vorliegt und durch die Äußerung unseres Verdachts weiterem Schaden vorgebeugt werden kann. Von »*Vergiftung*« dürfen wir nur dann sprechen, wenn die Beweise für diese Diagnose dokumentiert vorliegen.

8.7.1. Vergiftungen allgemein

Symptomatik wie Ursachen von Vergiftungen sind ungeheuer vielfältig. Gastrointestinale Störungen können zwar auftreten, müssen aber nicht zwingend vorhanden sein. Vergiftungen verlaufen häufig akut bzw. perakut. Chronische Vergiftungen sind jedoch ebenfalls möglich. Als Tierarzt sollte man sich von der Vorstellung befreien, daß *der* Vergiftungspatient (den es nicht gibt!) als perakuter Brechdurchfall vorgestellt wird. Medizinisch noch fataler ist jedoch der Umkehrschluß, daß jedem plötzlich auftretenden Brechdurchfall ohne Körpertemperaturerhöhung eine Vergiftung zugrunde liegt.

Andererseits darf dem sogenannten natürlichen Instinktverhalten unserer Haustiere keine allzu große Schutzfunktion gegenüber der Aufnahme von Giften zugetraut werden. Gifte jeder Art, einschließlich natürlicher Gifte (z. B. Giftpilze), werden nicht nur von Welpen, sondern auch von älteren Hunden und Katzen aufgenommen.

Trotz aller Aufregung in einem möglichen Vergiftungsfall müssen bereits beim ersten Telefonat die folgenden Fragen abgeklärt werden:

– Welches Gift?

– Wann?

– Wie aufgenommen?

– Symptome? Welche? Wann?

Telefonische Anweisung an den Besitzer:

Den eindeutigsten Vergiftungsbeweis liefert der Besitzer selbst, wenn er beobachtet hat, daß sein Tier irgendeinen Stoff aus Haus oder Garten aufgenommen hat. In diesem Fall ist der Patient unverzüglich zusammen mit allen verfügbaren Asservaten (restliches Material, Verpackung, Kot, Vomitus) in die Praxis zu bringen.

Während der Besitzer sein Tier in die Praxis transportiert, müssen – wie bei jedem anderen Notfall auch – die entsprechenden Vorbereitungen getroffen werden.

Beim Intoxikationsverdacht sollte in dieser Zeit zusätzlicher Rat bei einer Vergiftungszentrale eingeholt werden. Vergiftungszentralen sind meistens Universitätskliniken oder anderen größeren humanmedizinischen Einrichtungen angeschlossen und geben auch bei tierischen Intoxikationen bereitwillig Auskunft, meistens rund um die Uhr.

> **Bei der Vergiftungszentrale sollte insbesondere erfragt werden:**
>
> – Zu erwartende Symptomatik mit Zeitangaben
> – Prognose
> – Behandlungsmöglichkeiten
> – Konkurrierende Arzneimittel
> – Spätschäden und deren Vermeidung
> – Gültige Telefonnummern von Vergiftungszentralen sind einer aktuellen »Roten Liste« zu entnehmen!

> **Die Behandlung von Intoxikationen umfaßt die drei Kardinalschritte**
>
> 1. Giftaufnahme unterbrechen,
> 2. Gift binden und/oder entfernen,
> 3. Giftausscheidung beschleunigen.
>
> Darüber hinaus müssen mögliche Spätschäden verhindert werden.

Behandlung:

– A-B-C-D zur Sicherung der Vitalfunktionen
– GAKU
– *Venöser Dauerzugang* (dabei Blutprobe möglichst vor Behandlungsbeginn sicherstellen, ebenso Urinprobe aus forensischen Gründen)
– **Giftaufnahme unterbrechen** (in der Regel sinnvoll bis ca. 1 Stunde post intoxicationem)
– Kontaktgift: Haare scheren, Haut gründlich abwaschen mit größeren Wassermengen (Lösungs- bzw. Spülmittel nicht unüberlegt anwenden, da diese gegebenenfalls die Hautpenetration und somit die Giftaufnahme noch beschleunigen können)
– Orale Giftaufnahme: Erbrechen auslösen
Hund: *Apomorphin* / Katze: *Xylazin*
Cave: Bei bereits abgeschluckten, ätzenden Substanzen, die bei der Passage durch die Speiseröhre bereits ihren Schaden angerichtet haben und im Magen meistens kompensiert werden
– **Gift binden und entfernen** (besonders wichtig, wenn seit Aufnahme des Giftes mehr als 1 Stunde vergangen ist)
– Magenspülung über Magenschlundsonde (Hund) oder Nasenschlundsonde (Katze): *Aktivkohle* in Wasser, mehrmals spülen und abheben; die letzte Spülung mit Zusatz von *Glaubersalz*
– Rektale Einläufe: Cave: Bei Spülung und Klysma auf Elektrolytverlust achten (Dauertropfinfusion mit Ringerlaktat)!
– **Giftausscheidung beschleunigen**
Zusätzlich zur enteralen Ausscheidung kann auch die renale Ausscheidung beschleunigt werden durch:
– *Mannitol*
– *Furosemid*

8.7.2. Äthylenglykol

Der Besitzer registriert eine gute halbe Stunde nach der Aufnahme ZNS-Störungen (Benommenheit, Koordinationsstörungen) und Erbrechen. Die Benommenheit steigert sich bis zum Koma. Zusätzlich treten schwere Nierenfunktionsstörungen (Oligurie, Anurie, Azidose) auf.

Ursachen:

Orale Aufnahme von Äthylenglykol.

Äthylenglykol ist Bestandteil vieler Frostschutzmittel und besitzt einen süßlichen Geschmack. Gerade Katzen nehmen in Garagen, an Tankstellen o. ä. Äthylenglykol auf.

Telefonische Anweisung an den Besitzer:

Der Patient muß unverzüglich in die Praxis transportiert werden. Die Tierarzthelferin, die den Patienten am Telefon angenommen hat, muß dafür Sorge tragen, daß eine Infusion von 20%igem Äthanol vorbereitet wird (muß u. U. aus der Apotheke besorgt werden).

Behandlung:

Der Nachweis von Äthylenglykol im Blut ist möglich, im Urin können Oxalatkristalle mikroskopisch festgestellt werden.

– A-B-C-D

– *Venöser Dauerzugang*

– Äthanol 20%, Natriumbikarbonat 5%

Hund: 5,5 ml Äthanol/kg und 8 ml Natriumbikarbonat/kg i. v. 5 x im 4stündigen Abstand. Danach gegebenenfalls in 6stündigen Intervallen.

Katze: 5,0 ml Äthanol/kg und 6 ml Natriumbikarbonat/kg i. v. 5 x im 6stündigen Abstand. Danach gegebenenfalls in 8stündigen Intervallen.

– *Ringerlaktat* im Dauertropf

Komplikationen:

Todesfälle durch Azidose und ZNS-Störungen. Spätschäden durch Nierendegenerationen.

8.7.3. ANTU

ANTU (alpha-Naphthyl-Thioharnstoff) ist Bestandteil von Rodentiziden, speziell gegen Wanderratten, in Form von Köderkonzentrat, Streupulver oder Tränkegiften.

Circa sechs Stunden nach der Giftaufnahme bemerkt der Besitzer Unruhe, Erbrechen und Bindehautentzündung. Anschließend beginnt die Symptomatik eines Lungenödems mit Dyspnoe, Husten, Nasenausfluß (gegebenenfalls blutig) und Tachykardie. Die Patienten werden apathisch und sterben.

Ursachen:

Orale Aufnahme von ANTU.

Telefonische Anweisung an den Besitzer:

Bei Verdacht auf ANTU-Intoxikation ist eine Eigenbehandlung nicht möglich. Der Patient muß unverzüglich in die Praxis gebracht werden.

Behandlung:

– A-B-C-D

– *Apomorphin*, bzw. *Xylazin* solange noch kein Lungenödem besteht (Sicherstellung des Mageninhalts zur Diagnose)

– *Magenspülung* (s. Kap. 8.7.1.)

– Behandlung des Lungenödems (s. *Respiratorischer Notfall*)

Komplikationen:

Tod durch Herz-Kreislauf-Probleme und Lungenödem besonders bei älteren Patienten.

8.7.4. Schwermetalle

Viele Schwermetallvergiftungen können, außer einem akuten, auch einen chronischen Verlauf nehmen, der von Dosis und Aufnahmehäufigkeit des betreffenden Giftes abhängig ist.

8.7.4.1. Arsen

Arsen war früher häufiger Bestandteil von Schädlingsbekämpfungsmitteln und Roborantien.

Bei der akuten Arsenvergiftung beginnen die Patienten nach ca. einer Stunde unruhig zu werden. Gastrointestinale Symptome (Brechdurchfälle, Kolik) schließen sich an. Beginnende Apathie ist ein schlechtes Zeichen und geht oft mit einer Kreislaufinsuffizienz (Hypotonie, normovolämischer Schock) einher.

Der Arsennachweis gelingt einem dafür eingerichteten Labor im Urin.

Ursachen:

Orale Aufnahme von Arsen.

Telefonische Anweisung an den Besitzer:

Da Erste Hilfe durch den Besitzer nicht möglich ist, muß der Patient unverzüglich in die Praxis gebracht werden. Dasjenige Praxismitglied, das den Anruf entgegengenommen hat, muß kontrollieren, ob BAL (Dimercaprol) in der Praxis verfügbar ist oder erst beschafft werden muß.

Behandlung:

– BAL (Dimercaprol) 5 mg/kg i. m.

Dimercaprol ist derzeit in Deutschland als Arzneimittel nicht mehr zugelassen. In Frankreich wird Dimercaprol von der Fa. Arguenon, in den Niederlanden von der Fa. Boots und in USA von Becton-Dickinson vertrieben. In Deutschland ist eine verwandte Substanz (Dimercaptopropansulfonsäure) in Kapselform (Dimaval®, Chem. pharm. Fabrik Berlin) sowie in Ampullen (DMPS-Heyl®) zugelassen. Beide Präparate dürften ähnlich dosiert werden, wozu dem Autor jedoch eigene Erfahrungen in ausreichendem Maße fehlen. In der Humanmedizin werden Dimaval®-Kapseln auch bei Verdacht auf iatrogene

(Amalgamfüllungen) Quecksilber-Vergiftungen eingesetzt.

– *Venöser Dauerkatheter*

– Ringerlaktat, Schockbehandlung

Komplikationen:

Nach Überstehen der akuten Intoxikation kann die Vergiftung einen chronischen Verlauf nehmen: Hyperkeratose, Hyperpigmentation, Tracheitis. Am meisten machen den chronisch kranken Patienten die Symptome einer Polyneuritis zu schaffen.

8.7.4.2. Blei

Blei war und ist Bestandteil vieler Farben (Rostschutzfarbe, Menninge), Baustoffe (Rohrleitungen, Fußbodenbeläge), Batterien und Munition (Schrot).

Blei wirkt auf den Magen-Darm-Trakt (Speicheln, Erbrechen, Kolik, Verstopfung), das Nervensystem (Aggressivität, Übererregung, Lähmungen) und das Blut (Anämie, basophile Erythrozytentüpfelung, Erythroblasten).

Ursachen:

Aufnahme oder auch Belecken bleihaltiger Materialien, Streuschrot besonders bei Jagdhunden (Röntgenaufnahme).

Telefonische Anweisung an den Besitzer:

Bleivergiftungen werden häufig vom Besitzer nicht als Vergiftungen bzw. Notfälle erkannt. Die Patienten werden in den meisten Fällen wegen gastrointestinaler oder nervaler Probleme in der Sprechstunde vorgestellt.

Behandlung:

– GAKU

– Asservierung von Urin (Toxinnachweis)

– Ca-EDTA-Zubereitung: 1 g *Ca-EDTA* in Glukoselösung 5%

– 2,5 mg Ca-EDTA/kg alle 4 Stunden über 5 Tage

Komplikationen:

Chronische Bleivergiftungen äußern sich in Aggressivität, Inappetenz und Abmagerung. Die hämatologischen Veränderungen (s. o.) werden mit der Zeit deutlicher.

8.7.4.3. Thallium

Thallium ist ein Schwermetall, das als Zellgift wirkt und deswegen Bestandteil vieler Rodentizide ist. Verlaufsform und Krankheitssymptome können sehr unterschiedlich sein.

Erste Zielorgane bei Thalliumintoxikation sind der Magen-Darm-Trakt und das ZNS. Die Symptome dieser eher akuten Phase bestehen aus reduziertem Allgemeinbefinden, Erbrechen und Krämpfen.

Im Gefolge dieser Symptome kommt es zu Leber- und Nierenschäden.

Die Symptome des chronischen Verlaufes sind vor allem an der Haut sowie an den mukokutanen Übergängen zu beobachten: Haarausfall (Brillenbildung), Hyperkeratose, Schleimhautulzera.

Die Zeit zwischen Giftaufnahme und dem Ausbruch der ersten Krankheiterscheinungen kann von einer Stunde bis zu über einer Woche schwanken.

Ursache:

Aufnahme thalliumhaltiger Rodentizide.

Telefonische Anweisung an den Besitzer:

Nach der direkten Giftaufnahme muß der Patient unverzüglich in die Praxis transportiert werden. Asservate (Packungsreste, Köder o. ä.) sind mitzubringen.

Behandlung:

Antidot für Thalliumvergiftungen ist das Berlinerblau (Antidotum Thallii-Heyl®). Berlinerblau ist in Kapseln mit 500 mg erhältlich. Je nach Größe des Patienten sollten 1–2 Kapseln verabreicht werden.

– GAKU

– A-B-C-D zur Sicherung der Vitalfunktionen

– *Venöser Dauerzugang* (Thalliumnachweis im Urin möglich, nicht im Blut!)

- Patienten zum Erbrechen bringen (Hund: *Apomorphin*, Katze: *Xylazin*)
- Magenspülung mit *Aktivkohle*
- *Ringerlaktat* i.v. (Elektrolytverluste durch Erbrechen und Magenspülungen)
- Forcierung der Diurese (*Furosemid* oder *Mannitol*)
- Asservierung von Urin (Toxinnachweis)
- *Glaubersalz* oral
- Vitamin-B-Komplex

Komplikationen:

Thalliumvergiftungen werden häufig als solche nicht erkannt, da sie chronisch verlaufen können (Alopezie, Brillenbildung), bzw. durch die möglicherweise lange Latenzzeit kein Kausalzusammenhang hergestellt wird.

Hepato- und Nephropathien machen als Folgeerscheinungen erst dann Probleme, wenn die akute Vergiftung erfolgreich behandelt zu sein scheint.

8.7.5. Cumarin

Cumarin stört die Gerinnungskaskade an verschiedenen Stellen und ist Bestandteil vieler Rodentizide.

Probleme entwickeln sich häufig erst nach der wiederholten Aufnahme des Giftes.

Blutgerinnungsstörungen stehen im Vordergrund der Symptomatik:

- Multiple Organblutungen (Hämaturie, blutiges Erbrechen, blutiger Durchfall, blutige Körperergüsse)
- Volumenmangelschock (Anämie, Tachykardie, schwacher Puls, Polypnoe, massive Störungen des Allgemeinbefindens)

Ursachen:

Aufnahme von Rattengift.

Telefonische Anweisung an den Besitzer:

Bei beobachteter Giftaufnahme transportiert der Besitzer sein Tier bereitwillig sofort in die Praxis. Blutgerinnungsstörungen werden vom Besitzer nicht immer als Notfälle erkannt. Die klinischen Symptome sind erst am 5. – 6. Tag post intoxicationem maximal ausgeprägt, nachdem die körpereigenen Vitamin-K-Reserven aufgebraucht sind.

Informationen über flächendeckende Entwesungsmaßnahmen sollten von den zuständigen Behörden (z. B. Ordnungsamt) eigentlich erhältlich sein.

Behandlung:

- Entfernung und Bindung des Giftes (s. Kap. 8.7.1.)
- GAKU
- *Venöser Dauerkatheter* (Schockbehandlung)
- *Vitamin K_1* (z. B. Konakion®, La Roche) 5–10 mg/kg i. v. alle 6 Stunden
- *Methylprednisolon*
- *Ringerlaktat* bzw. Bluttransfusion wenn Hämatokritwert < 20
- Antibiotische Abdeckung, z. B. *Amoxizillin*

Komplikationen:

Problematisch sind Blutungen in den Thorax, die Lunge oder das ZNS.

Iatrogen gesetzte Verletzungen (intramuskuläre Injektion) können durch die gestörte Blutgerinnung Probleme bereiten. Aus diesem Grund ist die langsame intravenöse Verabreichung von Vitamin K der intramuskulären vorzuziehen. Schockreaktionen auf das Vitamin K wurden vom Autor nach intravenöser Applikation bisher noch nicht beobachtet.

Störungen der Respiration, bzw. Ventilation können die Prognose verschlechtern und erfordern Sauerstoffverabreichung und Thorakozentese.

Jede Cumarinvergiftung sollte unabhängig vom klinischen Bild nach der Devise »Klotzen statt Kleckern« versorgt werden. Die alleinige Verabreichung von Vitamin K ist normalerweise nicht ausreichend, um das Leben des Patienten zu sichern.

8.7.6. Östrogene

Östrogene sind Bestandteil vieler humanmedizinischer Medikamente (Kontrazeptiva, Arzneimittel für die Menopause).

Östrogene beeinflussen beim Hund die Blutgerinnung und, ähnlich wie Parvoviren, auch die Bildung der Leukozyten (Leukozytopenie). Das eiweißgebundene Östrogen spielt dabei eine besondere immunologische

Rolle, wodurch die Hündin für Östrogenintoxikationen sehr viel empfindlicher ist als der Rüde.

Erhöhte Blutungsneigung (Urin, Kot) sowie petechiale Blutungen an den sichtbaren Schleimhäuten lassen insbesondere bei der Hündin den Verdacht einer Östrogenintoxikation aufkommen. Druck mit dem Fingernagel auf das Zahnfleisch verursacht sichtbare Blutungen.

Ursachen:

– Aufnahme von Östrogenen aus humanmedizinischen Präparaten

– Iatrogen (Überdosierung von Östrogenen)

Telefonische Anweisung an den Besitzer:

Stellen eigene Medikamente, insbesondere solche aus dem gynäkologischen Bereich, die Vergiftungsursache, wird der Besitzer gegebenenfalls mit der ihm bekannten Ursache hinter dem Berg halten. Stellt sich der Verdacht einer Östrogenvergiftung durch Medikamente des Besitzers, muß mit sehr viel Fingerspitzengefühl bei der Anamnese zu Werke gegangen werden.

Behandlung der oralen Intoxikation:

Nach direkter Aufnahme ist der Patient sofort in die Praxis zu bringen.

– Giftentfernung, (s. Kap. 8.4.1.)

– Ist die Blutungsbereitschaft bereits erhöht oder besteht schon eine Anämie, muß ein genauer Blutstatus erhoben werden (Hämatokritwert, Hämoglobin, rotes und weißes Blutbild, Gerinnungsparameter). Ist der Hämatokritwert tiefer als 20, sollte Blut transfundiert werden.

– *Methylprednisolon*

– Antibiotische Abdeckung, z. B. mit *Amoxizillin* oder *Enrofloxacin*

– Roborantien, Vitamin B_{12}, Vitamin-B-Komplex

Behandlung der iatrogenen Intoxikation:

Sind versehentlich höhere Mengen eines Östrogenpräparates injiziert worden, sollte die Exzision der Injektionsstelle in Narkose in Erwägung gezogen werden.

Komplikationen:

Insbesondere Hündinnen können sehr empfindlich auf schon geringgradiger Östrogenüberdosierungen reagieren.

Trotz massiver Transfusionsbehandlung enden diese Fälle häufig letal. Zur genaueren Prognosestellung sollte mit dem Besitzer die Möglichkeit einer Knochenmarkspunktion und anschließender zytologischer Untersuchung diskutiert werden.

8.7.7. Strychnin

Strychnin wurde früher als Arznei- und Schädlingsbekämpfungsmittel eingesetzt.

Strychnin ist ein Nervengift, das in niedrigeren Dosen die Nervenfunktion verbessern (med. Indikation) kann.

Die Patienten sind unruhig und bekommen fibrilläre Muskelzuckungen, die in Krämpfe übergehen. Lähmung von Hals- und Atemmuskulatur führen zu Opisthotonus und akuten, respiratorischen Störungen.

Ursachen:

Aufnahme von strychninhaltigen Arznei- oder Schädlingsbekämpfungsmitteln.

Telefonische Anweisung an den Besitzer:

Der Patient muß unverzüglich in die Praxis gebracht werden.

Behandlung:

– Giftentfernung (s. Kap. 8.7.1.)

– A-B-C-D

– Sauerstoffversorgung, ggf. künstliche Beatmung

– *Diazepam* zur Krampfbehandlung, ggf. *Phenobarbital*

Komplikationen:

Strychninvergiftungen können trotz Behandlung durch Atemlähmung zum Tode führen.

8.7.8. Castrix

Castrix ist als 2-Chlor-4-methyl-6-dimethylaminopyrimidin Bestandteil von Rattengift und greift in den Vitamin-B-Stoffwechsel ein.

Der Besitzer berichtet von Unruhe, verstärktem Speichelfluß, erhöhtem Durst und Durchfall.

Ursachen:

Aufnahme von Rattengift.

Telefonische Anweisung an den Besitzer:

Der Patient muß unverzüglich in die Praxis transportiert werden.

Behandlung:

– Entfernung und Bindung des Giftes (s. Kap. 8.4.1.)
– Vitamin B_6 25 mg/kg

Komplikationen:

Die Patienten können starke Krämpfe bekommen, die mit *Diazepam* behandelt werden müssen.

8.7.9. Organophosphate

Sind Bestandteil von Insektenbekämpfungsmitteln sowie Inhaltsstoffe von Akariziden, die auch in der Tierärztlichen Praxis eingesetzt werden. Über eine Störung der Synapsen lösen Organophosphate ein komplexes Vergiftungsbild aus:

– **Neurologischen Störungen:**

  Speichel- und Tränenfluß, Miosis, Erbrechen und fibrilläre Muskelzuckungen, die sich zu tonischen Krämpfen entwickeln können.

– **Gastrointestinale Störungen:**

  Unkontrollierter Kot- und Urinabsatz sowie schmerzhafte Durchfälle.

– **Respiratorische und kardiologische Störungen:**

  Lungenödem, Spasmen der glatten Atemwegsmuskulatur, massive Bradykardie.

Ursachen:

Aufnahme von Kontaktinsektiziden. Insbesondere Katzen können sich durch Belecken der Pfoten oder ihres Fells vergiften, sofern sie zuvor mit dem Gift in Berührung gekommen sind.

Überdosierung oder falsche Applikation von Ektoparasitika.

Behandlung:

– A-B-C-D
– *Venöser Dauerkatheter*
– Atropin beginnend mit 0,2 mg/kg nach Effekt (Mydriase)
– Ggf. *Diazepam*

8.7.10. Metaldehyd

Metaldehyd findet als Schneckengift und Trockenspiritus in der häuslichen Umgebung Verwendung.

Der Besitzer beobachtet schon bald nach der Giftaufnahme Speichelfluß und Erbrechen, Koordinationsstörungen, Krämpfe, Atemnot. Klinisch ähnelt die Metaldehydintoxikation der Strychninvergiftung.

Ursachen:

Orale Aufnahme von Schneckengift oder Trockenspiritus, oft in der wärmeren Jahreszeit (Schnecken- und Grillsaison). Eher in ländlichen Bereichen, seltener in der Großstadt. Dort meist in Kleingärtneranlagen (Schrebergärten).

Telefonische Anweisung an den Besitzer:

Der Patient muß unverzüglich in die Praxis gebracht werden.

Behandlung:

– Entfernung des Giftes (s. Kap. 8.4.1.)
– A-B-C-D
– *Venöser Dauerzugang*
– *Ringerlaktat* als Dauertropfinfusion zur Azidosebehandlung
– *Diazepam*, ggf. *Phenobarbital*

Komplikationen:

Metaldehyd kann Hämolyse und Methämoglobinämie hervorrufen.

8.7.11. Phenole

Phenolische Alkohole sind Bestandteil vieler Reinigungs-, Desinfektions- und Konservierungsmittel. Insbesondere Katzen reagieren auf Phenole sehr empfindlich.

Das Krankheitsbild ist sehr komplex und umfaßt:

– Gastrointestinale Störungen: Erhöhter Speichelfluß, Erbrechen, Durchfall

– ZNS-Störungen: Übererregbarkeit, Koordinationsstörungen

– Kardiorespiratorische Störungen: Tachykardie, Tachypnoe

Ursachen:

Phenole müssen nicht oral, sondern können auch perkutan aufgenommen werden.

Telefonische Anweisung an den Besitzer:

Phenole auf der Haut sollten vom Besitzer unverzüglich mit Olivenöl entfernt werden. Verschmutzte Haare sind großzügig abzuschneiden. Der Patient muß danach unverzüglich in die Praxis gebracht werden.

Behandlung:

– Giftentfernung (s. Kap. 8.7.1.)
– Gründliche Reinigung der betroffenen Haut- und Haarbereiche mit Olivenöl
– A-B-C-D
– *Magen-Darm-Spülung* mit Aktivkohle, (s. Kap. 8.4.1.)
– Ggf. *Diazepam*

Komplikationen:

Phenole können zu Ulzerationen und Nekrosen an Haut und Schleimhäuten führen.

8.8. Notfälle der Weichteile und Knochen

8.8.1. Offene Frakturen und umfangreiche Weichteilverletzungen

Die Symptomatik und Diagnose dieser Verletzungen sind auch für den Laien eine klare Angelegenheit.

Offene Frakturen sind Frakturen, die von der Haut nicht mehr schützend bedeckt sind. Dadurch dringen Bakterien in die Wunde ein (Kontamination), können sich vermehren und Weichteile und Knochen infizieren.

Ob aus einer **Kontamination** eine **Infektion** wird, hängt davon ab, wie gut die Umweltbedingungen sind, die die Kontaminanten vorfinden. Schlechte Durchblutung und Zelltrümmer sind Bedingungen, unter denen sich die eingedrungenen Mikroorganismen ganz besonders wohlfühlen. Auch die Zeit, die zwischen dem Trauma und dem Behandlungsbeginn verstreicht, ist ein wesentlicher Faktor, ebenso wie die Umgebungstemperatur.

> **Jegliche Art von Wundversorgung muß drei Ziele verfolgen:**
> – Verhinderung des Eindringens weiterer Mikroorganismen (Abdeckung, Verband)
> – Unterstützung, bzw. Erhaltung der Vaskularisierung
> – Entfernung von nekrotischem (Debris) oder subvitalem Zellmaterial (Wundspülung, Debridement)

Ursachen:
Traumen.

Telefonische Anweisung an den Besitzer:
Offene Frakturen werden vom Besitzer stets als Notfall erkannt und dem Tierarzt gemeldet. Mit Sicherheit erkennt der Besitzer eine schwere Weichteilverletzung, hinter der gegebenenfalls noch eine offene Fraktur verborgen sein kann, was jedoch für die Erste Hilfe eigentlich von untergeordneter Bedeutung ist. Als Erste-Hilfe-Maßnahme sollte der Besitzer die Wunde bzw. die offene Fraktur mit sauberem oder besser sterilem (Autoapotheke) Verbandsmaterial abdecken und sofort in die Praxis fahren. Bei längeren Transporten sollte die Fraktur zusätzlich fixiert werden, damit die scharfen Frakturenden bei Bewegungen nicht noch mehr Weichteilschäden (Verletzung größerer Gefäße, Blutverlust!) hervorrufen können. Als Fixationsmaterial eignet sich eine zusammengerollte Zeitung, die in der Regel verfügbar und genügend rigide ist, um über der abgedeckten Wunde bzw. offenen Fraktur mit mehreren Mullbinden auf der frakturierten Gliedmaße fixiert werden zu können.

Behandlung:
– GAKU, ggf. Polytrauma, Blutverlust, Schockgefahr
– *Venöser Dauerkatheter*
– Wundinspektion, gegebenenfalls unter *Injektionsnarkose*

Debridement

Entfernung von Schmutzpartikeln (Pinzette) und devitalisiertem Gewebe (Pinzette, Schere, Skalpell, gegebenenfalls scharfer Löffel). Im Weichteilbereich sollte großzügig bis ins vitale (rot und blutend) Gewebe debridiert werden. Nerven und Gefäße sind dabei zu schonen. Problematisch ist das Debridement in Geweben von hoher Funktion und geringer Regenerationsfähigkeit (Nerven, Sehnen, Bänder, Gelenkskapsel, Knochen und Knorpel). Knochensplitter, die nicht mehr mit Weichteilen verbunden sind (unterbrochene Vaskularisierung), sollten mit der Pinzette aus der Wunde genommen und in einem sterilen, feuchten Tupfer aufbewahrt werden.

Das Debridement ist eine Operation und muß unter sterilen Bedingungen durchgeführt werden. Dazu gehört die entsprechende Präparation der Wundumgebung (Scheren, Reinigen, Desinfizieren) genauso wie sterile Einmalartikel (Wundabdeckung, Handschuhe, Tupfer) und sterile Instrumente. Während des Debridements kann überlegt werden, mit einem sterilen Tupfer eine Probe zu entnehmen, die notfalls bei späteren Wundheilungsstörungen bakteriologisch untersucht werden kann.

Wesentlich für eine Dekontaminierung ist die **Wundspülung,** die mit großen Mengen einer sterilen, körperwarmen (Mikrowelle), physiologischen Lösung z. B. Ringerlaktat durchgeführt wird. Diese Wundspülung sollte zwar gründlich (u. U. mehrere Liter Ringerlaktat), aber gewebeschonend durchgeführt werden. Aus diesem Grunde sollte sowohl ein hoher Druck (Wasserbrause oder Zahndusche verursachen physikalische Zellirritation) wie auch der Zusatz von Antiseptika (chemische Irritation) bei der Spülung vermieden werden.

Optimalen Nutzen bringt die Wundspülung bei allen flachen Wunden. Bei tiefen Wunden und Wundtaschen, aus denen sich die Spülflüssigkeit gemäß der Schwerkraft nicht entleeren kann, ist eine Wundspülung kritisch zu bewerten. Wenn die Spülflüssigkeit nicht aus dem Wundbereich entfernt wird, dient die Wundspülung nicht einer Verminderung der Keime, sondern nur deren großzügiger und effektiver Verteilung im Wundgebiet. Ist die Absaugung (Absauganlage) der Spülflüssigkeit in solchen Wunden nicht durchführbar, sollte die Wundspülung lieber unterbleiben.

Abdeckung durch Verband (Abb. 56)

Offene Frakturen und Weichteilverletzungen sollten durch dreischichtige Verbände abgedeckt werden.

- **Erste Verbandsschicht,** die direkt auf der Wunde aufliegt und sekretdurchlässig sein muß, damit der Verband nicht auf der Wundoberfläche festklebt. Geeignete Materialien sind sogenannte sterile Wundgazen, die mit Paraffinöl oder auch Antibiotikalösungen (z. B. Nebacetingaze®) befeuchtet und geschmeidig gemacht sind.

- **Zweite Verbandsschicht,** die die Aufgabe hat, die Wundsekrete, die durch die erste Schicht per Kapillarwirkung von der Wunde wegtransportiert wurden, aufzusaugen. Für diese Schicht eignet sich Watte. Verwendet man diese Watte in größeren Mengen bzw. dicken Lagen im Sinne eines Robert-Jones-Verbandes, werden dadurch nicht nur größere Sekretmengen gespeichert (trockene Wundoberfläche), sondern auch eine für den Patienten sehr bequeme und sichere Fixierung der Frakturenden erzielt.

  Um die Vaskularisierung nicht noch zusätzlich zu unterdrücken, sollte auf eine extrem gute Polsterung geachtet werden.

- **Dritte Verbandsschicht.** Diese Schicht soll dem Verband Stabilität verleihen und ihn von außen vor Flüssigkeiten schützen. Textile Klebebänder oder selbsthaftende, semielastische Wundbinden erfüllen bei Hund und Katze diese Aufgabe am besten.

Der Verband über großflächigen offenen Wunden sollte täglich gewechselt und das darunterliegende Wundbett kontrolliert, gegebenenfalls debridiert werden.

Antibiotische Abdeckung

Im Gegensatz zu einer lokalen Antibiose, deren Sinn durchaus diskutiert werden kann, ist es stets sinnvoll, Patienten mit größeren Weichteiltraumen und/oder offenen Frakturen systemisch antibiotisch mit geeigneten Antibiotika zu versorgen. Geeignet sind Antibiotika, die

- gegen die vermuteten Erreger wirken,
- in den betroffenen Geweben ausreichend hohe Konzentrationen erreichen.

Unter diesen Aspekten sind u. a. geeignet:

Amoxizillin plus *Lincomycin*, *Gentamicin* plus *Lincomycin*, Cephalexin, z. B. Oracef®, Glaxo (10-15 mg/kg TID)

Analgesie

Jede Wundheilung kann nur auf der Basis einer Entzündung ablaufen. Unterdrückt man eine Entzündung medikamentell durch Antiphlogistika, verzögert sich dadurch auch die Heilung. Besonders extrem ist dieser Nachteil bei allen steroidalen Antiphlogistika, deren Einsatz sich bei der Behandlung von großflächigen Verletzungen und offenen Frakturen schon allein aus diesem Grund verbietet.

Die diesbezüglichen Nachteile nichtsteroidaler Antiphlogistika (z. B. *Flunixin* oder *Tolfenaminsäure*) in den

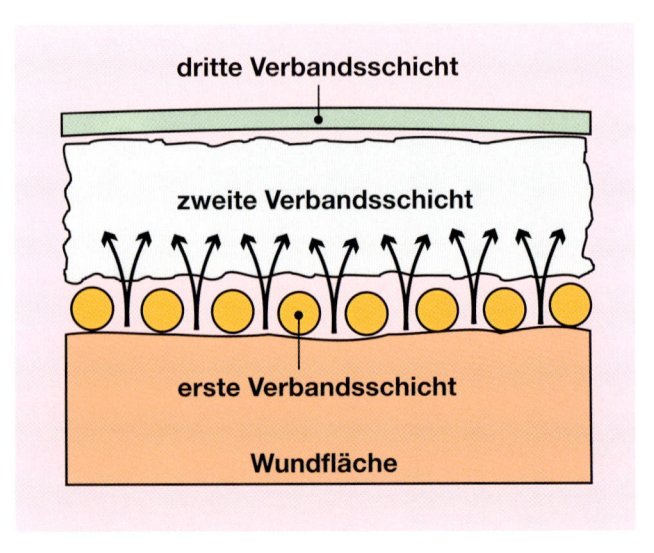

Abb. 54: Dreischichtiger Verband.

ersten ein oder zwei Tagen verabreicht, um dem Patienten die Schmerzen zu lindern, dürften vertretbar sein.

Bei derart korrekt versorgten Patienten kann die nächsten ein oder zwei Tage (möglichst stationär) kontrolliert werden, ob sich noch weitere, innere Verletzungen bemerkbar machen. In dieser Zeit kann der **operative Eingriff** (eine offene Fraktur ist eine absolute Indikation zu einer operativen Behandlung) gründlich vorbereitet (weitergehende Röntgendiagnostik, Operationsplanung) werden.

Komplikationen:

Auch eine korrekte Notfallversorgung von großen Weichteilwunden und offenen Frakturen kann nicht immer verhindern, daß sich aus einer Kontamination eine Wundinfektion entwickelt. Osteomyelitiden sind stets langwierig und haben einen unsicheren Verlauf. Systemische Infektionen, Frakturkrankheiten, Verlust der Gliedmaße oder auch Tod (septischer Schock) sind mögliche Komplikationen, über die der Besitzer zwecks Motivation zur Mitarbeit und Anerkennung der tierärztlichen Leistung nicht im unklaren gelassen werden sollte.

8.8.2. Perforierende Gelenksverletzungen

Perforierende Gelenksverletzungen sind zwar nicht so offensichtlich wie offene Frakturen, aber nicht weniger bedeutsam. Perforierte Gelenkstraumen sind, unabhängig von der Größe der Verletzung, absolute Notfälle, die unverzüglich versorgt werden sollten.

Ursachen:

Spitze Traumen, (Katzen)bisse, Stichverletzungen.

Telefonische Anweisung an den Besitzer:

Perforierende Gelenksverletzungen werden als solche auch in ihrer Tragweite häufig vom Besitzer unterschätzt. Lahmheiten nach Beißereien sollten deshalb stets in der Praxis auf Gelenksperforationen kontrolliert werden.

Behandlung:

– GAKU

– Wundsondierung unter sterilen Bedingungen (gründliche Vorbereitung der Wundumgebung, sterile Sonde)

Jede gelenksnahe Wunde sollte solange als perforierend angesehen werden, bis das Gegenteil bewiesen ist.

– Ist die Gelenkskapsel tatsächlich perforiert, sollte eine Tupferprobe entnommen und für eine evtl. bakteriologische Untersuchung asserviert werden.
– Falls im Perforationsbereich größere Weichteiltraumen liegen, sollte eine Wundtoilette (s. *Debridement*) durchgeführt werden.
– Anschließend wird ein *Verband* (s. Kap. 8.8.1.) angelegt.
– Antibiotische Versorgung (systemisch) mit *Amoxizillin* plus *Lincomycin*. Der steril entnommene Tupfer sollte bei perforierten Gelenkswunden stets bakteriologisch untersucht werden.

Komplikationen:

s. Kap. 8.8.1.

Perforierte Gelenksverletzungen dürfen, wie andere infizierte Wunden auch, nie primär verschlossen werden.

8.8.3. Luxationen (Hüfte, Kiefer)

Luxationen beim Kleintier spielen in praxi am Hüft- und Kiefergelenk eine Rolle.

Luxationen entstehen nach traumatischen Insulten (Autounfall, Beißerei) und werden vom Besitzer daran erkannt, daß das Gelenk schmerzhaft und nicht mehr funktionsfähig ist.

Ursachen:

Traumata, rezidivierende Luxationen (Hüftgelenk) auch bei posttraumatischen oder dysplastischen Gelenken.

Notfälle der Weichteile und Knochen

Telefonische Anweisung an den Besitzer:

Der Besitzer stellt sein Tier, daß offensichtlich unter schmerzhaften Funktionsstörungen zu leiden hat, bereitwillig in der Praxis vor.

Behandlung der Hüftgelenksluxation

Die Hüftgelenksluxation kommt bei Hund und Katze vor. Ursachen sind fast immer Autounfälle (Hund) oder Stürze (Katze). Die Tiere gehen hinten einseitig hochgradig lahm, das betroffene Hüftgelenk ist schmerzhaft.

– GAKU (Polytrauma)

– Lokalisierung des schmerzhaften Gelenkes durch Palpation

– Rückenlagerung des Patienten. Beide Hintergliedmaßen werden vorsichtig nach hinten gezogen. Lassen sich die Pfoten dabei nicht symmetrisch nach hinten ausziehen, liegt der Verdacht auf eine Luxatio femoris vor. Gegebenenfalls muß dieser Teil der Untersuchung bereits in Narkose durchgeführt werden.

– *Injektionsnarkose*

– Wiederholung des Vergleichs der Länge beider Hintergliedmaßen

– Röntgenaufnahme im ventrodorsalen Strahlengang

Bei Subluxationen bzw. geringgradiger Entfernung des Oberschenkelkopfes aus dem Azetabulum besteht eine Chance, daß das Lig. teres noch nicht gerissen und die Kapsel soweit intakt ist, daß das Gelenk nach der Reposition nicht wieder reluxiert. Bei größeren Distanzen zwischen Caput femoris und Acetabulum muß davon ausgegangen werden, daß das Lig. teres rupturiert und somit eine dauerhafte Reposition fraglich ist.

Ein unblutiger Repositionsversuch ist jedoch in dieser Narkose auf alle Fälle indiziert. Der Patient, der genügend tief relaxiert sein muß, wird seitlich gelagert, die Luxierung vom Operateur noch verstärkt (Repositionsrichtung muß vorher unbedingt anhand der Röntgenaufnahme festgelegt werden) und anschließend der Femur am Trochanter major zum Azetabulum geführt, wo er spontan »einrastet«. Die Reposition erfordert, besonders bei größeren Hunden, körperlichen Einsatz und kann dadurch erleichtert werden, daß eine Hilfsperson ein Handtuch zwischen den Hinterbeinen des Patienten durchzieht und damit Zug bzw. Gegenzug ausübt.

Nach der Reposition erfolgt eine Röntgenkontrolle. Bei der Lagerung zur Röntgenaufnahme können frisch reponierte Hüften bereits wieder reluxieren. Je leichter sich eine Hüfte reponieren läßt, desto leichter reluxiert sie auch wieder spontan. Übersteht die korrekt reponierte Hüfte auch die Röntgenaufnahme, wird eine Ehmer-Schlinge (Abb. 55) angelegt, die das Hüftgelenk mit leichter Drehung solange (ca. 10 Tage) in situ hält, bis Bänder und Adnexen wieder genügend Stabilität vermitteln können und das Gelenk in Position halten.

Komplikationen:

Auch korrekt reponierte Hüftgelenke reluxieren häufig. In diesem Fall ist die operative Reposition (die keinen Notfall mehr darstellt und gegebenenfalls auch außer Haus durchgeführt werden kann) mit dem Besitzer zu diskutieren.

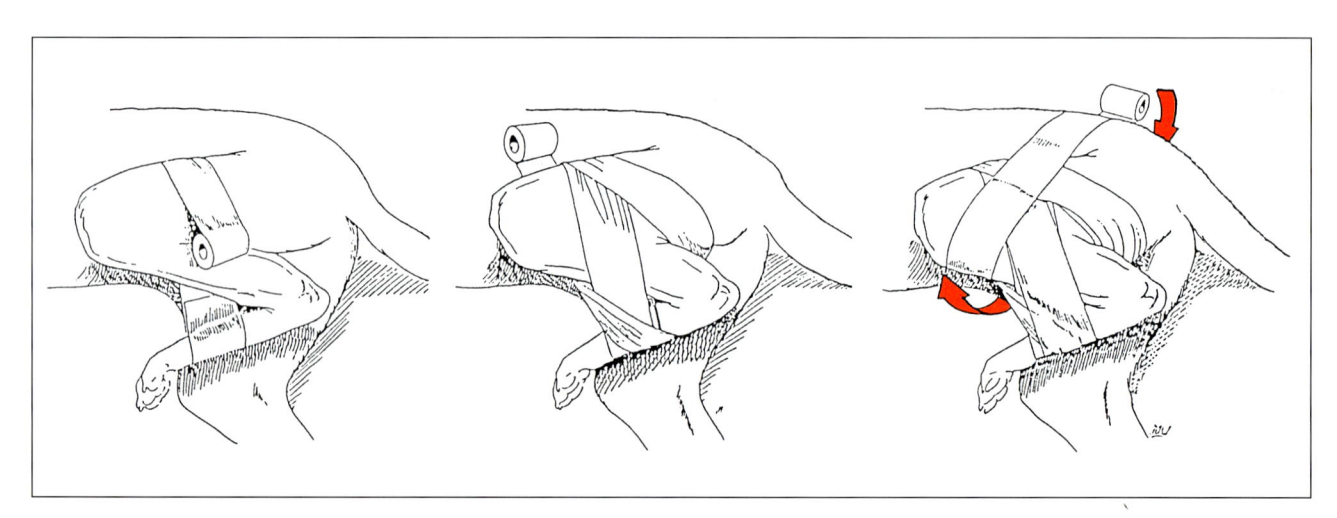

Abb. 55: Ehmer-Schlinge
(Aus: David/Kasper/Kasper, Atlas der Kleintierchirurgie, Schlütersche, Hannover)

Behandlung der Kiefergelenksluxation:

Echte Luxierungen des Kiefergelenkes sind bei der Katze noch seltener als beim Hund. Jagdhunde, Bassets und Beagle scheinen häufiger betroffen als andere Rassen.

Patienten, die ihren Fang nicht mehr schließen können, haben jedoch oft andere, ursächliche Probleme wie z. B.

- Fremdkörper, frakturierte Zähne oder Zahnstein, die den Kieferschluß verhindern,
- Kiefer- oder Kiefergelenksfrakturen,
- myogene oder neurologische Probleme.

Vor Repositionsversuchen sollte deshalb durch ausreichende Diagnostik (Röntgenaufnahmen in mindestens zwei Ebenen) sichergestellt sein, daß es sich tatsächlich um eine Luxation des Kiefergelenkes handelt.

Die Reposition erfolgt in *Injektionsnarkose* über einen intravenösen Dauerkatheter. In den weit geöffneten Fang wird ein runder Gegenstand (Holzstück, Filzstift, Beißrohr o. ä.) bis ganz in den Kieferwinkel gerollt. Er dient als Hypomochlion, über das der Kiefer nun (vorsichtig) geschlossen wird. Über dieses Rollager wird der luxierte Unterkieferast hochgehoben und fällt in die Gelenkgrube zurück.

Komplikationen:

»Falsche« Kiefergelenksluxation, iatrogene Mandibulafrakturen.

9 Therapeutischer Index – Dosierungstabellen

Adrenalin z. B. Suprarenin®, Hoechst

Vasokonstriktor, 1 : 10.000 zu verdünnen!

- **Diffuse Blutungen**
  lokal (getränkter Tupfer)

- **Anaphylaktischer Schock**
  0,1 – 1,0 (1,5) ml/Hund, Katze i. v.
  Gleichzeitige Volumenauffüllung!

- **Herzstillstand**
  0,1 ml/kg i.c., ggf. endotracheal

Cave: Ventrikuläre Arrythmien, Adrenalinumkehr bei Halothannarkosen.

Aktivkohle z. B. aus der Apotheke

Bindung von Toxinen u.a.

- **Adsorbens bei Vergiftungen**
  5 gehäufte TL auf 1/4 l Wasser p. o.

Cave: Aspirationsgefahr bei gestörtem Schluckreflex, ggf. per Sonde eingeben.

Altinsulin z. B. Altinsulin®, Hoechst

Kurzwirksames Insulin ohne Depotwirkung.

- **Hyperglykämie, Ketoazidose, Coma diabeticum**
  0,2 – 0,5 IE/kg i. m.
  dann ggf. 0,1 IE/kg stündlich i. m. bis GLU < 250 mg/dl

Cave: Behutsame Blutglukosekorrektur! Laborkontrolle! Nicht gemeinsam mit Depotinsulinen einsetzen!

Ampizillin z. B. Binotal®, Grünenthal

Aminopenizillin mit erweitertem Wirkungsspektrum. Nachgewiesener In-vivo-Synergismus mit *Gentamycin* oder *Lincomycin*.

- **Bedrohliche Allgemeininfektionen**
  zusammen mit *Gentamycin* oder *Lincomycin*
  20 mg/kg i. v.

Amoxizillin z. B. Duphamox®, Fort Dodge

Ampizillinderivat dessen Wirkungs- und Resistenzspektrum mit dem des *Ampizillins* identisch ist.

Bei der oralen Verabreichung wird Amoxizillin besser absorbiert als Ampizillin.

Apomorphinhydrochlorid
z. B. Apomorphinhydrochlorid Lösung 5%®, WDT

Zentral wirkendes Emetikum für Hunde.

- **Brechreizauslösung bei Intoxikation mit bzw. Intoxikationsverdacht auf nichtätzende Substanzen**

Hund: 0,5 – 1,0 ml/Hund s. c.

Cave: Akute Kreislaufinsuffizienz bei intravenöser Verabreichung. Starke ZNS-Erregung bei Katzen.

Atropin
z. B. Atropinum sulfuricum solutum 1%®, WDT

Vagolytikum.

- **Vergiftung mit Parasympathomimetika**
  (Physostigmin), Carbamate, Organophosphate
  0,2 – 2,0 mg/kg, ¼ der TD i. v., die restlichen ¾ i. m. oder s. c.

- **Bradykarde Herzrhythmusstörungen**
  (Sinusbradykardie, SA-Block, AV-Blöcke)
  0,025 – 0,05 mg/kg i. v.

Azetazolamid z. B. Diamox®, Lederle

Carboanhydrasehemmer, der als einziges Diuretikum auf das Kammerwasser wirkt.

- **Glaucoma acuta**
  2 – 5 mg/kg i. v., p. o. TID

Cave: Vorsichtige Verabreichung bei der Katze (gastrointestinale Störungen, ZNS-Störungen).

Calciumborogluconat

s. Kalziumboroglukonat

Calcium-EDTA

s. Kalzium-EDTA

Chloralhydrat
z. B. Chloralhydrat Rectiole®, Mann

Früher in der Veterinärmedizin gebräuchliches Injektionsnarkotikum.

- **Akutbehandlung von Krampfanfällen**
  ½ – 2 Rektiolen rektal

Cave: Chloralhydratrektiolen sollten nur dann eingesetzt werden, wenn aufgrund starker Exzitationen die intravenöse Verabreichung von Diazepam oder Phenobarbital nicht möglich ist.

Dantrolen z. B. Dantrolen®, Röhm

Hemmung der intrazellulären Kalziumfreisetzung.

- **Maligne Hyperthermie**
  4 mg/kg i. v.

Cave: Dantrolen ist extrem teuer. Humanmedizinische Einrichtungen sind jedoch verpflichtet, stets frische Chargen vorrätig zu halten und sind ggf. für die Entsorgung verfallener Chargen dankbar.

Dexamethason z. B. Dexasel®, Selectavet

Kortikoid mit kurz- bis mittelfristiger Wirkungsdauer.

- **Hirnödem, Rückenmarkstrauma**
  2 – 3 mg/kg i. v., danach 1 mg/kg s. c. TID

- **Schock** 2 – 8 mg/kg i. v.

- **Allergische Reaktion** 0,1 – 0,5 mg/kg i. v.

Cave: Ausschleichende Dosierung nach mehrtägiger Anwendung.
Nicht bei Hypokalzämie, D. mellitus, Glaukom, Sepsis und akuten Infektionen.

Dextran 60 z. B. Macrodex 6%®, Reusch

Glukopolysaccharid mit hohem Molekulargewicht zur Volumenauffüllung bei Volumenmangel.

- **Volumenmangelschock**
  10 – 15 ml/kg i. v. pro 24 h
  50% der TD über 15 min infundieren

Cave: Dextrane anderer Molekulargewichte (z. B. Dextran 40) können zu Gerinnungsstörungen führen und sind unter Praxisbedingungen problematisch.
Die maximale Dextrandosis pro Tag von 1,2 g/kg darf nicht überschritten werden.

Diazepam
z. B. Diazepam-10 Injektionslösung®, ratiopharm

Benzodiazepin, gut verträglicher »Minor Tranquilizer«.

- **Appetitanregung (Intensivpatienten)**
  Katze: 0,05 – 0,15 mg/kg i. v.
  unmittelbar vor dem Füttern

- **Anxiolyse (Akute Stauungsinsuffizienz)**
  0,1 – 0,5 mg/kg i. v. (nach Effekt)

- **Status epilepticus**
  0,5 – 1,0 (– 20) mg/kg i. v. (nach Effekt)

Cave: Inverse Reaktion bei aufgeregten Katzen.
Nicht bei Vergiftungen mit zentraldämpfenden Arzneimitteln (z. B. Barbiturate), kann hier zu potenzierter Narkose führen!

Digoxin z. B. Lanitop Injektionslösung®, Boehringer (ß-Metildigoxin).

- **Akute Stauungsinsuffizienz**
  0,02 – 0,03 mg/kg i. v.
  (fraktioniert 4 x ¼ der TD über 4 h)

Cave: Möglichst unter EKG-Kontrolle.
Bei Katzen untere Dosierung wählen.

Dopamin z. B. Dopamin®, Fresenius

Direkt wirkendes Sympathomimetikum mit alpha- und beta-adrenerger Wirkung. »Adrenalinvorstufe«, ähnliche Kreislaufwirkung wie Noradrenalin jedoch mit Vasodilatation im Nieren- und Darmbereich.

- **Positiv inotrope Herzunterstützung**
  (z. B. nach erfolgreicher Reanimation)
  2 – 15 µg/kg/min i. v. DTI

- **Schock**
  5 – 15 µg/kg/min i. v. DTI

- **Nierenversagen (»Nierenstarter«)**
  2 – 10 µg/kg/min i. v. DTI

Cave: Zur Kreislaufstabilisierung nur nach bzw. mit gleichzeitiger Volumenauffüllung sinnvoll.

Kurze HWZ, deswegen DTI und enges Monitoring.

Doxapram z. B. Dopram-V®, Albrecht

Zentrales Analeptikum.

- **Atemstimulans**
  5 – 10 mg/kg i. v.
  Hundewelpen: 1 – 5 mg i. v.
  (V. lingualis, V. umbilicalis)
  Katzenwelpen: 1 – 2 mg i. v.

Cave: Die Verabreichung eines Analeptikums ist nur dann sinnvoll, wenn die Atemwege frei sind (Forderung »A« der Triage). Bei Neonaten kann Doxapram zu Aspirationen führen, wenn zuvor die Mundhöhle nicht von Schleim gereinigt wurde. Verabreichung nach Effekt, bei Überdosierung ZNS-Krämpfe möglich.

Enrofloxacin z. B. Baytril®, Bayer

Antibiotikum vom Gyrasehemmertyp.

- **Bedrohliche Allgemeininfektionen, besonders bei Pseudomonasverdacht**
  10 mg/kg i. v.

Cave: Bei wachsenden Tieren knorpelschädigend.
Geringe Wirkung auf Streptokokken.

Flunixin-Meglumin
z. B. Finadyne PRO INJ®. Für Pferde, Essex

Potentes nichtsteroidales Antiphlogistikum.

- **Analgesie, Endotoxinschock**
  Hund: 1 mg/kg i. v.

Cave: Trotz kurzer HWZ sollte nur einmal täglich über max. 3 – 5 Tage appliziert werden. Obwohl für die Katze nicht zugelassen, haben sich hier 0,1 ml (!) /4kg s. c. (Finadyne PRO INJ®. Für Pferde) bewährt.

Furosemid z. B. Dimazon®, Hoechst

Gut verträgliches und wirksames Schleifendiuretikum.

- **Akute Stauungsinsuffizienz, Lungenödem**
  2 – 4 mg/kg i. v.

- **Ausschwemmung von Ödemen oder Ergüssen**
  1 – 2 mg/kg i. v.

- **Hyperkalzämie**
  1 – 2 mg/kg i. v.

- **Akutes Nierenversagen**
  5 – 10 (– 20) mg/kg i. v.
  ggf. gemeinsam mit *Dopamin*

Cave: Bei Bedarf alle 8 – 12 Stunden (oral) nachdosieren.

Nebenwirkungen (Kaliumverluste) auch bei längerer Behandlung selten. Dosierungen >5mg/kg können zu massiven Störungen des Elektrolytstoffwechsels führen (gleichzeitig ausreichende Flüssigkeits- und Elektrolytsubstitution!).

Gentamicin z. B. Gentamycin 5®, Selectavet

Aminoglykosidantibiotikum mit (noch) ausgezeichneter Wirkung gegen gramnegative Problemkeime (*E. coli*, Klebsiellen, *Proteus* spp.).

- **Bedrohliche Infektionen durch gramnegative Erreger**
  Gegebenenfalls mit einem Antibiotikum kombinieren, das einen nachgewiesenen In-vivo-Synergismus gegen grampositive Erreger besitzt, z. B. *Lincomycin* oder *Ampizillin*.

Hund: 1,5 – 3 mg/kg BID, ab dem 2. Tag SID
Katze: 1,5 – 3 mg/kg BID

Cave: Wegen seiner starken Nebenwirkungen (ototoxisch, nephrotoxisch) sollte Gentamicin nur in strenger Indikation und nicht länger als 3 – 5 Tage verabreicht werden.
Im Zweifelsfall sind vor Beginn einer Gentamicintherapie oder ab dem 5. Behandlungstag die Nierenwerte zu überprüfen. Bei Welpen Wiederholungsgaben um 50% reduzieren.

Glaubersalz Natriumsulfat

Salinisches Abführmittel.

- **Schnell erwünschte Abführwirkung,**
  z. B. bei Vergiftungen
  0,5 – 1,0 mg/kg in 4% isotoner Lösung

Cave: Auf ausreichende Flüssigkeitszufuhr achten, Hypermagnesiämie (ZNS-Störungen).

Glukose 5%
z. B. Glucosteril®, Fresenius

Glukoseinfusionslösung zur Korrektur von hypoglykämischen Zuständen.

- **Hypoglykämie, Erschöpfung, Hypothermie, Wehenschwäche, Hyperkaliämie**
  40 – 50 ml/kg in Ringerlaktat als TD über 24 h i. v.

Cave: Diabetes mellitus, nachschlafverlängernd bei bestimmten Narkosen (z. B. Barbiturate).

Heparin z. B. Vetren®, Byk

Antikoagulans zur Bekämpfung von Zirkulationsstörungen.

- **Schock, drohende DIC**
  (Disseminierte intravasale Koagulopathie)
  75 – 100 IU/kg i. v. QID,
  Folgeinjektion ggf. s. c.

- **Arterielle Thromboembolie**
  200 IU/kg i. v.,
  danach 50 – 100 IU/kg s. c. TID

- **Low dose**
  10 – 20 IU/kg i. v., danach alle
  3 Stunden 5 IU i. v., ggf. später s. c.

Cave: Erhöhte Blutungsbereitschaft, Wirkung zur Auflösung einer Thromboembolie (z. B. feline Aortenthromboembolie bei Kardiomyopathie) umstritten.

Kalziumboroglukonat
z. B. Kalzibosel-24%®, Selectavet

Gewebeverträgliche Kalziumlösung.

- **Hypokalzämie, Eklampsie**
  0,5 ml/kg i. v. (langsam!)

- **Wehenschwäche**
  1,0 – 5,0 ml/Tier i. v. in 5% GLU

- **ventrikuläre Asystolie**
  0,05 – 0,1 ml/kg i. c.

Cave: Langsam i. v. injizieren, besser infundieren (Tachykardie)
Relativ kurze HWZ, oral nachbehandeln!

Kalzium-EDTA z. B. Calciumedetat®, Heyl

Chelatfänger.

- **Bleivergiftung**
10 – 20 mg/kg in GLU 5% i. v. QID
über 2 – 6 Tage

Cave: Nierenfunktion kontrollieren,
da die Chelate glomerulär filtriert werden.

Lidokain z. B. Lidokain 2%®, Chassot

Lokalanästhetikum vom Amidtyp, das (ohne
Adrenalinzusatz!) besonders am Ventrikel
Dysrhythmien unterdrücken kann.

- **Ventrikuläre Extrasystolen,
Kammerflimmern**

Hund: 2 – 4 mg/kg i. v. als Bolus,
danach 25 – 80 µg/kg/min im DTI

Katze: 0,25 – 0,75 mg/kg i. v.(Bolus),
danach 10-40 µg/kg/min im DTI

Cave: Kurze HWZ, deshalb Nachdosierung,
bzw. DTI unter EKG-Kontrolle nach Effekt
sinnvoll. ZNS-Übererregung, besonders bei
der Katze möglich.

Lincomycin z. B. Albiotic®, Upjohn

Überwiegend grampositiv wirksames
Antibiotikum mit besonders hohem
Knochenspiegel.
In-vivo-Synergismus mit *Gentamicin*.

- **Bedrohliche Allgemeininfektionen**
gemeinsam mit *Gentamicin*
10 – 20 mg/kg i. v. BID

Mannitol
z. B. Mannitol-Lösung 20 salvia®, Boehringer

Zuckeralkohol mit starker osmotischer
Diuresewirkung.

- **Hirnödem, Rückenmarkstrauma,
Glaucoma acuta, drohendes Nierenversagen (Oligurie)**
1,0 – 2,0 g/kg i. v.,
ggf. nach 6 Stunden wiederholen.

Cave: Nur einsetzbar bei noch vorhandener
Nierenrestfunktion (Einsetzen der Diurese
nach 5 min beachten).
Nicht bei Gehirnblutungen, generalisierten
Ödemen oder zur Langzeittherapie.

Methylprednisolon-Natrium-Succinat
z. B. Urbason solubile®, Hoechst

Potentes, schnellwirkendes Kortikoid ohne
Depotwirkung.

- **Rückenmarkstrauma**
30 mg(!)/kg i. v. sofort
2 h später 15 mg/kg i. v.
6 h später 15 mg/kg i. v.
24 – 48 h 2,5 mg/kg

- **Schock**
10 – 20 mg/kg i. v.

Cave: Relativ geringe mineralokortikoide
Eigenschaften. Nebenwirkungen ansonsten
wie übrige Kortikoide. Langsame intra-
venöse Injektion! Nicht verwechseln mit
Depotpräparaten (Methylprednisolon-
Azetat).

Natriumbikarbonat
z. B. Natriumhydrogencarbonat-Lösung
8,4 Prozent®, Fresenius

Puffersubstanz bei metabolischer Azidose.
1 ml der 8,4%igen Lösung enthält 1 mmol
Bikarbonat.

- **Metabolische Azidose**
  Pufferung ohne Bestimmung des
  Säure-Basen-Status 1 – 2 mmol/kg

Cave: Langsam infundieren (Hypotonie,
ZNS-Störungen). Streng i. v. (gewebereizend),
ggf. verdünnen (isotonische NaCl).

Vorsicht beim Zumischen anderer Arzneimittel
(Ausfällungsreaktionen).

Die Dosierung von Natriumbikarbonat sollte
unter Laborkontrolle (mmol Bikarbonat/Tier
= BE x 0,3 x kg KG) erfolgen. Diese Laboruntersuchung ist in der Praxis jedoch aus
verschiedenen Gründen oft nicht durchführbar.
Erst Zustände, die eine ausgeprägte metabolische Azidose vermuten lassen (heftige,
langanhaltende Durchfälle, Ketoazidose,
Niereninsuffizienz, Vergiftungen mit Methanol,
Phenol oder Salizylaten), rechtfertigen den
Einsatz von Natriumbikarbonat allein unter
klinischer Kontrolle.
Erscheint die befürchtete Azidose weniger
stark ausgeprägt, sollte eine Korrektur mit
Ringerlaktat versucht werden.

Nitroglyzerinsalbe
z. B. Nitrofortinsalbe 2%®, Plantorgan

Perkutan resorbierbarer, potenter
Vasodilatator.

- **Akute Stauungsinsuffizienz**
  Hund: 0,5 – 2,5 cm Salbe/Tier an dünn
  behaarter Hautstelle (z. B. Ohren, Achsel,
  seitliche Brustwand) einreiben
  Katze: 0,5 cm Salbe/Tier

Cave: Beim Einmassieren Handschuhe
tragen!

Orciprenalin z. B. Alupent®, Boehringer

β-Rezeptoren-(β1 und β2)Stimulator.

- **Bradykarde Überleitungsstörungen
  (Bradykardie, AV-Blöcke)**
  Alupent 2% 0,01 ml/kg i. v.
  Verdünnen (5% Glukose)

Cave: Vorsicht bei Thyreotoxikose und
erhöhter Blutglukose.

Phenobarbital z. B. Luminal®, Bayer

- **Starke epileptiforme Anfälle,
  Status epilepticus**
  3 – 30 mg/kg i. v. nach Effekt

Cave: Sollte erst dann eingesetzt werden,
wenn sich die Anfälle mit *Diazepam* i. v. nicht
coupieren lassen.

Povidon-Jod z. B. Vetisept®, Albrecht

Jodophorhaltige Lösung oder Salbe.

- **Abdeckung infizierter oder
  infektionsgefährdeter Hautbereiche**

Prednisolon

s. *Methylprednisolon*

Propranolol z. B. Dociton®, Zeneca

β-Blocker.

- **Supraventrikuläre Arrhythmien wie Vorhofextrasystolen,**
  Vorhofflimmern, Sinustachykardie
  0,02 – 0,1 mg/kg i. v. nach Effekt

Cave: ß-Blocker sollten nicht am insuffizienten Myokard eingesetzt werden. Bei Bedarf vorher digitalisieren.

Respirot®, Ciba

Atemstimulans.

- **Atemreizauslösung nach Sicherung freier Atemwege**
  ein bis mehrere Tropfen auf die Zungen- oder Nasenschleimhaut

Cave: Die für alle Analeptika geforderte Bedingung »A« des Triageschemas muß gewährleistet sein!

Ringerlaktatlösung

z. B. Ringerlaktat®, Fresenius

Vollelektrolytlösung (Natrium, Kalium, Kalzium, Chlorid, Laktat) zum kurzfristigen intravasalen Volumenersatz sowie zur Korrektur leichter bis mittelgradiger metabolischer Azidosen.

- **Dosierung in Abhängigkeit vom Exsikkosegrad**
  Faustregel: 50 ml/kg/h

Cave: Vorsicht bei dekompensierter Herzinsuffizienz, Lungenödem, Niereninsuffizienz.
Da natrium- und chlorhaltig, Vorsicht bei Verdacht auf Hypernatriämie und -chlorämie.

Strophantin

z. B. als k-Strophantin Kombetin®, Boehringer

Herzglykosid.

- **Akute Stauungsinsuffizienz, akutes Herzversagen**
  Hund und Katze: 0,02 – 0,03 mg/kg

Mit einem Viertel der TD beginnen, anschließend nach Effekt und unter Kontrolle fraktioniert (3 – 4 Einzelgaben) in 15minütigen Abständen

Cave: Strophantin ist wegen seiner schnellen parenteralen Resorption anderen Herzglykosiden bei der Notfallbehandlung überlegen. Eine anschließende Umstellung auf eine orale Therapie mit Digoxin ist problemlos.
Wie alle herzwirksamen Medikamente sollte auch Strophantin im Notfall wenn immer möglich unter EKG-Kontrolle verabreicht werden.

Strophantin wirkt ausschließlich nach intravenöser Verabreichung!

Theophyllin z. B. Euphyllin®, Byk

Bronchodilatator mit positiv inotroper Wirkung.

- **Asthma bronchiale, kardiogene Dyspnoe**
  Hund: 6 – 10 mg/kg i. v. (i. m., p. o. TID)
  Katze: 1 – 4 mg/kg i. v., ggf. i. m.

Cave: ZNS-Störungen (besonders Katze), gastrointestinale Probleme bei oraler Verabreichung.

11. Sachregister

A

A-B-C-D-Schema 13; 21; 75; 82; 85; 93f; 121; 126f; 130;132;134ff
Abdominallavage 43ff; 97; 101f; 106ff; 114
Abdominalspülung *siehe* Abdominallavage
Abdominalverletzung 15; 107
Abdominozentese 44; 102f
Ablatio retinae 65
Acetylcystein 66
Addison-Krise 126f
Adrenalektomie 127
Adrenalin 25; 32; 67; 71; 75; 90; 143
Adrenalinumkehr 143
Aerophagie 90
Aktivkohle 99; 130; 133; 136; 143
Albumin 49
Alkalische Phosphatase 49; 59; 103; 119
Altinsulin 125; 143
Alveole 76
Amalgamfüllung 76
Ambubeutel 27ff
Aminophyllin 90; 94
Ammoniumtoleranztest 84
Amoxizillin 66; 69; 72f; 85; 90; 92; 94; 97; 105; 109; 112; 116; 119; 133f; 138f; 143
Ampizillin 101; 143; 147
Amylase 49; 101; 119
Analgesie 55ff; 92; 138; 146
Anämie 27; 40; 112; 121f; 132ff
Anaphylaxie 21; 75; 89
Anfälle 16; 79f; 95
Anfälle, epileptiforme 79f; 82; 149
Anfallsleiden *siehe* Anfälle
Angelhaken 77f
Antazida 97
Antihistaminikum 105
Antikoagulans 147
ANTU-Vergiftung 131
Anurie 112; 130
Anxiolyse 55f; 75; 94
Aortenstenose 38
Aortenthromboembolie, feline 147
AP *siehe* Alkalische Phosphatase
Apnoe 21
Apomorphin 130; 133; 143
Apomorphinhydrochlorid *siehe* Apomorphin

Aszites 94; 103
Atembeutel 24
Atemmonitor 62
Atemmuster 21; 24; 27; 90
Atemstillstand 21; 29
Atemwegsobstruktion 17
Atemwegsverlegung 21; 94
Äthylenglykol 113; 130
Atropin 38ff; 65f; 68f; 105; 135; 144
Augeninnendruck 67; 69
Automutilation 17; 66; 68
Azepromazin 90
Azetazolamid 67; 144
Azidose 21; 29; 82f; 125; 130f; 149
Azotämie 112

B

Babesien 72f
Bakteriämie 122
BAL 131
Bandscheibenvorfall 87
Barbiturate 81; 145; 147
Bariumpassage 104
Bauchtrauma 15; 107
Beatmung 19; 21f; 28f; 32; 55; 92f; 134
Beatmungsgerät 28
Befedo Antiemetikum 97; 105
Benadryl 105
Benzodiazepine 56
Besamungspipette 77
Bifiteral 84
Bilirubin 44; 49; 52; 103; 119
Bilirubinämie 121
Blasenkontusion 108
Blasenruptur 108
Blutsenkungsreaktion 49; 119
Bluttransfusion 103; 106; 121f; 133
Blutung, petechiale 72; 83; 134
Borgal 97
Bradykardie 40; 79; 95; 126f; 135; 149
Bronchospasmus 90
Brucella canis 116
BSG *siehe* Blutsenkungsreaktion
Buffy coat *siehe* Speckschicht
Butterfly 33

C

Carbamate 144
Carboanhydrasehemmer 67; 144
Carprofen 57
Chinidin 38
Chloralhydrat 80; 144
Chloramphenikol 82
Cholangitis 103
Chylothorax 47; 92
Ciloxan 66
Cimetidin 97
Cleorobe 76
Coma diabeticum 143
Contusio bulbi 65
CRT *siehe* Rückfüllzeit, kapilläre
Cumarin 109; 132; 133
Cumarinvergiftung 72f; 97; 133
Cystitis haemorrhagica 109

D

Debridement 137; 139
Dehydratation *siehe* Exsikkose
Desorientierung 83; 112
Dexamethason 86; 127; 144
Dextran 122; 145
Diabetes mellitus 81; 101; 125f; 147
Diazepam 56; 75; 80; 89f; 92; 94; 110; 118; 134ff; 144f; 149
DIC 72; 83; 86; 89; 101; 106; 121ff; 147
Differentialblutbild 49; 51f; 59
Digitalisintoxikation 38
Digoxin 41; 145; 150
Dimazon 75; 86; 146
Distichiasis 68
Diuretikum 144
Dopamin 32; 145f
Doxapram 117; 146
Dreiwegehahn 47
Ductus Botalli, persistierender 41
Ductus thoracicus 47
Durchfall 15; 17; 82; 97; 101; 103; 105; 113; 125; 133; 135f
Dysphagie 77
Dyspnoe 21; 45; 71; 75; 76; 89; 91; 131; 150
Dystokie 116f
Dysurie 108; 114

E

EDTA 51; 66; 132; 144; 148
Ehrlichien 72f; 121
Eklampsie 118; 128; 147
Elektrokardiogramm 37f
Elektrolytlösung 15; 50; 73

Emesis 100f; 129f
Emetikum 143; 151
Endokarditis 38; 119
Endometritis 119
Endotoxinschock 146
Endotracheale Intubation 21; 24; 92f
Endotrachealtubus 22; 24; 26; 29; 92
Enrofloxacin 82; 90; 108f; 112; 114; 134; 146
Entropium 68
Enzephalitis 69; 82
Enzephalohepathopathie 81; 83
Eosinophilie 90
Epinephrin *siehe* Adrenalin
Epistaxis 72f
Erythropoetin 112; 122
Erythrozyten 44; 49; 50f; 103; 112; 121f
Exsikkose 79; 83; 97; 112; 125f; 150
Exsudat 46
Extrasystolen 41f; 98f; 101; 106f; 148
Extubation 62

F

FeLV 118; 122
Finadyne 57; 146
FIP 47; 92; 103; 122
Flail chest 93
Fooley-Katheter 99
Fremdkörper, fadenförmige 77; 100
Furosemid 66; 86; 90; 94; 116; 130; 133; 146

G

Gallengangsobstruktion 103
Gallengangsruptur 103
Gastrotomie 77
Gehirntrauma 66
Gelenksverletzungen 15; 139
Gentamicin 68ff; 102; 106; 138; 143; 147f
Gesamteiweiß *siehe* TPP
Getreidegrannen *siehe* Grannen
Glaubersalz 130; 146
Glaucoma acuta 144; 148
Globulin 49
Glukokortikoide 101f
Glukosämie 125
Glukose 49; 52; 59; 81; 117f; 126f; 147; 149
Glukosurie 125f
Grannen 68; 71f
Gyrasehemmer 69f

H

Halothan 55
Halswirbelsyndrom 87
Hämatokritwert 50; 121; 133f

Hämaturie 108ff; 133
Hämoglobin 49; 72; 121; 134
Hämoglobinurie 109
Hämokonzentration 101
Hämolyse 103; 135
Hämostyptika 72
Hämothorax 92f
Harnproduktion 51f; 83; 85; 113
Harnsediment 52
Harnstoff 45; 49; 52; 83; 101; 108; 110ff; 119
Harnuntersuchung 52; 112
Harnwegsruptur 108
Heimlichventil 92
Heparin 83; 85; 102; 106; 123; 147
Hepatomegalie 103
Herpesviren 118
Herzmassage 19; 32f
Herzpunktion 47
Herzstillstand 15; 31; 40; 94; 143; 149
Herztamponade 15; 94
HES 122
Hexalite 93
Hirnödem 125; 144; 148
Histoacrylgewebekleber 92
Hitzschlag 17; 81f; 89; 123
HK *siehe* Hämatokritwert
Hornhautfremdkörper 69f
Hornhautinfektion 66
Hornhautnaht 70
Hornhautödem 67
Hornhautperforation 69f
Hydrothorax 47; 92
Hyperammoniämie 83
Hyperbilirubinämie 103
Hyperglykämie 116
Hyperinfusion 36; 94
Hyperkaliämie 40; 127
Hyperkalzämie 116; 146
Hyperkeratose 132
Hypermagnesiämie 146
Hypermetrie 83
Hyperpigmentation 132
Hyperthyreose 40
Hypoglykämie 79ff; 116; 125ff; 143; 147
Hypokaliämie 101; 125ff; 147
Hypokalzämie 79; 82; 116; 144; 147
Hypomochlion 141
Hyponatriämie 126f
Hypothermie 40; 83; 147
Hypothyreose 40
Hypotonie 121; 126; 131; 149
Hypovolämie 15; 112; 126
Hypoxie 40; 82

I

Ikterus 103; 105; 121
Ileus 15; 97; 100; 104f; 115
Ileussymptome 104
Inhalationsallergene 90
Inhalationsnarkose 55; 110f
Injektionsnarkose 55; 61; 71ff; 92; 99; 110f; 137; 140f
Inkarzeration 107f
Inselzelltumoren *siehe* Insulinom
Insulinom 80; 126
Insulinschock 125
Intubation 19; 21f; 24; 61; 89
Intubationsbesteck 22; 74
Invagination 104
IOT *siehe* Augeninnendruck
Isofluran 55
Isoproterenol 38

K

Kachexie 79; 126
Kalziumboroglukonat 32; 75; 118; 144; 147
Kammerflattern 94
Kammerflimmern 94; 148
Kanthotomie 66
Kardiomyopathie 38f; 94; 147
Keratitis 69
Ketamin 56; 92; 110
Ketoazidose 21; 81; 143; 149
Kiefergelenksluxation 141
Kieferschluß 141
Kippfensterkatze 85
Kochsalzlösung 30; 35; 43
Konjunktivalsack 68
Kopfschiefhaltung 73; 81
Kopfverletzungen 15
Korneaverletzung 68
Kreatinin 49; 81; 101f; 108; 110ff; 119
Kreuzprobe 122
KRZ *siehe* Rückfüllzeit, kapilläre

L

Laborwerte 49; 50f
Laktulose 84
Laparotomie 77; 101ff; 114f
Laryngospasmus 23
Laurabolin 69; 87
Leberkoma 82f
Leberschutztherapie 103
Leckage 45
Leishmanien 72f; 121
Leptospirose 103; 113
Leukozyten 49; 50; 101f; 118; 133

Leukozytenzählung 50; 53; 59
Leukozytopenie 133
Levallorphan 148
Lidokain 42; 148
Lidrandnekrose 66
Lidreflex 61; 66
Lincomycin 101f; 106; 116; 138f; 143; 147
Lipase 49; 59; 101; 119
Luerzange 102
Luminal 149
Lungenkontusion 93f
Lungenödem 89; 95; 135; 146; 150
Luxatio bulbi 65
Luxatio lentis 65; 67

M

Magendrehung 16; 60; 98f; 106; 123
Maligne Histiozytose 46
Maligne Hyperthermie 144
Malooxan 97
Manegebewegungen 81; 83
Mannitol 65; 67; 83; 85f; 130; 133; 148
Megestrolazetat 125
Meningoenzephalitis 69
Mesenterium 104
Methadon 148
Methämoglobinämie 135
Methylprednisolon 65f; 74f; 82f; 85f; 90f; 94; 99; 102; 122; 133f; 148
Metoclopramid 97; 105
Milzruptur 106
Milztorsion 106
Miosis 135
Mitralisinsuffizienz 94
Morbus Addison 126
Musaril 87
Mydriase 67; 135
Mydriasis siehe Mydriase
Myelogramm 85
Myokardruptur 94

N

Narkose 40f; 55f; 63; 85; 99; 112; 145
Narkosetiefe 61
Narkoseüberwachung 37; 59; 62
Nasenkatheter 30
Natriumbikarbonat 125; 130; 148
Natriumsulfat 146
Neomycin 84
Nephrektomie 108
Nickhautflap 66
Nickhautvorfall 79
Niereninsuffizienz 21; 101; 149; 150

Nierenkontusion 108
Nierenriß 108
Nierenstarter 145
Nierenversagen 40; 83f; 145f; 148
Nitroglyzerinsalbe 90; 94
Noradrenalin 145
Notfallbox 19
Notfalltraining 17
Nukleusvorfall 86
Nystagmus 81

O

Obstruktionsikterus 103;
Obstruktionsileus 104
Obturationsileus 104f
Oligurie 83; 113; 125; 130; 148
Opisthotonus 81; 134
Orchitis 115
Orthopnoe 89
Ösophagusstethoskop 61
Osteomyelitis 76
Östrogenvergiftung 72; 109; 121; 134
Ovariohysterektomie 119f
Oxytocin 117

P

Pankreas 98; 101f; 105; 119
Pankreasenzyme 101
Pankreatitis 101ff
Panophthalmie 69
Paramunitätsinducer 118
Parvoviren 133
Paspertin 104
Passagebehinderung 104
Penisvorfall 17
Peristaltik 102; 104
Peritonealkatheter 102
Peritoneallavage 102
Peritonitis 100ff; 107f; 114f
Persistierender Ductus Botalli 41
Pharyngitis 78
Phenobarbital 80; 118; 134f; 144; 149
Phosphatzement 76
Physostigmin 144
Pilocarpin 67
Plasmaexpander 72
Plasmaproteine 121
Pneumonie 81
Pneumothorax 66; 91f; 107
Pollakisurie 110
Polydipsie 112f; 119f
Polyneuritis 132
Polypnoe 122; 133

Polyurie 112f
Prednisolon 72; 86; 90; 127; 149
Prednisolonzäpfchen 76
Probelaparotomie 104
Prolapsus bulbi 65
Propranolol 40f
Prostatatumoren 114
Prostatitis 114
Proteinurie 83
Pseudomonas 66
Pulmonalstenose 41
Pulpa 76f
Pulpitis 76
Pulsoximeter 37; 61
Punktion, Bauchhöhle 43
Punktion, Herz *siehe* Herzpunktion
Punktion, transtracheale 30
Pupillarreflex 61
Pyometra 104; 119f; 125

R

Reanimation 21f
Reasec 39
Refraktometer 50f
Regurgitieren 77
Reintubation 24
Reperfusionssyndrom 21; 86
Ringerlaktat 15; 36; 43; 68; 70; 73; 75; 82; 85; 91f; 94; 101f; 105f; 110f; 113f; 119; 122; 125f; 130ff; 135; 138; 147; 149f
Rippenfraktur 93
Röntgenuntersuchung 43
Rückenmarkstrauma 144; 148
Rückfüllzeit, kapilläre 15; 31; 61f

S

Sauerstoffbox 30
Sauerstoffintoxikation 29
Sauerstoffschuld 29f
Sauerstoffunterversorgung 27
Sauerstoffverabreichung 29f; 89f; 133
Schlundsonde 77
Schock 15; 31; 40; 66; 75; 82f; 85; 89; 91; 94; 101; 104; 106; 108f; 111ff; 116; 121; 126; 139; 143ff; 147f
Schock, normovolämischer 131
Schrittmacherimplantation 39
Sedation *siehe* Sedierung
Sedierung 55f; 80; 85; 90; 99
Sekundentod 15
Sepsis 103; 115; 126; 144
Septikämie 102
Shunts, portosystemische 83
Sinoatrialer Block 39; 42

Sinusarrhythmie 38
Sinusbradykardie 40; 42; 144
Sinustachykardie 40; 150
Spannungspneumothorax 91; 92
Spasmoanalgetika 110
Speckschicht 50
Splenektomie 106
Status epilepticus 80; 145; 149
Stauungsinsuffizienz 40; 94; 145f; 149f
Stöckchentrauma 73
Strangurie 110
Strophantin 94; 150
Strychnin 134
Synkopen 38

T

Tachypnoe 89f; 125; 136
Tagagel 97
Tarsorrhaphie 67
Theophyllin 75; 150
Thorakotomie 78; 93
Thorakozentese 45ff; 91; 93; 133
Thoraxdrainage 46; 91f
Thoraxtrauma 93
Thromboembolie 147
Thrombozytopenie 121
Tiertransport 18; 82f; 85; 89; 117
Tobramaxin *siehe* Tobramycin
Tobramycin 66; 69f
Tolfedine *siehe* Tolfenaminsäure
Tolfenaminsäure 57; 73; 114f; 138
Torsio testiculi 115
Torsio ventriculi *siehe* Magendrehung
Torticollis 82
Toxämie 101f; 122
TPP 49; 50; 52
Trachealspangen 77
Tracheitis 131
Tracheotomie 25f; 55; 75; 89
Tracheotubus 25; 27
Tracheozentese 89
Transport *siehe* Tiertransport
Transsudat 46
Trasylol 102
Triage 12; 15f; 19; 31f; 113; 146
Trichiasis 68
Trichobezoare 100
Triglyzeride 101; 119
Trimethoprim 97; 114
Trockenchemiediagnostik 53
Tubusblockierung 23
Tubusfixation 24
Tympanie 98f

U

Urämie 81; 97; 108f; 111ff
Ureterabriß 108
Urethrafistel 111
Urethraverschluß 111
Urethrostomie 111
Urinabsatzstörungen 17; 109f
Urolithiasis 109ff; 113
Uterusvorfall 120
Uveitis 65; 67; 69

V

Vasokonstriktor 143
Venae sectio 36
Venöser Dauerzugang 33f
Ventrikelseptumdefekt 38; 41
Ventrikuläre Arrhythmie 142f
Venüle 33ff; 43ff; 52
Verbrauchskoagulopathie 72
Vestibuläres Syndrom 81
Virämie 122
Vitalamputation 76f
Vitamin K_1 133
Vollbluttransfusion 72

Volumenauffüllung 15; 122; 133; 143; 145
Volumenmangel 15; 145
Volumenmangelschock 15; 133; 145
Volvulus 104
Vorhofextrasystolen 41; 150
Vorhofflimmern 41f; 95; 150
Vorhofstillstand 79; 95

W

Wehenschwäche 116; 147
Weichteilverletzungen 137f

X

Xylazin 38; 40; 56; 130; 133; 151

Z

Zahnfraktur 76
Zilien, ektopische 68
Zwerchfellhochstand 28; 98
Zwerchfellriß 47
Zyanose 38; 89f
Zystotomie 111
Zytologische Untersuchung, Punktat 45f